Hans-Jürgen Möller (Hrsg.)

Therapieresistenz unter Neuroleptikabehandlung

Springer-Verlag Wien New York

Univ.-Prof. Dr. Hans-Jürgen Möller
Direktor der Psychiatrischen Universitätsklinik und Poliklinik
Sigmund-Freud-Straße 25
D-53115 Bonn-Venusberg

Das Werk ist urheberrechtlich geschützt.
Die dadurch begründeten Rechte, insbesondere die der Übersetzung, des Nachdruckes, der Entnahme von Abbildungen, der Funksendung, der Wiedergabe auf photomechanischem oder ähnlichem Wege und der Speicherung in Datenverarbeitungsanlagen, bleiben, auch bei nur auszugsweiser Verwertung, vorbehalten.

© 1993 Springer-Verlag/Wien

Gedruckt auf säurefreiem, chlorfrei gebleichtem Papier – TCF

Die Wiedergabe von Gebrauchsnamen, Handelsnamen, Warenbezeichnungen usw. in diesem Buch berechtigt ohne besonders Kennzeichen nicht zu der Annahme, daß solche Namen im Sinne der Warenzeichen- und Markenschutz-Gesetzgebung als frei zu betrachten wären und daher von jedermann benutzt werden dürfen. Produkthaftung: Für Angaben über Dosierungsanweisungen und Applikationsformen kann vom Verlag keine Gewähr übernommen werden. Derartige Angaben müssen vom jeweiligen Anwender im Einzelfall anhand anderer Literaturstellen auf ihre Richtigkeit überprüft werden.

Mit 8 Abbildungen

ISBN-13:978-3-211-82461-0   e-ISBN-13:978-3-7091-9292-4
DOI: 10.1007/978-3-7091-9292-4

Vorwort

In der Behandlung schizophrener Patienten mit Neuroleptika kommt es in einem nicht unerheblichen Prozentsatz zu Therapieresistenz. Das Ausmaß dieser Problematik wird bereits aus den kontrollierten Therapiestudien zu den ersten Neuroleptika deutlich. Selbst unter den, im Vergleich zu kontrollierten Therapiestudien, weniger restriktiven Bedingungen der psychiatrischen Routineversorgung (Möglichkeit zu längerer Behandlung, zu höherer Dosierung, zu Präparatewechsel etc.) kommt es in einem noch immer erheblichen Prozentsatz, insbesondere bei den selektierten Patienten im stationären Bereich, zu einem unbefriedigenden Therapieerfolg.

Im Rahmen eines Workshops, der anläßlich des Symposions der *AGNP (Arbeitsgemeinschaft für Neuropsychopharmakologie und Pharmakopsychiatrie)* im Herbst 1989 stattfand, stand diese Thematik im Zentrum. Hintergrundfaktoren und Behandlungsmöglichkeiten der Therapieresistenz von Neuroleptika wurden von verschiedenen Experten dargestellt und diskutiert. Die überarbeiteten und aktualisierten Beiträge dieses Symposions wurden in dem hier vorliegenden Band publiziert, um allen wissenschaftlich oder praktisch an dieser Thematik interessierten Kollegen den „state of the art" nahezubringen.

Bonn, Frühjahr 1993   *Hans-Jürgen Möller*

Inhaltsverzeichnis

Möller, H.-J.: Vorhersage des Therapieerfolges schizophrener Patienten unter neuroleptischer Akutbehandlung 1

Gaebel, W.: Die prädiktorische Bedeutung einer Neuroleptika-Testdosis 13

Rohde, A., Marneros, A.: „Therapieresistenz" schizophrener Erkrankungen im Licht der Langzeitkatamnese: Die persistierenden Alterationen 25

Falkai, P., Bogerts, B., Klieser, E., Waters, H., Schlüter, U., Mooren, I.: Quantitativ-Morphometrische Befunde im CT bei Neuroleptika-Nonrespondern 37

Scholl, H. P., Kasper, S.: Die Bedeutung neurophysiologischer Methoden bei der Vorhersage des Therapieerfolges auf Neuroleptika bei schizophrenen Patienten 49

Müller-Spahn, F., Kurtz, G.: STH- und PRL-Sekretion: Prädiktion des Therapieerfolges mit Neuroleptika? 69

Bandelow, B., Rüther, E.: Frühe Neuroleptika-Serumspiegel als Prädiktoren für Nonresponse? 75

Rao, M. L.: Zur Bedeutung der therapeutischen Serumspiegelüberwachung von Neuroleptika bei Non-Response 85

Baumann, P.: Genetischer Polymorphismus des Metabolismus von Neuroleptika: klinische Relevanz? 99

Miller, C. H., Saria, A., Barnas, C., Fleischhacker, W. W., Haring, C.: Der Einfluß von Rauchen und Geschlecht auf die Dosis-Plasmaspiegel-Korrelation von Clozapin 111

Tegeler, J.: Die Bedeutung der verschiedenen Neuroleptikagruppen unter dem Aspekt von Neuroleptika-Nonresponse 115

Klieser, E., Lemmer, W., Schönell, H.: Neue in der Entwicklung befindliche Neuroleptika bei Therapieresistenz 131

Dose, M.: Kombination von Neuroleptika mit anderen Pharmaka als Therapiestrategie bei Neuroleptika-Nonrespondern 139

Fleischhacker, W. W., Whitworth, A. B.: Dosissteigerung und parenterale Applikation von Antipsychotika bei therapieresistenten schizophrenen Patienten 155

Klimke, A., Klieser, E., Klimke, M.: Zur Wirksamkeit der neuroelektrischen Therapie bei therapieresistenten schizophrenen Psychosen 163

Deister, A.: Die Bedeutung psychosozialer Ansätze in der Behandlung therapieresistenter schizophrener Patienten 175

Vorhersage des Therapieerfolges schizophrener Patienten unter neuroleptischer Akutbehandlung

H.-J. Möller

Die hohe Wirksamkeit der Neuroleptikatherapie in der Akutbehandlung schizophrener Psychosen ist durch viele Untersuchungen empirisch sehr gut belegt und die außerordentliche praktische Relevanz dieser Substanzklasse für die Standardversorgung schizophrener Patienten steht außer Zweifel. Wesentlich unbefriedigender sind die Forschungsresultate bezüglich der Frage, welche Patienten bei den üblichen Dosierungen auf Neuroleptika gut ansprechen bzw. welche weniger oder kaum von der Behandlung profitieren (Davis et al. 1980). Die Klärung dieser Frage wäre insbesondere unter dem Aspekt von Bedeutung, daß man bei der speziellen Zielgruppe der „poor responder" von vornherein, und nicht erst nach Kenntnis des Behandlungsverlaufs, andere Behandlungsstrategien, z.B. höhere Dosierung, einsetzen könnte.

Die in der Literatur mitgeteilten Ergebnisse über Prädiktoren für das Ansprechen auf Neuroleptika sind, abgesehen von der Übereinstimmung in wenigen Punkten, großenteils widersprüchlich bzw. wegen unterschiedlicher Effizienzkriterien unvergleichbar (vgl. das Übersichtsreferat von May und Goldberg 1978). Die durch Einzelprädiktoren erklärten Varianzanteilen sind so gering, daß sie für die praktische Prognostik nicht verwendbar sind. Die Möglichkeit der Kombination von Prädiktoren und die dadurch möglicherweise realisierbare Optimierung der Prognostik wurde, von Ausnahmen abgesehen (Woggon 1983), nicht untersucht. Überhaupt wurden nur selten umfassende Variablensätze hinsichtlich ihrer prädiktorischen Bedeutung analysiert (Harrow et al. 1969). In den meisten Untersuchungen wurde die Variablenzahl i.S. bestimmter Hypothesen – z.B. über die Bedeutung bestimmter psychopathologischer Phänomene (Abrams und Taylor 1973), über die Bedeutung prämorbider Störungen der sozialen Adaptation (Klein und Rosen 1973) usw. – beschränkt. Ein Nachteil vieler Untersuchungen ist auch, daß z.T. nur relativ kleine Stichproben untersucht wurden, deren Selektionsgrad wahrscheinlich noch obendrein dadurch verstärkt wurde, daß es sich um Patienten handelte, die in Pharmakaprüfungen einbezogen werden konnten. Große, weniger selektierte

Stichproben, die besser die Versorgungssituation reflektieren und deren Ergebnisse besser generalisierbar sind, wurden hingegen selten untersucht (Hollister et al. 1974, Goldberg et al. 1967). Kreuzvalidierungsstudien wurden nur von wenigen (Goldberg et al. 1972) durchgeführt.

Während die meisten Autoren lediglich allgemeine prognostisch relevante Merkmale für das Abklingen akut psychotischer Symptomatik unter neuroleptischer Therapie untersuchten, stellten sich nur ganz wenige der Aufgabe, zwischen Prädiktoren für einen günstigen Spontanverlauf und Prädiktoren für ein gutes Ansprechen auf Neuroleptika zu differenzieren (Klein und Rosen 1973). In ebenfalls sehr wenigen Untersuchungen wurde versucht, spezifische Prädiktoren für das Ansprechen auf bestimmte Neuroleptika zu finden (Goldberg et al. 1967). In diesen beiden letztgenannten Untersuchungsbereichen sind die Ergebnisse noch widersprüchlicher als die Resultate bezüglich der Prädiktoren für die Symptomreduktion unter Neuroleptikatherapie, bei denen nicht differenziert wurde zwischen Spontanverlauf und Therapieeffekt (Gardos et al. 1978).

Die Schwierigkeiten in diesem Forschungsbereich haben wahrscheinlich verschiedene Hintergründe. Neben der oft erheblichen verschiedenen Selektion und mangelnden Vergleichbarkeit der untersuchten Stichproben ist insbesondere an eine zu starke Beschränkung und zu geringe Effizienzkriterien sowie an durch retrospektive Datenerhebung bedingte Probleme zu denken. Es gelingt offenbar aus verschiedenen Gründen nicht, optimale methodische Voraussetzungen für die Durchführung derartiger Prädiktorstudien zu schaffen. Dabei spielen wahrscheinlich neben dem Mangel an adäquaten Instrumenten zur Erfassung bestimmter Prädiktorbereiche auch andere Faktoren eine Rolle, z.B. Begrenzung des Aufwandes einer Studie unter ökonomischen Gesichtspunkten.

Die größtenteils unbefriedigenden Resultate hinsichtlich einer Prognostik auf der Basis von Einzelprädiktoren, die üblicherweise Merkmale betreffen, die vor Therapiebeginn zu erfassen sind, führten in den letzten Jahren zu dem Versuch, interventionsbezogene Variablen hinsichtlich ihrer prognostischen Bedeutung für den weiteren Behandlungsverlauf zu testen. Insbesondere das Frühansprechen auf Neuroleptika scheint hier von Bedeutung und sollte weiter untersucht werden (Putten und May 1978, Nedopil und Rüther 1981, Möller et al. 1983). Andererseits ist aber eine Vorhersage aufgrund interventionsbezogener Variablen auch nicht so vielversprechend, daß man deswegen die traditionellen Ansätze der Prognostik auf der Grundlage von Merkmalen, die vor der Behandlung erhebbar sind, völlig verlassen sollte.

In einer eigenen Untersuchung (Möller et al. 1985) lieferten wir einen Beitrag zur Prädiktoranalyse in diesem traditionellen Sinn, wobei versucht wurde – soweit bei dem Ansatz der Untersuchung, die auf dem Routine-Basis- und Befunddokumentationssystem der Klinischen Abteilung des Max-Planck-Instituts für Psychiatrie basiert, möglich – methodische Mängel vieler bisheriger Prognosestudien weitgehend zu vermeiden. Gerade in der Tatsache, daß in dieser Untersuchung nicht speziell Patienten eines psychopharmakologischen Forschungsprojektes, sondern Patienten der

Routineversorgung untersucht wurden, liegt – neben der großen Fallzahl, dem umfangreichen Datensatz und der standardisierten Erfassung eines großen Teils der Variablen – ein wesentlicher Vorteil der Untersuchung. Beantwortet werden sollte die Frage: Welche an Schizophrenie erkrankten Patienten weisen unter den Bedingungen der stationären Routineversorgung keinen ausreichenden Behandlungserfolg unter Neuroleptikatherapie in üblichen Dosierungsbereichen auf?

280 konsekutiv aufgenommene Patienten mit der ICD-9-Diagnose „schizophrene Psychose", von denen komplette Fremdbeurteilungsdatensätze der Routinedokumentation vorlagen, wurden in die Studie einbezogen. Von vornherein ausgeschlossen wurden Patienten mit schizoaffektiven Psychosen (ICD-Nr. 295.7) wegen des abweichenden Therapiekonzeptes – z.B. Kombinationsbehandlung von Neuroleptika und Antidepressiva – und der symptomatologischen Besonderheiten. Bei dieser Sondergruppe wäre die Beurteilung der „neuroleptic response" erschwert. Von der Ausgangsstichprobe der 280 Patienten wurden nach Durchsicht der Krankenakten 37 Patienten nachträglich ausgeschlossen, weil sie entgegen ärztlicher Indikation weniger als zwei Wochen neuroleptisch behandelt worden waren (n = 15) und/oder mit Elektrokrampf behandelt worden waren, (n = 16) und/oder die Krankengeschichten zu lückenhaft waren (n = 8).

Die so für die Prädiktoranalysen verbliebene Stichprobe von 243 Patienten erwies sich hinsichtlich der überprüften Variablen: Alter, Geschlecht, Verweildauer bei Indexaufnahme und Diagnoseverteilung nach ICD, als ausreichend repräsentativ für die Ausgangsstichprobe. Die Stichprobe ist wahrscheinlich weitgehend repräsentativ für die entsprechende Klientel an psychiatrischen Universitätskliniken oder Akutkrankenhäusern, nicht jedoch für die durch stärker chronifizierte Patienten charakterisierte Klientel von psychiatrischen Landeskrankenhäusern.

Die Patienten wurden während des stationären Aufenthaltes in üblicher, individuell angepaßter Dosierung (keine Hochdosierung) neuroleptisch behandelt, meist mit Haloperidol in Dosierungen bis zu 24 mg, in seltenen Ausnahmefällen bis 30 mg, oral oder, zur Therapieeinleitung bzw. bei schlechtem therapeutischen Erfolg, auch parenteral. Zusätzlich zu diesem Medikament erster Wahl wurden im Bedarfsfall (z.B. zur Sedierung, zur Schlafinduktion) niedrigpotente Neuroleptika in niedrigen und deshalb unter dem Aspekt der Neurolepsie vernachlässigbaren Dosierungen eingesetzt. Wegen extrapyramidaler Nebenwirkungen wurden Anticholinergika bei ca. 80% vorübergehend eingesetzt. Bei 17% der Patienten wurden wegen aufgetretener depressiver Syndrome oder zur Antriebssteigerung bei Patienten mit Minussymptomatik Antidepressiva eingesetzt. Die medikamentöse Behandlung wurde durch milieutherapeutische und supportive ärztliche Gespräche ergänzt.

Bei der Entlassung beurteilte der behandelnde Arzt 10% der Patienten als sehr gut gebessert, 46% als gut gebessert, 27% als wenig gebessert, 17% als unverändert/verschlechtert. 26% der Patienten hatten bei Entlassung noch Symptomatik im paranoiden Syndrom der IMPS.

Es wurde ein möglichst umfassender Satz potentiell prognostisch relevanter Merkmale in die Untersuchung einbezogen. Aufgrund der Routinedokumentation (Möller et al. 1983) lagen für die Patienten die meisten potentiellen Prädiktorvariablen vor, mußten also nicht retrospektiv erhoben werden:

- soziodemographische Daten,
- psychopathologischer Befund bei Aufnahme, beurteilt mit der Inpatient Multidimensional Psychiatric Scale – IMPS (Lorr 1974),
- Selbstbeurteilung psychopathologischer Symptomatik bei Aufnahme mit der Paranoid-Depressivitäts-Skala – PDS – und ihrer Parallelform (von Zerssen 1976),
- verschiedene Dimensionen der prämorbiden Persönlichkeit erfaßt mit Hilfe von Selbstbeurteilungsskalen, z.T. ergänzt durch Fremdbeurteilung seitens der Angehörigen (von Zerssen 1980),
- Störungen der prämorbiden sozialen Adaptation, erfaßt mit Skalen von Gittelmann-Klein und Klein (1969), Phillips in der Kurzform nach Harris (Harris 1975) und Goldstein (Rodnick und Goldstein 1974),
- prognostisch relevante Variablen für schizophrene Erkrankungen in der Operationalisierung der Strauss-Carpenter-Prognose-Skala (Strauss und Carpenter 1972),
- eine Reihe anamnestischer Variablen: u.a. Akuität der Erstmanifestation, Akuität der Index-Manifestation, psychosoziale Auslöser der Erstmanifestation, psychosoziale Auslöser der Index-Manifestation, Anzahl früherer psychiatrischer stationärer Behandlungen, Dauer früherer psychiatrischer stationärer Behandlungen, Dauer paranoid-halluzinatorischer Symptomatik vor Index-Aufnahme, Dauer durchgehender neuroleptischer Therapie unmittelbar von der Index-Aufnahme, sozialer Abstieg des Patienten, Schichtzugehörigkeit der Herkunftsfamilie, Bestehen eines Residualsyndroms im Jahr vor Index-Aufnahme, durchgehende Beeinträchtigung der beruflichen Leistungsfähigkeit im Jahr vor Index-Aufnahme, Dauer beruflicher Desintegration (Arbeitslosigkeit, Arbeitsunfähigkeit und vorzeitige Berentung) in den zwei Jahren vor Index-Aufnahme. Diese Variablen waren entweder intervallskaliert (z.B. Zeitdauer) oder, sofern es sich um Globalbeurteilungen handelte, ordinalskaliert (meist fünfstufige Skalierung).

Nach Reduktion der Daten zum psychopathologischen Befund und zur prämorbiden Persönlichkeit auf Faktoren- bzw. Syndromebene und unter Berücksichtigung der Einzelitems der Gittelman-Klein-Skala, Goldstein-Skala, Phillips-Skala und Strauss-Carpenter-Skala umfaßte der Satz potentiell prognostisch wichtiger Merkmale 104 Variablen, wobei gewisse Überschneidungen z.B. zwischen den Einzelitems der Strauss-Carpenter-Skala und den aufgrund eigener früherer Untersuchungen erfaßten anamnestischen Variablen bestanden, Überschneidungen, die aber nur den inhaltlichen Bereich betrafen, während die Skalierungen unterschiedlich waren.

Hinsichtlich der Effizienzkritierien wurde nach dem Prinzip der multiplen Outcome-Messung (Keniston et al. 1971, Baumann und Seidenstücker 1977) vorgegangen, d.h. es wurde dem Aspekt Rechnung getragen, daß für die Therapieeffizienzbeurteilung unterschiedliche Kriterien, die nur partiell korrelieren, sinnvoll sind. Da in verschiedenen Studien z.T. unterschiedliche Effizienzkriterien verwandt wurden, schien es auch deswegen angezeigt, eine Reihe von Effizienzkriterien mitlaufen zu lassen, um die Ergebnisse mit denen anderer Untersuchungen vergleichen zu können. Nach Selektion für die Effizienzmessung relevanter Aspekte der IMPS und der Selbstbeurteilungs-Skala zum psychopathologischen Befund und nach Zusammenfassung verschiedener Originalfaktoren der IMPS zu Superfaktoren (vgl. von Zerssen und Cording 1978) ergaben sich die folgenden Outcome-Kriterien:

- IMPS-7-Faktoren-Score* (reflektiert das Gesamtspektrum produktiv-psychotischer Symptomatik) bei Entlassung,
- Besserungsquotient** des IMPS-7-Faktoren-Scores,
- IMPS-Superfaktor paranoid-halluzinatorisches Syndrom bei Entlassung (besteht aus den Originalfaktoren: paranoides Syndrom und halluzinatorisches Syndrom),
- Besserungsquotient** des IMPS-Superfaktors paranoid-halluzinatorisches Syndrom,
- Paranoid-Faktor bei Entlassung (Selbstbeurteilungsfaktor aus PDS),
- Besserungsquotient** des Paranoid-Faktors bei Entlassung,
- Globalurteil über die psychopathologische Besserung bei Entlassung,
- Globalurteil über die Besserung produktiver Symptomatik nach vierwöchiger neuroleptischer Behandlung (retrospektiv aus der Krankengeschichte erhoben),
- Globalurteil über produktiv-psychotische Symptomatik nach vierwöchiger Behandlungsdauer (retrospektiv aus der Krankengeschichte erhoben),
- Dauer bis zur ersten deutlichen Besserung produktiver Symptome (retrospektiv aus der Krankengeschichte erhoben),
- Verweildauer.

Somit wurden 11 Effizienzkriterien in die Analysen einbezogen. Will man diese differenzierte Outcome-Messung auf eine oder zwei Variablen reduzieren, so bietet sich dafür, wie die entsprechenden Produkt-Moment-Korrelationsanalysen zeigten, am ehesten der IMPS-7-Faktoren-Score bei Entlassung bzw. der entsprechende Besserungsquotient an. Beide reflek-

---

* Besteht aus folgenden Originalfaktoren der IMPS: paranoides Syndrom, halluzinatorisches Syndrom, euphorischer Erregungszustand, dysphorischer Erregungszustand, megalomanes Syndrom, katatones Syndrom, formale Denkstörungen.
** Die Besserungsquotienten wurden nach der Formel gerechnet: Aufnahmesymptomatik minus Entlassungssymptomatik geteilt durch Aufnahmesymptomatik.

tieren am besten die anderen Outcome-Kriterien, wobei größtenteils Korrelationen von r = 0,40 bis r = 0,77 erreicht werden, lediglich zum Effizienzkriterium Verweildauer besteht kein statistisch signifikanter Zusammenhang. Die folgende Darstellung der Ergebnisse beschränkt sich im Text auf diese beiden Effizienzkriterien, zumal sie ohnehin die beste Datenqualität (nicht retrospektive Erfassung, sehr reliable standardisierte Beurteilung) und größte Vollständigkeit aufweisen, einerseits um die Gefahr von Scheinsignifikanzen durch die große Anzahl von Signifikanztests (z.B. bei Anwendung aller Outcome-Kriterien 104 x 11 Tests) durch diese Betrachtungsweise zu verringern, andererseits um durch diese Reduktion die Darstellung übersichtlicher zu gestalten. Die übrigen Outcome-Kriterien werden nur in einem explorativen Sinne in die Tabellen miteinbezogen.

Im Sinne einer orientierenden Analyse wurden Produkt-Moment-Korrelationen zwischen den potentiellen Prädiktorvariablen und den genannten Outcome-Kriterien gerechnet. Nur Zusammenhänge, die wenigstens ein Signifikanzniveau von $p < 0,01$ erreichten, wurden als potentiell praktisch relevante prognostische Zusammenhänge gewertet und dargestellt. Zur Überprüfung der Stabilität der gefundenen Resultate wurden i.S. einer Kreuzvalidierung die Gesamtstichprobe nach der „Split-half"-Technik in zwei Zufallsstichprobenhälften unterteilt und erneut in jeder Stichprobe die Zusammenhänge zwischen potentiellen Prädiktorvariablen und Effizienzkriterien geprüft. Als konsistent wurden dabei Prädiktoren betrachtet, deren Korrelationskoeffizienten zu den jeweiligen Effizienzkriterien in beiden Teilstichproben mindestens auf einem Signifikanzniveau von $p < 0,05$ lagen. In einem abschließenden Auswertungsschritt wurden die Prädiktoren, die in der Gesamtstichprobe eine signifikante Beziehung zum IMPS-7-Faktoren-Score oder zu seinem Besserungsquotienten gezeigt hatten, einer schrittweisen multiplen Regressionsanalyse unterzogen, wobei jeweils eines der beiden genannten Effizienzkriterien als abhängige Variable fungierte. Auf diese Weise sollte eine prädiktorisch optimale Kombination von Prädiktoren ermittelt werden. In dieser Analyse wurden nur Variablen einbezogen, die für wenigstens 180 Patienten vorlagen. Außerdem war die Vollständigkeit des so reduzierten Prädiktorensatzes für alle Patienten eine Conditio sine qua non, um bei der multivariaten Methode zu interpretierbaren Ergebnissen zu kommen. Wegen dieser Bedingung schrumpfte die Stichprobe auf 130 Patienten zusammen.

Trotz der großen Zahl der geprüften Zusammenhänge – wenn man nur die Beziehungen zu den beiden Haupteffizienzkriterien in Betracht zieht ca. 200 – sind die gefundenen signifikanten Beziehungen größtenteils sicherlich nicht als Scheinsignifikanzen zu interpretieren. Bei dem zugrunde gelegten Signifikanzniveau von 1% wären nur zwei Signifikanzen per Zufall zu erwarten gewesen, es ergaben sich aber für die Gesamtstichprobe 82 signifikante Beziehungen zu den Haupteffizienzkriterien. Dieses Ergebnis ist, selbst wenn man die z.T. sicherlich beträchtliche Interkorrelation der Prädiktormerkmale berücksichtigt, von substantieller Bedeutung. Ein Großteil der an der Gesamtstichprobe gefundenen signifikanten Zusam-

Tabelle 1. Relativ konsistente Befunde über Prädiktoren für ungünstige Ergebnisse der Neuroleptikatherapie (Literaturübersicht)

- Schlechte prämorbide soziale Adaptation, schleichender Erkrankungsbeginn
- Jüngeres Alter bei Erkrankungsbeginn
- Geringere Ausprägung produktiver Symptomatik
- Längere Dauer produktiv-psychotischer Symptomatik
- Mangelndes Frühansprechen auf die Neuroleptikatherapie
---

menhänge konnte obendrein nach Aufteilung der Stichprobe in zwei Hälften durch Kreuzvalidierung bestätigt werden.

Die so gefundenen Prädiktorvariablen entsprechen (Tabellen 1, 2) größtenteils den in der Literatur relativ konsistent beschriebenen Variablen (vgl. May und Goldberg 1978), u.a. schlechte prämorbide soziale Adaptation, schleichender Beginn der Erst- bzw. Index-Erkrankung, Dauer früherer stationärer psychiatrischer Behandlungen, Dauer paranoid-halluzinatorischer Symptomatik vor stationärer Behandlung, Residualsymptomatik im Jahr vor Index-Aufnahme, Einschränkung beruflicher Leistungsfähigkeit im Jahr vor Index-Aufnahme sowie Ausprägungsgrad produktiv-psychotischer Symptomatik bei Index-Aufnahme. Die besten Einzelprädiktoren (r= 0,30) sind IMPS-7-Faktoren-Score bei Aufnahme, schleichender Beginn der Index-Erkrankung, Dauer stationärer psychiatrischer Behandlung, Summenscore der Strauss-Carpenter-Skala. Letzterer erreicht den engsten korrelativen Zusammenhang (r = 0,37) mit einem der beiden Haupteffizienzkriterien. Nicht bestätigt werden konnten – jedenfalls bezogen auf die Haupteffizienzkriterien – u.a. die in der Literatur wiederholt beschriebenen Prädiktormerkmale Alter bei Erst-/ Index-Manifestation, Vorhandensein psychosozialer Auslöser der Erkrankung.

Das Ergebnis bezüglich der Ausprägung produktiv-psychotischer Symptomatik bei Aufnahme paßt insbesondere gut zu der unter vielen Aspekten vergleichbaren Untersuchung von Woggon (1983), in der sich dieses Merkmal als bester Prädiktor erwies. Es entspricht im übrigen – wie auch die Resultate bezüglich Chronifizierung der Symptomatik und prämorbider Störungen der sozialen Adaptation – alten, immer wieder replizierten Prognoseregeln (vgl. Langfeldt 1939, Vaillant 1964). Das Ergebnis bezüglich der Strauss-Carpenter-Skala stellt insofern ein Novum dar, als diese Zusammenstellung prognostisch relevanter Merkmale schizophrener Erkrankungen zwar bisher für die Langzeitprognose, nicht aber für die Kurzzeitprognose unter Neuroleptikatherapie genutzt wurde. Diese Skala bietet sich aufgrund des sehr guten Ergebnisses damit als eine sinnvolle und einfache Erweiterung der bisherigen Prädiktionsmöglichkeiten an. Allerdings mit der Einschränkung, daß der Summenscore nicht sehr erheblich den prognostisch relevantesten Einzelitems der Skala überlegen ist, so daß ggf. eine Reduktion der Skala auf wenige Items indiziert wäre. Andererseits würde damit möglicherweise die

Tabelle 2. Korrelative Zusammenhänge (p < 0,05) zwischen Prädiktormerkmalen und Effizienzkriterien bei Kreuzvalidierung

	IMPS-7-Faktoren-Score		Besserungsquotient d. 7-Faktoren-Scores	
	S1	S2	S1	S2
Schlechte soziosexuelle Anpassung (GK)			−0,24	−0,24
Gute heterosexuelle Bindungsfähigkeit (GO)			0,34	0,26
Viele heterosexuelle Verabredungen (GO)			0,26	0,21
Schlechte heterosexuelle Beziehungen (Ph)	0,27	0,21	−0,28	−0,22
Summenscore Phillips-Skala			−0,35	−0,19
Schlechte sexuelle Anpassung (Prämorbid-Score)			−0,23	−0,23
Schleichender Beginn der Ersterkrankung			−0,19	−0,23
Schleichender Beginn der Index-Erkrankung			−0,26	−0,24
Dauer stat. psych. Behandlg. in Monaten			−0,19	−0,19
Dauer stat. psych. Behandlg. 2 J. vor IA			−0,26	−0,41
Dauer par.-hall. Symptomatik vor IA	0,19	0,24	−0,21	−0,22
Ausprägung von Residualsymptomatik im Jahr vor IA	0,19	0,19		
Einschränkung beruflicher Leistungsfähigkeit im Jahr vor IA	0,18	0,27		
Längste Dauer schwerer psychiatrischer Symptomatik (SC)	0,25	0,27	−0,23	−0,24
Längste Dauer leichter psychiatrischer Symptomatik (SC)	0,26	0,36	−0,21	−0,24
Berufliche Desintegration im Jahr vor IA (SC)	0,19	0,23	−0,18	−0,20
Inkompetenz am Arbeitsplatz im Jahr v. IA (SC)			−0,23	−0,18
Wenige Sozialkontakte im Jahr vor IA (SC)	0,29	0,19		
Fehlen enger Sozialkontakte im Jahr vor IA (SC)	0,27	0,23		
Fehlen von festen heterosexuellen Partnerschaften im Jahr vor IA (SC)	0,24	0,20		
Zeitraum seit Beginn par.-hall. Symptomatik (SC)	0,25	0,27		
Ausmaß von par.-hall. Symptomatik/Denkstörungen im Jahr vor IA (SC)	0,28	0,33		
Pflegebedürftigkeit im Jahr vor IA (SC)	0,26	0,35	−0,32	−0,34
Einschränkung der „Lebensfülle" im Jahr vor IA (SC)	0,36	0,33	0,33	−0,34
Summenscore Strauss-Carpenter-Skala	0,33	0,42	−0,31	−0,32
„Psychotische Erregtheit" bei Aufnahme (IMPS)	0,29	0,36		
Par.-hall. Syndrom bei Aufnahme (IMPS)			0,24	0,24
IMPS-7-Faktoren-Score bei Aufnahme	0,27	0,32	0,23	0,20

S 1 1. Stichprobenhälfte (n = 99–121), *S 2* 2. Stichprobenhälfte (n = 92–121), *IA* Index-Aufnahme, *GK* Gittelman-Klein-Skala, *GO* Goldstein-Skala, *Ph* Phillips-Skala, *SC* Strauss-Carpenter-Skala

Stichprobenanfälligkeit erhöht werden. Auch ist zu bedenken, daß bei dieser retrospektiven Erfassung vielleicht einige Items nicht so optimal erhoben werden konnten wie bei einer prospektiven Untersuchung, so daß unter diesem Aspekt erhebliche Vorbehalte gegenüber einer Veränderung der Skala aufgrund unserer Daten anzumelden sind.

Ein Problem der verwendeten Skalen zur Erfassung der prämorbiden sozialen Adaptation ist, daß sie sich nicht auf die Zeit vor Manifestation der Psychose beziehen, sondern auf fest vorgegebene Lebensalter. Dadurch wird möglicherweise die Beurteilung konfundiert durch erkrankungsbedingte Auffälligkeiten. Wählt man als Bezugszeitraum für die Beurteilung, abweichend von den Instruktionen der Skalen, wirklich die Zeit vor Ausbruch der Psychose, erkauft man diesen offensichtlich methodischen Vorteil mit dem Nachteil, daß die Festlegung des Erkrankungsbeginns – insbesondere wenn man nicht nur auf produktiv-psychotische Symptomatik, sondern auch auf Prodromal- oder gar Vorpostensymptome (Huber et al. 1979) abzielt – ausgesprochen kompliziert und fehleranfällig ist. Bei retrospektiver Erhebung ergeben sich bei beiden Methoden, jedenfalls hinsichtlich der Phillips-Skala, keine wesentlichen Unterschiede im prognostischen Wert. In diesem Kontext sei noch erwähnt, daß die bei Anwendung der Gittelman-Klein-Skala gefundene Differenzierung der prognostischen Wertigkeit von Störungen der sozialen Adaptation im Kindesalter und im Jugendalter wegen der retrospektiven Datenerhebung sehr kritisch interpretiert werden sollte. Möglicherweise käme man bei prospektiver Beurteilung der sozialen Adaptation in der Kindheit und im Jugendalter zu vergleichbaren prognostischen Resultaten.

Bezüglich der verschiedenen anderen geprüften Effizienzkriterien (Fremdbeurteilung des psychopathologischen Befundes, Selbstbeurteilung des psychopathologischen Befundes, Zeitdauer bis zum Wirkungseintritt, Verweildauer u.a.) ergeben sich interessanterweise größtenteils gleichgerichtete Zusammenhänge. Signifikante Korrelationen zu diesen Effizienzkriterien, ohne daß signifikante Beziehungen zu den beiden Haupteffizienzkriterien bestehen würden, sind relativ selten. Die Korrelationen zu den retrospektiv beurteilten Effizienzkriterien sind z.T. etwas höher. Dies könnte einerseits mit einem möglichen Untersucherbias zusammenhängen, andererseits aber auch bedingt sein durch die feste Vorgabe des Bezugszeitpunktes, wodurch sich möglicherweise eine bessere Differenzierung zwischen guten und schlechten Respondern ergibt. Manchmal ist auch die Beziehung zu dem Globalurteil bei Entlassung enger als zu den beiden Haupteffizienzkriterien, was vielleicht mit der gegenüber den Haupteffizienzkriterien globaleren Beurteilung zusammenhängen könnte. Das Effizienzkriterium Verweildauer läßt sich insgesamt gesehen am schlechtesten aus den untersuchten Prädiktormerkmalen vorhersagen. Das könnte dafür sprechen, daß diese Variable am stärksten abhängig ist von anderen Einflußgrößen wie Struktur des sozialen Umfelds, rehabilitative Ansprüche seitens der behandelnden Ärzte etc.

Als Problem muß diskutiert werden, daß die Haupteffizienzkritierien nicht in einem festen Zeitabstand zum Therapiebeginn beurteilt werden,

Tabelle 3. Ergebnisse der schrittweisen multiplen Regressionsanalysen (n = 130!)

Erklärter Varianzanteil (%)	Prädiktorvariable	Prädiktorvariable	Erklärter Varianzanteil (%)
14	Summenscore der Strauss-Carpenter-Skala	Dauer früherer stationärer psychiatrischer Behandlung	31
22	IMPS-7-Faktoren-Score bei Aufnahme	schleichender Beginn der Index-Erkrankung	34
25	schlechte heterosexuelle Beziehungen (Phillips-Skala)	IMPS-7-Faktoren-Score bei Aufnahme	35
27	Dauer paranoid-halluzinatorischer Symptomatik vor Index-Aufnahme	schlechte heterosexuelle Beziehungen (Pillips-Skala)	37
29	Dauer früherer stationärer psychiatrischer Behandlung	Summenscore der Strauss-Carpenter-Skala	38
34	alle 21 Prädiktorvariablen	alle 21 Prädiktoren	43
	Effizienzkriterium: IMPS-7-Faktoren-Score bei Entlassung	Effizienzkriterium: Besserungsquotient des 7-Faktoren-Scores	

sondern zu dem von vielen Faktoren, u.a. sicherlich auch zu dem von der Symptomrückbildung beeinflußten Entlassungzeitpunkt. Es zeigt sich aber sowohl aus der inhaltlichen Kongruenz mit den Resultaten anderer Prädiktoruntersuchungen wie auch aus dem Vergleich der Resultate mit anderen in dieser Untersuchung geprüften Effizienzkriterien, daß dadurch offenbar keine großen Verzerrungen hinsichtlich der Prädiktorergebnisse erfolgen. Obendrein entspricht dieses Vorgehen durchaus der Fragestellung der Untersuchung nach Prädiktoren für unzureichenden Therapieerfolg unter Routinebehandlungsbedingungen, also der Möglichkeit, die Dauer der Behandlung den Gegebenheiten anzupassen.

Durch die Kombination wichtiger Prädiktorvariablen im Rahmen multivariater Analysemethoden läßt sich die Prognosefähigkeit optimieren (Tabelle 3). So läßt sich z.B. durch Zusammenfassung von nur fünf Prädiktoren etwa 30% der Varianz des IMPS-7-Faktoren-Scores bei Entlassung sowie ca. 40% der Varianz des entsprechenden Besserungsquotienten prognostizieren. Allerdings ist zu bedenken, daß in diese Kombination der besten Prädiktoren bereits jeweils der Summenscore der Strauss-Carpenter-Skala mit eingeht, also ein Score, in dem bereits eine größere Menge von prognostischen Variablen zusammengefaßt ist. Ein weiterer Vorbehalt bezieht sich darauf, daß durch multivariate Verfahren die Ergebnisse auf die jeweilige Stichprobe optimiert werden und damit nur sehr beschränkt generalisierbar sind. Insofern müssen die diesbezüglichen Ergebnisse einer zur Zeit laufenden Kreuzvalidierungsuntersuchung abgewartet werden. Sollten sich die Ergebnisse in der jetzt laufenden Untersuchung bestätigen, wäre sicherlich ein wichtiger weiterer Schritt für die Prognostik des Therapieerfolges unter Neuroleptikabehandlung getan. Aber auch schon das Ergebnis hinsichtlich der prognostischen Bedeutung der Strauss-Carpenter-Skala ist sicherlich von großer praktischer Relevanz.

Literatur

Abrams R, Taylor M (1973) First rank symptoms, severity of illness, and treatment response in schizophrenia. Compr Psychiatry 14: 353–356

Baumann U, Seidenstücker G (1977) Untersuchungsinstrumente. Zur Taxonomie und Bewertung psychologischer Untersuchungsverfahren bei Psychopharmakaprüfungen. Pharmakopsychiatr Neuro-Psychopharmakol 10: 165–175

Davis JM, Schaffer CB, Killian GA, Kinard C, Chan C (1980) Important issues in the drug treatment of schizophrenia. Schizophr Bull 6: 70–87

Gardos G, Teece JJ, Hartmann E, Bowers P, Cole JO (1978) Treatment with mesoridanzine and thioridazine in chronic schizophenia: Potential prediction of drug response. Compr Psychiatry 19: 527–532

Gittelman-Klein R, Klein DF (1969) Premorbid asocial adjustment and prognosis in schizophrenia. J Psychiatry Res 7: 35–53

Goldberg SC, Mattson N, Cole NO, Klerman GL (1967) Prediction of improvement in schizophrenia under four phenothiazines. Arch Gen Psychiatry 16: 107–117

Goldberg SC, Frosch WA, Drossman AK, Schooler NR, Johnson GFS (1972) Prediction of response to phenothiazines in schizophrenia. A cross validation study. Arch Gen Psychiatry 26: 367–373

Harris JG jr (1975) An abbreviated form of the Phillips rating-scale of premorbid adjustment in schizophrenia. J Abnorm Psychol 84: 129–137

Harrow M, Tucker GJ, Bromet E (1969) Short term prognosis of schizophrenic patients. Arch Gen Psychiatry 21: 195–202

Hollister LE, Overall JE, Kimbell I jr, Pokorny A (1974) Specific indications for different classes of phenothiazines. Arch Gen Psychiatry 30: 94–99

Huber G, Gross G, Schüttler R (1979) Schizophrenie. Eine verlaufs- und sozialpsychiatrische Langzeitstudie. Springer, Berlin Heidelberg New York

Keniston K, Boltex S, Almond R (1971) Multiple criteria of treatment outcome. J Psychiatr Res 8: 107–118

Klein DF, Rosen B (1973) Premorbid social adjustment and response to phenothiazine treatment among schizophrenic inpatients. Arch Gen Psychiatry 29: 480–485

Langfeldt G (1939) The schizophreniform states. Munksgaard, Copenhagen

Lorr M (1974) Assessing psychotic behavior by the IMPS. In: Pichot P, Olivier-Martin R (eds) Psychological measurement in psychopharmacology. Karger, Basel, pp 50–63

May PRA, Goldberg SC (1978) Prediction of schizophrenic patients response to pharmacotherapy. In: Lipton MA, Di Mascio A, Killiam KF (eds) Psychopharmacology: A generation of progress. Raven, New York, pp 1139–1153

Möller HJ, Barthelmes H, Zerssen D v (1983) Die prognostische Bedeutung des frühen Ansprechens schizophrener Patienten auf Neuroleptika für den weiteren Behandlungsverlauf. Pharmacopsychiatria 16: 46–49

Möller HJ, Scharl W, Zerssen D v (1985) Vorhersage des Therapieerfolges unter neuroleptischer Akutbehandlung: Ergebnisse einer empirischen Untersuchung an 243 stationär behandelten schizophrenen Patienten. Fortschr Neurol Psychiatr 53: 370–383

Nedopil N, Rüther E (1981) Initial improvement as predictor of outcome of neuroleptic treatment. Pharmacopsychiatria 14: 205–207

Rodnick EH, Goldstein MJ (1974) Premorbid adjustment and the recovery of mothering function in acute schizophrenic women. J Abnorm Psychol 83: 623–628

Putten T van, May PRA (1978) Subjective response as a predictor of outcome in pharmacotherapy: The consumer has a point. Arch Gen Psychiatry 35: 477–480

Strauss JS, Carpenter WT jr (1972) The prediction of outcome in schizophrenia. I. Characteristics of outcome. Arch Gen Psychiatry 27: 739–746

Vaillant G (1964) Prospective prediction of schizophrenic remission. Arch Gen Psychiatry 11: 509–518

Woggon B (1983) Prognose der Psychopharmakotherapie. Enke, Stuttgart

Zerssen D v (unter Mitarbeit von Koeller D-M) (1976) Klinische Selbstbeurteilungsskalen (KSb-S) aus dem Münchner Psychiatrischen Informationssystem: a) Allgemeiner Teil; b) Paranoid-Depressivitäts-Skala; c) Befindlichkeitsskala; d) Beschwerden-Liste. Beltz, Weinheim

Zerssen D v (1980) Persönlichkeitsforschung bei Depressionen. In: Heimann H, Giedke H (Hrsg) Neue Perspektiven in der Depressionsforschung. Huber, Bern

Zerssen D v, Cording C (1978) The measurement of change in endogenous affective disorders. Arch Psychiatr Nervenkr 226: 95–112

Korrespondenz: Prof. Dr. H.-J. Möller, Psychiatrische Klinik und Poliklinik der Universität Bonn, Sigmund-Freud-Straße 25, D-53115 Bonn 1, Bundesrepublik Deutschland.

Die prädiktorische Bedeutung einer Neuroleptika-Testdosis

W. Gaebel

Rheinische Landes- und Hochschulklinik, Psychiatrische Klinik
der Heinrich-Heine-Universität Düsseldorf, Bundesrepublik Deutschland

Einleitung

Vor dem Hintergrund nur begrenzter Vorhersagemöglichkeiten des Therapieansprechens mit Hilfe demographischer, anamnestischer und klinischer Variablen (Klorman et al. 1977, May und Goldberg 1978, Gelder und Kolakowska 1979, Woggon und Baumann 1982) stellt das sog. „Testdosismodell" ein Verfahren zur Optimierung der Responsevorhersage dar (May et al. 1976, May und Goldberg 1978). Bei diesem Ansatz wird anhand klinischer, pharmakokinetischer, neuroendokrinologischer und psychophysiologischer Parameter die Reaktion des Organismus auf die Einzeldosis eines Pharmakons („Testdosis") oder eine kurzfristige „Probebehandlung" (Woggon und Baumann 1982) getestet. Aus der initialen Verlaufscharakteristik einzelner Parameter im Sinne einer „Akutresponse", d.h. aufgrund der Dynamik interventionsbezogener Parameter (Helmchen 1983) wird der weitere Behandlungsverlauf prädiziert.

Unter regeltheoretischem Aspekt wird das psychobiologische System „Patient" einem definierten therapeutischen Eingriff unterzogen und aus der Reagibilität des Sytems auf seine potentielle Veränderungsbereitschaft geschlossen. Zum Ausgangspunkt prognostischer Erwägungen wird damit die Regulationsdynamik „starrer" bzw. „flexibler" Systeme (Selbach und Selbach 1956).

Ergebnisse zur prädiktorischen Bedeutung verschiedener Untersuchungsansätze des Testdosismodells werden im folgenden vorgestellt.

Klinisch-psychopathologische Frühresponse

Es fand sich, daß die klinische Besserung in der BPRS 48 Stunden nach einer Testdosis mit der klinischen Besserung nach 28 Tagen korreliert (May et al. 1980). Auch andere Untersuchungen zum Zeitverlauf der antipsychotischen Wirkung von Neuroleptika konnten zeigen, daß das Ausmaß der klinischen Besserung in den ersten 5–10 Tagen, bzw. bereits nach 1 Tag (Möller et al. 1983, Awad und Hogan 1985), eine relativ zuverlässige Vorhersage des weiteren Behandlungsverlaufs ermöglicht (Nedopil und Rüther 1981, Woggon und Baumann 1983, Bartko et al. 1987, Gaebel et al. 1988).

Subjektive Frühresponse

Auch die subjektive Patienteneinschätzung der Wirkung einer neuroleptischen Testdosis (Chlorpromazin) nach 4, 24 und 48 Stunden auf einem Euphorie-/Dysphorie-Kontinuum erwies sich als mit der klinischen Besserung nach 28 Tagen korreliert (van Putten und May 1978). Singh und Kay (1979) fanden, daß ein „dysphorisches" Syndrom frühzeitig unter der Behandlung vorwiegend bei der prognostisch ungünstigen Kerngruppe nichtparanoider Schizophrenien auftritt und mit verstärktem autonomen Arousal (Ruhepuls) sowie schlechtem Kurzzeit- wie Einjahresoutcome korreliert. In einer eigenen Untersuchung zum Kurzzeitoutcome konnten wir allerdings die prädiktive Bedeutung der subjektiven Frühresponse nicht bestätigen (Gaebel et al. 1988).

Ein Zusammenhang zwischen dysphorischer Reaktion und neuroleptisch induzierter Akinese wurde von van Putten und May (1978) beobachtet. Beziehungen zwischen subjektiver Einschätzung der Medikamentenwirkung und Neuroleptika-Plasmaspiegel wurden nicht gefunden (van Putten et al. 1980, 1984).

Die Bedeutung der subjektiven Response für den weiteren Behandlungsverlauf wurde für verschiedene Neuroleptika untersucht (van Putten et al. 1981a, van Putten et al. 1984). Erste Ergebnisse aus dem deutschsprachigen Raum zur subjektiven Medikamentenreaktion bei schizophrenen Patienten wurden von Böker et al. (1982) vorgelegt. Fink et al. (1982) haben das Testdosismodell mit dem Prädiktor „subjektive Response" auch auf andere Diagnosegruppen und Pharmaka angewandt.

Neuroleptikaplasmaspiegel

Von pharmakologischer Seite interessiert zunächst der Zusammenhang zwischen neuroleptischen Steady-state-Plasmaspiegeln und klinischer Response. Aufgrund der großen interindividuellen Variationsbreite (Davis et al. 1978) kann von einem eng begrenzten therapeutischen Plasmaspiegel im Sinne eines therapeutischen Fensters nicht ausgegangen werden (Simpson und Yadalam 1985).

Neben Studien, die keinen Zusammenhang zwischen Plasmaspiegel und neuroleptischer Response finden (z.B. Kolakowska et al. 1979, van Putten et al. 1981, Meltzer et al. 1983), berichten einige über lineare Beziehungen (Rivera-Calimlim et al. 1978, Wode-Helgodt et al. 1978), andere über kurvilineare Beziehungen (z.B. Magliozzi et al. 1981, Breyer-Pfaff et al. 1983, Hansen und Larsen 1985). Auch zwischen der Konzentration im Erythrozyten und der therapeutischen Response wurden kurvilineare Beziehungen beobachtet (Casper et al. 1980). Das Erythrozyten-Modell stellt möglicherweise ein besseres peripheres Korrelat der Hirnkonzentration dar als die Plasmakonzentration, da z.B. aufgrund der sehr hohen Plasmaprotein-Bindung von etwa 95% (Simpson und Yadalam 1985) nur die freie Fraktion Zugang zum ZNS hat. Darüber hinaus spielt der Einfluß aktiver und inaktiver Metaboliten eine Rolle, deren Zahl z.B. für Chlorpromazin mehr als 100 beträgt (Midha 1985). Mit der Methode des Radiorezeptor-Assays können sowohl Muttersubstanz wie aktive Metaboliten erfaßt werden. Untersuchungen mit dieser Methode zeigen eine lineare Beziehung zwischen Plasmaspiegel und klinischer Response (Cohen et al. 1980).

Alles in allem sind die Befunde widersprüchlich, auch wenn die oft vernachlässigten methodischen Standards eingehalten wurden (May und van Putten 1978). Ein „therapeutisches Fenster" optimaler Response (2–12 ng/ml) scheint am ehesten für Haloperidol zu existieren (van Putten et al. 1991).

Van Putten et al. (1981) kommen zu folgender Einschätzung: „Nonresponse ... appeared to be a matter of the illness insensitivity to CPZ, not to a 'steady state' plasma level below some therapeutic window. The concept is important, because present clinical practice is to increase the dose in nonresponders on the simplistic assumption that lack of response is due to an abnormally low plasma level." Und McEvoy (1986) bemerkt: „... the relationship between neuroleptic dose and therapeutic response may usefully be conceptualized as a step function, that is, a 'yes or no' phenomenon; it either happens or it does not."

In Ergänzung zu den Untersuchungen zur Steadystate-Phase einer Akutbehandlung versucht der Ansatz mit dem Testdosismodell bereits aus der Einzeldosiskinetik Rückschlüsse auf die Steadystate-Plasmaspiegel und die klinische Response zu ziehen. Mehrere Studien zeigen eine hochsignifikante Korrelation zwischen verschiedenen Parametern der Einzeldosiskinetik (z.B. Peakplasmaspiegel) und Steadystate-Plasmaspiegel nach mehreren Wochen (Tabelle 1).

Tabelle 1. Prädiktion der Steady-state-Plasmaspiegel verschiedener Neuroleptika anhand ihrer Einzeldosiskinetik – Literaturübersicht

Autoren	Stichprobe	Medik.	Dosis	Kinetik	Korr. Koeff.
Davis et al. 1974	16 Schiz.	BPZ p.o.	20–40 mg, fix.	1–3 h: BPZ Peakspiegel	> 1 Woche: r = .87–.96
Cooper und Simpson 1976	8 „Pat."	BPZ p.o.	40 mg? flex.	24 h: BPZ	?: r = .96
Gottschalk et al. 1976	6 „Pat."	TRZ p.o.	4 mg/kg flex.?	?: TRZ Peakspiegel	3–6 Wochen: r = .91
Marder et al. 1986	34 Schiz. DSM-III	FD i.m.	5 mg fix.	24 h: FLU Anstieg	3 Monate: r = .45–.78 5 vs 25 mg/2 Wo.
Gaebel et al. 1988	50 Schiz. RDC	PER p.o.	150 mg 1/2 flex.	2 h: PER Peakspiegel	4 Wochen: r = .62

BPZ Butaperazin, *TRZ* Thioridazin, *FD* Fluphenazin-Decanoat, *FLU* Fluphenazin, *PER* Perazin, *fix.* fixe Dosierung, *flex.* flexible Dosierung, *1/2 flex.* semiflexible Dosierung; *DSM-III* Diagnostic and Statistical Manual of Mental Disorders, 3rd Ed, *RDC* Research Diagnostic Criteria; ? keine Information

Tabelle 2. Prädiktion der klinischen Response auf verschiedene Neuroleptika anhand ihrer Einzeldosiskinetik – Literaturübersicht

Autoren	Stichprobe	Medik.	Dosis	Kinetik	Response
Sakurai et al. 1975	6 Schiz.	CPZ p.o.	50 mg flex.	3 h: S/CPZ niedriger	13 Tage: $p < .05$ „gebessert"
Sakurai et al. 1980	37 Schiz.	CPZ p.o.	50 mg flex.	3 h: S/CPZ, D/CPZ niedriger	3 Monate: $p < .05$ „gebessert"
Van Putten et al. 1980	48 Schiz.	CPZ p.o.	2,2 mg/kg	4, 24 h: CPZ Pl., Sp.	4, 24 h: ns subjekt. Resp.
May et al. 1981	48 Schiz.	CPZ p.o.	2,2 mg/kg, fix.	2, 4, 24 h, AUC Sp.; 24 h Pl.: höher	4 Wochen: $p < .05$ BPRS, MACC gebessert
Gaebel et al. 1988	50 Schiz. RDC	PER p.o.	150 mg 1/2 flex.	2 h: PER, DMP, PSO niedriger; D/PER, S/PER ns	4 Wochen: $p < .05$ BPRS gebessert
Gottschalk et al. 1975	25 Schiz.	TRZ p.o.	4 mg/kg	48 h: TRZ; AUC, t 1/2 höher	48 h: $p < .05$ BPRS (DEP) gebessert
Gottschalk et al. 1976	9 Schiz.	MRZ i.m.	2 mg/kg	48 h: MRZ, SRZ; AUC höher	48 h: $p < .05$ BPRS (ANER) gebessert
Van Putten et al. 1984	65 Schiz.	TTX p.o.	0,22 mg/kg, fix.	? h: TTX	4, 24 h: ns subjekt. Resp.
Van Putten et al. 1984	40 Schiz.	HAL p.o.	5 mg fix.	1, 2, 4, 24 h: HAL	4, 24 h: ns subjekt. Resp.
Nahunek et al. 1985	22 Schiz.	CLO p.o.	100 mg 1/2 flex.	6 h: CLO	60 Tage: ns FKD
Filip 1986	66 Schiz.	CLO p.o.	100 mg 1/2 flex.	4, 5, 6, 24 h: CLO niedriger	8 Wochen: $p < .05$ BPRS gebessert

CPZ Chlorpromazin, *S* CPZ-Sulfoxid, *D* Desmethyl-CPZ, *PSO/S* PER-Sulfoxid, *DMP/D* Desmethyl-PER, *TRZ* Thioridazin, *MRZ* Mesoridazin, *TTX* Tiotixen, *SRZ* MRZ-Sulfoxid, *HAL* Haloperidol, *CLO* Clozapin, *Pl.* Plasma, *Sp.* Speichel, *AUC* Area Under Curve, *t 1/2* Halbwertszeit; *BPRS* Brief Psychiatric Rating Scale, *DEP* Depression, *ANER* Anergie, *MACC* Mobility, Affect, Cooperation, and Communication Scale, *FKD* Psychopathology Scale

Diese Ergebnisse weisen daraufhin, daß verschiedene Parameter der Einzeldosiskinetik als Indikatoren für Bioverfügbarkeit, Verteilung und Elimination das weitere „Schicksal" eines Neuroleptikums im Organismus vorhersagen können. Gegenüber der hohen interindividuellen Querschnittsvariabilität spricht dies für eine hohe intraindividuelle Längsschnittstabilität pharmakokinetischer Parameter. Theoretisch könnte demnach der Steadystate-Spiegel aus der Peak-Konzentration berechnet werden, praktische Konsequenzen sind daraus aber bisher nicht gezogen worden.

Die pharmakokinetischen Arbeiten zum Testdosismodell zeigen weiterhin interessante, wenngleich bisher inkonsistente Zusammenhänge zwischen pharmakokinetischen Meßgrößen und klinischem Behandlungsverlauf (Tabelle 2). Inkonsistenzen ergeben sich u.a. aus der Verwendung unterschiedlicher kinetischer Meßgrößen, klinischer Meßinstrumente, Responsedefinitionen etc. Noch unverständlich ist insbesondere das bessere Therapieansprechen einerseits bei höheren sowie andererseits bei niedrigeren Plasmaspiegeln. Untersuchungsergebnisse zur prädiktiven Bedeutung der Relation von (inaktiven) Metaboliten und (aktiver) Muttersubstanz sind bisher ebenfalls widersprüchlich.

May et al. (1981a) konnten zeigen, daß Korrelationen zwischen Höhe des Plasmaspiegels nach 24 Stunden und Besserung in der BPRS (Denkstörungen r = .55, Anergie r = .71) der prädiktiven Kraft von Merkmalen wie „verheiratet" und „Krankheitsdauer" überlegen waren. In eigenen Untersuchungen betrug der prädiktive Beitrag der Peak-Konzentration in einem multivariaten Prädiktionsalgorithmus 15% (Gaebel et al. 1988).

Prolaktin und extrapyramidalmotorische Nebenwirkungen

Vor dem Hintergrund der Dopamin-Hypothese (Meltzer und Stahl 1976) wurde die blockierende Wirkung der Neuroleptika auf dopaminerge Subsysteme (tuberoinfundibuläres und nigrostriatales System) anhand entsprechender Indikatoren (Prolaktinanstieg und Entwicklung extrapyramidaler Symptomatik) untersucht. Aus der Reaktion dieser Modellsysteme sollte auf die Neuroleptikawirkung an mesolimbischen und mesokortikalen Dopaminrezeptoren geschlossen werden, die mit der antipsychotischen Wirkung der Neuroleptika in Zusammenhang gebracht werden. Dieser Effekt wird im wesentlichen über D2-Rezeptoren vermittelt.

Trotz vereinzelter Hinweise auf eine Beziehung zwischen Prolaktinanstieg und klinischer Response (bei Männern, Meltzer und Fang 1976), haben die meisten Studien dies nicht bestätigen können (Gruen et al. 1978, Kolakowska et al. 1979, Meltzer und Busch 1983, Meltzer et al. 1983, Gaebel et al. 1988). Swigar et al. (1984) konnten demgegenüber zeigen, daß die Relation von Prolaktinanstieg zu Haloperidol-Plasmaspiegel bei Frauen einen Prädiktor für frühe Therapieresponse (nach zwei Wochen) abgibt. Eine Reihe von Studien haben einen positiven Zusammenhang zwischen Neuroleptika- und Prolaktinspiegeln im Plasma aufgezeigt (Meltzer et al. 1983, Brown 1983). Möglicherweise stellt der Prolaktinspiegel eher einen Indikator der Bioverfügbarkeit eines Neuroleptikums (d.h. des freien, nicht proteingebundenen Anteils) als einen Responseindikator dar.

Kolakowska et al. (1980) konnten zeigen, daß sich Therapie-Responder mit den Zeichen einer Dopamin-Rezeptorblockade (Prolaktinanstieg und extrapyramidale Symptomatik) von denen ohne diese Indikatoren psychopathologisch unterscheiden: Während (Schein-)Responder ohne Zeichen einer DA-Blockade (Spontanremission?) am wenigsten Negativsymptomatik aufwiesen und Responder (mit Zeichen einer DA-Blockade) eine Mittelstellung einnahmen, wiesen Nonresponder die höchsten Werte auf. Diese Befunde sind in Übereinstimmung mit Überlegungen, wonach dem dopaminergen System weniger eine ätiopathogenetische, als eine adaptive Funktion im Rahmen psychoserelevanter neurobiologischer Dysregulationen zukommt (Davila et al. 1988).

Der Zusammenhang zwischen den Indikatoren einer Dopamin-Rezeptorblockade ist mäßig (Gelder und Kolakowksa 1979). Zwischen Prolaktinspiegel und extrapyramidaler Symptomatik sind positive Zusammenhänge gefunden worden (Rao et al. 1980, Kolakowska et al. 1979). Während zum Zusammenhang zwischen extrapyramidaler Grobmotorik und Therapieresponse widersprüchliche Ergebnisse vorliegen (Alpert et al. 1978) und das Auftreten von extrapyramidaler Symptomatik heute nicht mehr als Conditio sine qua non neuroleptischer Wirksamkeit angesehen wird, wird der Erfassung feinmotorischer Veränderungen wieder größere Bedeutung in der Therapiesteuerung beigemessen (McEvoy 1986). Der von Haase et al. (1982) beschriebene Handschrifttest bot die Möglichkeit einer objektiven Erfassung und Auswertung einer feinmotorischen Hypokinese, die das Überschreiten der neuroleptischen Schwelle und damit das Einsetzen der antipsychotischen Wirkung anzeigen soll. Dieses Ereignis tritt nach Haase (1982) im Durchschnitt nach 2,3 Behandlungstagen ein und stellt damit einen potentiellen Responseprädiktor dar: In den folgenden 2 Wochen soll es bei 82% der oberhalb der neuroleptischen Schwelle Behandelten zu einer Therapieresponse kommen. In eigenen Untersuchungen wurde diese Schwelle mit einem mittelpotenten Neuroleptikum (Perazin) sowohl bei Respondern wie Nonrespondern erst nach 28 Tagen überschritten, was den prädiktiven Wert von Handschriftveränderungen in Frage stellt (Gaebel et al. 1988).

Psychophysiologische Indikatoren

Weiterer Ausgangspunkt der Therapieresponse-Prädiktion im Rahmen des Testdosismodells sind zentrale und periphere psychophysiologische Indikatoren. Medikamentös induzierte und quantitativ analysierte EEG-Veränderungen wurden vereinzelt erfolgreich als zentralnervöse Prädiktoren der klinischen Therapieresponse herangezogen (May et al. 1982). Bereits die visuelle EEG-Analyse hatte auf die prognostisch ungünstige Bedeutung eines „hyperstabilen" oder „rigiden" Kurvenverlaufs hingewiesen (Helmchen und Künkel 1964, Helmchen 1974). Eigene quantitative Untersuchungen haben u.a. gezeigt (Gaebel et al. 1988), daß nur Responder zwei Stunden nach einer Testdosis (Perazin) den für Neuroleptika typischen Effekt einer Alpha-Anteriorisierung aufweisen (Bente 1963). Darüberhinaus waren

Responder durch höhere Variationskoeffizienten verschiedener topographischer Quotienten der Alpha-Aktivität vor und nach Testdosis (d.h. ausgeprägtere topographische Variabilität hirnelektrischer Prozesse i.S. erhaltener psychophysiologischer Reagibilität) ausgezeichnet.

Mit drei derartigen Merkmalen konnten 73% der Responder und 64% der Nonresponder korrekt klassifiziert werden. Der prädiktive Beitrag (2 Merkmale) in einem multivariaten Prädiktionsalgorithmus betrug 21% (Gaebel et al. 1988, Gaebel 1989).

Bezüglich peripherer psychophysiologischer Indikatoren war bereits von Singh und Kay (1979) bei Nonrespondern eine höhere Ruhepulsrate unter neuroleptischer Behandlung beobachtet und im Sinne eines höheren autonomen Arousals interpretiert worden.

Diese Befunde konnten von uns bestätigt werden (Gaebel et al. 1988). Methodisch problematisch ist bei derartigen Untersuchungen allerdings die adäquate Kontrolle von Kreislauf- und anticholinergen Neuroleptikaeffekten.

Analog zu Befunden der elektrodermalen Reaktion stellen tonisch übererregte Patienten offensichtlich eine schizophrene Untergruppe mit schlechter Therapieresponse dar (Frith et al. 1979, Zahn et al. 1981, Straube et al. 1987). Möglicherweise wird diese Gruppe erst unter der Testdosis-Behandlung demaskiert, wenn – in regeltheoretischen Vorstellungen (Selbach 1961) – bereits eine sekundär ergotrope Systemeinstellung vorliegt und es durch die trophotrope Neuroleptika-Wirkung zu einer Zunahme der ergotropen Gegenregulation kommt.

Schlußfolgerungen

In den vorangehenden Abschnitten wurden Möglichkeiten der Voraussage des Therapieerfolges einer neuroleptischen Akutbehandlung mit Hilfe einer Testdosisresponse untersucht. „Statische" prognostische Merkmale der Krankheitsvorgeschichte und sozialen Adaptation, die vor allem für den längerfristigen Verlauf relevant sind (Möller et al. 1984, Gaebel und Pietzcker 1987), können demnach durch „dynamische" Prädiktoren im Rahmen des Testdosismodells ergänzt werden.

Responder können frühzeitig aufgrund ihres klinisch-psychopathologischen Ansprechens, weniger aufgrund ihrer subjektiven Reaktion auf eine neuroleptische Testdosis identifiziert werden. Indirekte Indikatoren der antidopaminergen Neuroleptikawirkung, wie Prolaktinanstieg sowie extrapyramidalmotorische Grob- und Feinmotorik, differenzieren nicht überzeugend zwischen Respondern und Nonrespondern. Die letztgenannten Befunde bestätigen die mit Einführung des Clozapin gesicherte Dissoziation zwischen extrapyramidaler Symptomatik und therapeutischer Wirkung aufgrund der funktionell-anatomischen Trennung verschiedener dopaminerger Systeme (Albert et al. 1978).

Die pharmakokinetischen Befunde zeigen, daß weder zwischen den Plasmaspiegeln noch den Plasmaspiegelquotienten von (inaktivem) Metabolit und Muttersubstanz und der Therapieresponse ein gesicherter Zusammenhang besteht. Der Peak-Plasmaspiegel erlaubt hingegen die Prädiktion des Steady-state-Plasmaspiegels unter semiflexiblen Dosierbedingungen. Einzelbefunde, wonach Responder eher niedrigere Peak-Plasmaspiegel nach Testdosis aufweisen, sind in Einklang mit den eingangs zitierten Konzepten von van Putten et al. (1981) und McEvoy (1986), wonach therapeutische Reagibilität eher einem qualitativen Alles-oder-nichts-Gesetz, z.B. aufgrund individueller Rezeptorsensibilität, als einer quantitativen Beziehung zum Plasmaspiegel folgt. Positronen-Emissions-Tomographie-Befunde zur Sättigungskinetik dopaminerger Rezeptoren stützen dieses Konzept (Sedvall et al. 1986, Farde et al. 1988). Die trotz rascher Initialeffekte protrahiert verlaufende klinische Besserung läßt vermuten, daß sie an längerfristige „reparative" Prozesse in dopaminergen oder anderen Neurotransmittersystemen gebunden ist, die im Gefolge der postsynaptischen dopaminergen Rezeptorblockade ablaufen (Davis 1978). Diese hypothetischen Prozesse weisen möglicherweise bei Nonrespondern nur einen gegenüber Respondern längeren Zeitgang auf. Für die klinische Praxis der neuroleptischen Akutbehandlung ergibt sich als begründete Forderung der konsequente Einsatz niedrigdosierter Behandlungsstrategien (van Putten und Marder 1986).

Vor dem Hintergrund dieser Response-Konzeptualisierung unterstreichen die frühen psychophysiologischen Veränderungen bei Respondern die Bedeutung einer ausgeprägteren Reaktionsdynamik für die Behandlungsprognose und begründen den Einsatz des Testdosismodells sowohl in der grundlagenorientierten Wirkforschung wie in der klinischen Prognosepraxis. Zukünftige Forschungsaufgaben gelten insbesondere der Frage alternativer Therapiestrategien im Falle frühzeitig prädizierter Nonresponse.

Literatur

Alpert M, Diamond F, Weisenfreund J, Taleporos E, Friedhoff AJ (1978) The neuroleptic hypothesis: Study of the covariation of extrapyramidal and therapeutic drug effects. Br J Psychiatry 133: 169–175
Awad AG, Hogan TP (1985) Early treatment events and prediction of response to neuroleptics in schizophrenia. Prog Neuropsychopharmacol Biol Psychiatry 9: 585–588
Bartko G, Herczeg I, Bekesy M (1987) Predicting outcome of neuro-leptic treatment on the basis of subjective response and early clinical improvement. J Clin Psychiatry 48: 363–365
Bente D (1963) Elektroenzephalographie und psychiatrische Pharmakotherapie. In: Achelis JD, v Ditfurth H (Hrsg) Anthropologische und naturwissenschaftlich-klinische Grundlagenprobleme der Pharmakopsychiatrie. Thieme, Stuttgart, S 75–99
Böker W, Brenner HD, Alberti L (1983) Über eine Untersuchung subjektiver Neuroleptikawirkung bei Schizophrenen. In: Haase HJ (Hrsg) Psychopharmakotherapie. Perimed, Erlangen 1982
Brown WA (1983) Prolactin levels and effects of neuroleptics. Psychosomatics 24 (6)
Casper R, Garver DL, Dekirmenjian H, Chang S, Davis JM (1980) Phenothiazine levels in plasma and red blood cells. Arch Gen Psychiatry 37: 301–305
Cohen BM, Lipinksi JF, Pope HG, Harris PQ, Altesman RI (1980) Neuroleptic blood levels and therapeutic effect. Psychopharmacology (Berl) 70: 191–193
Cooper TB, Simpson GM (1976) Plasma/blood level monitoring techniques in psychiatry. In: Gottschalk LA, Merlis S (eds) Pharmacokinetics of psychoactive drugs: Blood levels and clinical response. Spectrum, New York, pp 23–31

Davila R, Manero E, Zumarraga M, Andia I, Schweitzer JW, Friedhoff AJ (1988) Plasma homovanillic acid as a predictor of response to neuroleptics. Arch Gen Psychiatry 45: 564–567

Davis JM, Janowsky DS, Sekerke HJ, Manier H, El-Yousef MK (1974) The pharmacokinetics of butaperazine in serum. In: Forrest IS, Carr CJ, Usdin E (eds) Phenothiazines and structurally related drugs. Raven, New York

Davis JM (1978) Dopamine theory of schizophrenia: a two-factor theory. In: Wynne LC, Cromwell RL, Matthysse S (eds) The nature of schizophrenia. Wiley, New York

Davis HM, Erickson S, Dekirmenjian H (1978) Plasma levels of antipsychotic drugs and clinical response. In: Lipton MA, Dimascio A, Killam KF (eds) Psychopharmacology: A generation of progress. Raven, New York

Farde L, Wiesel FA, Halldin C, Sedvall G (1988) Central D2-Dopmine receptor occupancy in schizophrenic patients treated with antipsychotic drugs. Arch Gen Psychiatry 45: 71–76

Filip V (1986) Clinical and pharmacokinetic prognosis of treatment efficacy in schizophrenia results of a multicenter study. Int J Neurosci 31: 21

Fink EB, Braden W, Qualls CB (1982) Predicting pharmacotherapy outcome by subjective response. J Clin Psychiatry 43: 272–275

Frith CD, Stevens M, Johnstone EC, Crow TJ (1979) Skin conductance responsivity during acute episodes of schizophrenia as a predictor of symptomatic improvement. Psychol Med 9: 101–106

Gaebel W, Pietzcker A (1987) Prospective study of course of illness in schizophrenia: Part II. Prediction of outcome. Schizophrenia Bull 13: 299–308

Gaebel W, Pietzcker A, Ulrich G, Schley J, Müller-Oerlinghausen B (1988) Möglichkeiten der Voraussage des Erfolges einer Akutbehandlung mit Perazin anhand der Reaktion auf eine Perazintestdosis. In: Helmchen H, Hippius H, Tölle R (Hrsg) Therapie mit Neuroleptika – Perazin. Thieme, Stuttgart

Gaebel W (1989) Indikatoren und Prädiktoren schizophrener Krankheitsstadien und Verlaufsausgänge. Habilitationsschrift, Freie Universität Berlin

Gelder M, Kolakowska T (1979) Variability of response to neuroleptics in schizophrenia: Clinical, pharmacological, and neuroendocrine correlates. Compr Psychiatry 20: 397–408

Gottschalk LA, Biener R, Noble EP, Birch H, Wilbert DE, Heiser JF (1975) Thioridazine plasma levels and clinical response. Compr Psychiatry 16: 323–337

Gottschalk LA, Dinovo E, Biener R, Birch H, Syben M, Noble EP (1976) Plasma levels of mesoridazine and its metabolites and clinical response in acute schizophrenia after a single intramuscular drug dose. In: Gottschalk LA, Merlis S (eds) Pharmacokinetics of psychoactive drugs: Blood levels and clinical response. Spectrum, New York, pp 171–189

Gruen PH, Sachar EJ, Altman N, Langer G, Tabrizi MA, Halpern FS (1978) Relation of plasma prolactin to clinical response in schizophrenic patients. Arch Gen Psychiatry 35: 1222–1227

Haase HJ (1982) Die Dosierung der Neuroleptika unter feinmotorischer Kontrolle als konstruktiver Beitrag zum Thema der „Pharmakeule". In: Haase HJ (Hrsg) Psychopharmakotherapie. Perimed, Erlangen

Hansen LB, Larsen NE (1985) Therapeutic advantages of monitoring plasma concentrations of pherphenazine in clinical practice. Psychopharmacology (Berl) 87: 16–18

Helmchen H, Künkel H (1964) Der Einfluß von EEG-Verlaufsuntersuchungen unter psychiatrischer Pharmakotherapie auf die Prognostik von Psychosen. Arch Psychiat Zeitschr Ges Neurol 205: 1–18

Helmchen H (1974) Significance of psychotropic drug-induced abnormal EEGs. Mod Probl Pharmacopsychiatry 8: 317–326

Helmchen H (1983) Prediction of course and therapeutic response in psychiatric diseases. Pharmacopsychiatry 16: 173–174

Klorman R, Strauss JS, Kokes RF (1977) Premorbid adjustment in schizophrenia. Part IV. Some biological approaches to research on premorbid functioning in schizophrenia. Schizophr Bull 3: 226–239

Kolakowska T, Orr M, Gelder M, Heggie M, Wiles D, Franklin M (1979) Clinical significance of plasma drug and prolactin levels during acute chlorpromazine treatment: A replication study. Br J Psychiatry 135: 352–359

Kolakowska T, Gelder MG, Orr MW (1980) Drug-related and illness-related factors in the outcome of chlorpromazine treatment: Testing a model. Psychol Med 10: 335–343

Magliozzi JR, Hollister LE, Arnold KV, Earle GM (1981) Relationship of serum haloperidol levels to clinical response in schizophrenic patients. Am J Psychiatry 138: 365–368

Marder SR, Hawes EM, Vanputten T, Hubbard JW, McKay G, Mintz J, May PRA, Midha KK (1986) Fluphenazine plasma levels in patients receiving low and conventional doses of fluphenazine decanoate. Psychopharmacology (Berl) 88: 480–483

May PRA, Tuma AH, Yale C, Potepan P, Dixon WJ (1976a) Schizophrenia – a follow-up study of results of treatments. II. Hospital stay over two to five years. Arch Gen Psychiatry 33: 481–506

May PRA, van Putten T, Yale C, Potepan P, Jenden DJ, Fairchild MD, Goldstein MJ, Dixon WJ (1976) Predicting individual responses to drug treatment in schizophrenia: A test dose model. J Nerv Ment Dis 162: 177–183

May PRA, van Putten T (1978) Plasma levels of chlorpromazine in schizophrenia. Arch Gen Psychiatry 35: 1081–1087

May PRA, van Putten T, Yale C (1980) Predicting outcome of antipsychotic drug treatment from early response. Am J Psychiatry 137: 1088–1089

May PRA, van Putten T, Jenden DJ, Yale C, Dixon WJ, Goldstein MJ (1981) Prognosis in schizophrenia: Individual differences in psychological response to a test dose of antipsychotic drug and their relationship to blood and saliva levels and treatment outcome. Compr Psychiatry 22: 147–152

May PRA, van Putten T, Jenden DJ, Yale C, Dixon WJ (1981a) Chlorpromazine levels and the outcome of treatment in schizophrenic patients. Arch Gen Psychiatry 38: 202–207

May PRA, Itil T, van Putten T, Lee MA, Yale C (1982) A preliminary attempt to relate individual differences in EEG test dose response to clinical effect. Biol Psychiat 17: 599–603

May PRA, Goldberg SC (1978) Prediction of schizophrenic patients' response to pharmacotherapy. In: Lipton MA, Dimascio A, Killam KF (eds) Psychopharmacology: A generation of progress. Raven, New York, pp 113–1153

McEvoy JP (1986) The neuroleptic threshold as a marker of minimum effective neuroleptic dose. Comp Psychiatry 27: 327–335

Meltzer HY, Stahl SM (1976) The dopamine hypothesis of schizophrenia. Schizophr Bull 2: 19–76

Meltzer HY, Fang VS (1976) The effect of neuroleptics on serum prolactin in schizophrenic patients. Arch Gen Psychiatry 33: 279–286

Meltzer HY, Busch DA, Fang VS (1983) Serum neuroleptic and prolactin levels in schizophrenic patients and clinical response. Psychiatry Res 9: 271–283

Meltzer HY, Busch D (1983) Serum prolactin response to chlorpromazine and psychopathology in schizophrenics: Implications for the dopamine hypothesis. Psychiatry Res 9: 285–299

Midha KK (1985) Plasma levels as bioavailability measurements in neuroleptics. Integr Psychiatry 3: 71S–78S

Möller HJ, Kissling W, Zerssen von D (1983) Die prognostische Bedeutung aes frühen Ansprechens schizophrener Patienten auf Neuroleptika für den weiteren stationären Behandlungsverlauf. Pharmacopsychiatry 16: 46–49

Möller HJ, Scharl W, Zerssen von D (1984) Störungen der prämorbiden sozialen Adaptation als Prädiktor für die Fünfjahresprognose schizophrener Psychosen. Nervenarzt 55: 358–364

Nahunek K, Ceskova E, Svestka J, Rysanek R, Misurec J (1985) Early predictors of the therapeutic outcome for clozapine in schizophrenia. Activ Nerv (Praha) [Suppl] 27: 55–56

Nedopil N, Rüther E (1981) Initial improvement as predictor of outcome of neuroleptic treatment. Pharmacopsychiatry 14: 205–207

Rao VAR, Bishop M, Coppen A (1980) Clinical state, plasma levels of haloperidol and prolactin: A correlation study in chronic schizophrenia. Br J Psychiatry 137: 518–521

Rivera-Calimlim L, Gift T, Nasrallah HA, Wyatt RJ, Lasagna L (1978) Correlation between plasma concentrations of chlorpromazine and clinical response. Community Psychopharmacol 2: 215–222

Sakurai Y, Nakahara T, Takahashi R (1975) Prediction of response to chlorpromazine treatment in schizophrenics. Psychopharmacologia (Berl) 44: 195–203

Sakurai Y, Takahashi R, Nakahara T, Ikenaga H (1980) Prediction of response to and actual outcome of chlorpromazine treatment in schizophrenic patients. Arch Gen Psychiatry 37: 1057–1061

Sedvall G, Farde L, Persson A, Wiesel FA (1986) Imaging of neurotransmitter receptors in the living human brain. Arch Gen Psychiatry 43: 995–1005

Selbach C, Selbach H (1956) Phenothiazinwirkung und somatopsychische Dynamik. Nervenarzt 27: 145–149

Selbach H (1961) Über die vegetative Dynamik in der psychiatrischen Pharmakotherapie. Dtsch Med J 16: 511–517

Simpson GM, Yadalam K (1985) Blood levels of neuroleptics: State of the art. J Clin Psychiatry 46: 22–28

Singh MM, Kay SR (1979) Dysphoric response to neuroleptic treatment in schizophrenia: Its relationship to autonomic arousal and prognosis. Biol Psychiatry 14: 277–294

Straube ER, Schied HW, Rein W, Breyer-Pfaff U (1987) Autonomic nervous system differences as predictors of short-term outcome in schizophrenics. Pharmacopsychiatry 20: 105–110

Swigar ME, Jatlow PI, Goicpoechea N, Obsahl C, Bowers MB (1984) Ratio of serum prolactin to haloperidol and early clinical outcome in acute psychosis. Am J Psychiatry 141: 1281–1283

van Putten T, May PRA (1978) Subjective response as a predictor of outcome in pharmacotherapy. Arch Gen Psychiatry 35: 477–480

van Putten T, May PRA, Jenden DJ, Cho AK, Yale C (1980) Plasma and saliva levels of chlorpromazine and subjective response. Am J Psychiatry 137: 1241–1242

van Putten T, May PRA, Jenden DJ (1981) Does a plasma level of chlorpromazine help? Psychol Med 11: 729–734

van Putten T, May PRA, Marder SR, Wittmann LA (1981a) Subjective response to antipsychotic drugs. Arch Gen Psychiatry 38: 187–190

van Putten T, May PRA, Marder SR (1984) Response to antipsychotic medication: The doctor's and the consumer's view. Am J Psychiatry 141: 16–19

van Putten T, Marder SR (1986) Low-dose treatment strategies. J Clin Psychiatry 47: 12–15

van Putten T, Marder SR, Wirshing WC, Aravagiri M, Chabert N (1991) Neuroleptic plasma levels. Schizophrenia Bull 17: 197–216

Wode-Helgodt B, Borg S, Fyrö B, Sedvall G (1978) Clinical effects and drug concentrations in plasma and cerebrospinal fluid in psychotic patients treated with fixed doses of chlorpromazine. Acta Psychiatry Scand. 58: 149–173

Woggon B, Baumann U (1982) Voraussagbarkeit des Therapieerfolges bei der Behandlung mit Antidepressiva und Neuroleptika. Arzneimittelforschung 32: 868–869

Woggon B, Baumann U (1983) Multimethodological approach in psychiatric predictor research. Pharmacopsychiatry 16: 175–178

Zahn TP, Carpenter WT, McGlashan TH (1981) Autonomic nervous sytem activity in acute schizophrenia. Arch Gen Psychiatry 38: 260–266

Korrespondenz: Prof. Dr. W. Gaebel, Psychiatrische Klinik der Heinrich-Heine-Universität, Rheinische Landes- und Hochschulklinik Düsseldorf, Bergische Landstraße 2, D-40605 Düsseldorf, Bundesrepublik Deutschland.

„Therapieresistenz" schizophrener Erkrankungen im Licht der Langzeitkatamnese: Die persistierenden Alterationen

A. Rohde und A. Marneros

Psychiatrische Klinik und Poliklinik der Universität Bonn, Bundesrepublik Deutschland

Einleitung

Der Begriff „Therapieresistenz" impliziert, daß ein Symptom, eine Gruppe von Symptomen oder eine Erkrankung durch eine Therapie entweder überhaupt nicht oder nur geringfügig positiv beeinflußt werden kann. Dies gilt in derselben Weise auch für schizophrene Erkrankungen: Zwar sind schizophrene Psychosen prinzipiell durch bestimmte Methoden – wie etwa medikamentöse Therapie – zu behandeln. Dennoch bleibt bei langjährigem Krankheitsverlauf in der Mehrheit der Fälle zumindest ein Teil der Symptomatik dauerhaft bestehen (also therapieresistent); insbesondere die sogenannte Negativsymptomatik (oder auch Minussymptomatik) scheint in vielen Fällen nur teilweise oder gar nicht auf eine neuroleptische Therapie anzusprechen (Meltzer 1991, Möller 1991, Woggon 1990). Auf solchen Beobachtungen beruhte beispielsweise das Konzept der „Dementia praecox" von Kraepelin (1909), in dem ein Ausgang im Defekt als regelhaft angenommen wird. Zwar gab es seit Kraepelin vielerlei Kontroversen, wie häufig ein guter oder ein schlechter Ausgang der schizophrenen Psychosen tatsächlich ist, und es ist wiederholt belegt, daß schizophrene Psychosen keineswegs im Defekt enden müssen (Bleuler 1972, Ciompi und Müller 1976, Harding und Strauss 1985, Huber et al. 1979, Marneros et al. 1989a, b, 1991, McGlashan 1984, Möller und v. Zerssen 1986, Stephens 1978, Strauß und Carpenter 1978, Tsuang et al. 1978, Vaillant 1978, Westermeyer und Harrow 1988). Dennoch besteht in der Literatur Einigkeit darüber, daß im Vergleich mit anderen sogenannten endogenen Psychosen, also schizoaffektiven und affektiven Psychosen, schizophrene Erkrankungen einen insgesamt ungünstigeren Ausgang haben (Angst 1986, Harrow und Grossman 1984, Marneros et al. 1989a,b, 1991, Pope et al. 1980, Rzewuska und Angst 1982, Beiträge in Marneros 1989, in Marneros und Tsuang 1986,1990); besonders katamnestischen Untersuchungen nach langjährigem oder sogar jahrzehntelangem Krankheitsverlauf kamen zu diesem Ergebnis. Darüber hinaus verdeutlichen solche katamnestischen Untersuchungen aber auch, daß therapieresistente schizophrene Symptome von den Folgeerscheinungen der Erkrankung im psychologischen und sozialen Bereich kaum zu trennen sind und in ihrer Gesamtheit zu erfassen und behandeln sind; dies trifft besonders für die sogenannten Negativ-Symptome (oder Minus-Symptome) zu, bei denen die Abgrenzung zu sekundären Krankheitssymptomen oft besonders problematisch ist (Marneros et al. 1991, Mundt und Kasper 1990, Möller 1991).

Bereits die Verwendung der Begriffe, mit denen dauerhaft therapieresistente Symptomatik bei schizophrenen Erkrankungen bisher im allgemeinen bezeichnet wurde, wie etwa „Defekt", „Residuum" oder „Residualzustand", ist problematisch: Zum einen deshalb, weil der Krankheit vorausgehende („prodromale") Symptome von den eigentlichen Krankheitssymptomen oftmals schwer zu trennen sind, und weil zum anderen – wie bereits erwähnt – die Folgeerscheinungen im psychologischen Bereich, also die sekundären Symptome, ebenso schwer von den therapieresistenten psychopathologischen Symptomen (den eigentlichen defektuösen, residualen Symptomen) abzugrenzen sind. Es bietet sich unseres Erachtens deshalb die Verwendung des neutralen Begriffes „persistierende Alterationen" an, womit alle dauerhaften psychopathologischen und psychologischen Veränderungen beim schizophrenen Patienten erfaßt werden (per Definition länger als 3 Jahre kontinuierlich bestehend, Marneros et al. 1991). Die Neutralität des Begriffes „persistierende Alterationen" bietet darüber hinaus auch die Möglichkeit, diesen ebenso für nichtschizophrene Erkrankungen, wie etwa schizoaffektive und affektive Psychosen, anzuwenden und Vergleiche bezüglich Häufigkeit, Art und Intensität solcher Veränderungen durchzuführen.

Mit diesen „persistierenden Alterationen" nach langjährigem Krankheitsverlauf soll sich also der vorliegende Beitrag beschäftigen und nicht mit der Therapieresistenz der schizophrenen Symptomatik in der Akutphase der Erkrankung; dies geschieht in verschiedenen anderen Beiträgen dieses Bandes.

Es sollen im Licht der Langzeitkatamnese die bei der Mehrzahl der schizophrenen Erkrankungen auftretenden dauerhaften Veränderungen im psychopathologischen und psychosozialen Bereich dargestellt werden.

Häufigkeit therapieresistenter Symptomatik bei schizophrenen Psychosen

Es wird besonders in den letzten Jahren immer wieder darauf hingewiesen, daß Angaben zum Ausgang von schizophrenen Psychosen von den verwendeten Definitionen abhängig sind, und zwar sowohl vom verwendeten Schizophrenie-Begriff als auch von der Definition einer „Vollremission" bzw. eines „Residualzustandes" oder – anders bezeichnet – eines „guten Ausgangs" und eines „schlechten Ausgangs" (Marneros et al. 1989a, 1991,

Tabelle 1. Häufigkeit „therapieresistenter" Symptomatik nach mindestens 20jährigem Krankheitsverlauf (Patienten ohne „Vollremission")

Studie	Beobachtungsdauer (Jahre)	Patienten ohne „Vollremission" (%)
Noreik et al. (1967)	22	84
Beck (1968)	25–35	93
M. Bleuler (1972)	23	67
Hinterhuber (1973)	30–40	71
Ciompi und Müller (1976)	37	73
Huber et al. (1979)	22	78
Tsuang und Winokur (1985)	30–40	81
Ichimiya et al. (1986)	20	93
Marinow (1986)	20	50
Ogawa et al. (1987)	21–25	69
Marneros et al. (1989, 1991)	23	93

Retterstoel 1987, Stephens 1978, Westermeyer und Harrow 1988). Auf unterschiedliche Definitionen ist es weitgehend zurückzuführen, daß in der Literatur die Angaben zum Ausgang einer Schizophrenie nach langjährigem Krankheitsverlauf variieren. Tabelle 1 zeigt in einer Übersicht über katamnestische Untersuchungen nach mindestens 20 Jahren, daß bei 50% bis 93% der Patienten keine vollständige Remission der Krankheitssymptome gefunden wurde.

Einfluß des verwendeten Schizophrenie-Begriffes auf die Häufigkeit dauerhaft therapieresistenter Störungen

Verschiedene Untersuchungen konnten zeigen, daß ein umso schlechterer Ausgang festzustellen ist, je enger die angewandten Schizophrenie-Kriterien sind (Westermeyer und Harrow 1988, Retterstoel 1987, Stephens 1978). Welchen Einfluß die verwendeten Schizophrenie-Kriterien haben, läßt sich auch gut demonstrieren anhand der vier deutschsprachigen Langzeituntersuchungen, die bezüglich untersuchter Population, Beobachtungsdauer und Untersuchungsdesign eine Reihe von Ähnlichkeiten aufweisen: die Untersuchungen von Bleuler (1972), von Ciompi und Müller (1976), die Bonn-Studie von Huber und Mitarbeitern (1979) sowie die Köln-Studie von Marneros und Mitarbeitern (1991). In den drei ersten Studien, die einen sehr breiten Schizophrenie-Begriff anwenden, ist eine gute Langzeitprognose, verstanden als Vollremission, ungleich häufiger als bei der letzten deutschsprachigen Studie, die ein bis zwei Jahrzehnte später abgeschlossen wurde. So finden wir in der Studie von Bleuler 33% „Heilung", bei Ciompi und Müller 26,6% und bei Huber und Mitarbeitern 22% Vollremission bei den schizophrenen Patienten, während dies in der Köln-Studie nur bei 7% der Fall ist. Im Gegensatz zu den Studien von Bleuler, Ciompi und Müller und Huber, in denen durch die verwendete weite Definition des Begriffes Schizophrenie auch schizoaffektive Psychosen im Krankengut enthalten sind (im Material der Bonn-Studie 22,5%, Gross et al. 1986; im Schweizer Material etwa 20%, mündliche Mitteilung von Ciompi 1991), wurde in der Köln-Studie ein sehr strenger Schizophrenie-Begriff verwendet (vergleichbar mit der DSM-III- und DSM-III-R-Definition der Schizophrenen Störung). Durch diese engen Schizophrenie-Kriterien wurden schizoaffektive Psychosen ausgeschlossen, die im Vergleich zur Schizophrenie einen signifikant besseren Ausgang zu haben, wie bereits verschiedene Untersuchungen gezeigt haben (Angst 1986, Harrow und Grossman 1984, Marneros und Tsuang 1986, Marneros 1989a, b, Möller und von Zerssen 1986, Möller et al. 1988). Am selben Material der Köln-Studie konnte dieser Einfluß der engen oder weiten Schizophrenie-Kriterien demonstriert werden, indem bei Anwendung eines breiten Schizophrenie-Begriffes wie der von Huber et al. (Zusammenfassung der schizophrenen und schizoaffektiven Psychosen der Köln-Studie zur Gruppe „Schizophrenie im weiteren Sinne") die Ergebnisse zum Ausgang fast identisch mit denen der Bonn-Studie waren (Marneros et al. 1986, 1989a, 1991).

Therapieresistente Störungen bei schizophrenen Psychosen in Abhängigkeit vom untersuchten Aspekt des Ausgangs

Wie bereits oben angeführt, hängen Angaben zum Ausgang der Schizophrenie nicht nur von den verwendeten Diagnose-Kriterien ab, sondern ebenso von der Definition des Begriffes „Ausgang" (Angst 1986, Harrow und Westermeyer 1988, Marneros et al. 1989a, 1991). Wegen der Vielfalt betroffener psychischer und sozialer Bereiche scheint es insgesamt sinnvoller, nicht von „dem Ausgang" der Schizophrenie zu sprechen, sondern von den „verschiedenen Aspekten des Ausgangs".

Tabelle 2 zeigt am Material der Köln-Studie, mit der der Langzeitverlauf und -ausgang von 148 schizophrenen Psychosen (eng definiert, orientiert an DSM-III, Kriterien s. Marneros et al. 1989a, 1991) im Vergleich zu 106 affektiven und 101 schizoaffektiven Psychosen evaluiert wurde. Störungen in einem der untersuchten Bereiche waren nach durchschnittlich 23jährigem Krankheitsverlauf (min. 10, max. 50 Jahre) bei 55% bis 93% der Patienten zu erfassen (Tabelle 2).

Lediglich 10 der untersuchten 148 Patienten zeigten zum Zeitpunkt der Nachuntersuchung keinerlei *psychopathologische Auffälligkeiten*, also eine „Vollremission". Bei Anwendung der Kriterien von Huber et al. (1979) bot mehr als die Hälfte der verbleibenden 138 Patienten ein uncharakteristisches Residuum im weiteren Sinne (51,4% der Gesamtgruppe), charakteristische Residuen im weiteren Sinne fanden sich bei 41,9%, charakteristische Residuen im engeren Sinne bei 27,7% der schizophrenen Patienten. Bei den 138 Patienten mit bleibenden Veränderungen fand sich ebenfalls eine *Einschränkung des Globalen Funktionsniveaus* (Global Assessment Scale, GAS, von Spitzer et al. 1976) mit einem Gesamtscore von 90 oder weniger (93,2%, Tabelle 2). Der durchschnittliche Score der Gruppe schizophrener Patienten lag bei 42,1 (Min. 5, Max. 100). Eine *Störung der sozialen Anpassung,* wie sie mit der WHO/DAS (Disability Assessment Schedule, WHO 1988, Jung 1989) erfaßt wird, fand sich bei auch bei der Mehrzahl der Patienten (Tabelle 2). Bei mehr als zwei Drittel aller schizophrenen Patienten führten die krankheitsbedingten Veränderungen zur geringen (Score 3), schlechten (Score 4) oder fehlenden sozialen Anpassung (Score 5), nämlich bei insgesamt 64,2%. Das bedeutet, daß einzelne oder mehrere soziale Rollen vom Patienten nicht mehr ohne Hilfestellung wahrgenommen werden können bis hin zur Gefährdung der eigenen körperlichen Bedürfnisse. In 35 Fällen (24,3%) führten die vorhandenen Einbußen schließlich sogar zur *Dauerhospitalisierung* (zum Zeitpunkt der Nachuntersuchung länger als 3 Jahre in psychiatrischer Behandlungseinrichtung oder wegen der psychischen Erkrankung im Pflegeheim). Dabei handelte es sich um 26 männliche und 9 weibliche Patienten. Die genauere Einzelfall-Analyse ergab, daß ausschlaggebend für die dauerhafte Kliniksunterbringung weniger Ausmaß und Art der Psychopathologie waren, sondern eher Wegfall oder Versagen sozialer Unterstützungssysteme (z.B. Tod der bis dahin versorgenden Eltern etc.). Auf der anderen Seite zeigte die Untersuchung des *Autarkie-Status* der Patienten zum Zeitpunkt der Nachuntersuchung, daß trotz teilweise ausgeprägter psychopathologischer Symptomatik und sozialer Behinderung eine beträchtliche Zahl von Patienten ihre volle Autarkie erhalten konnten. Neben den 10 Patienten ohne psychopathologische Symptome zum Zeitpunkt der Nachuntersuchung waren es weitere 49 (35,5% der Patienten mit persistierenden Alterationen), die im eigenen Haushalt lebten und die ohne Unterstützung von außen für sich selbst (und ggf. auch für ihre Familienangehörigen) sorgen konnten.

Tabelle 2. Variationsbreite therapieresistenter Symptomatik und psychosozialer Konsequenzen bei 148 schizophrenen Psychosen (durchschnittlich 23 Jahre nach Beginn)

Keine psychopathologische Vollremission	93,2 %
Einschränkung des globalen Funktionsniveaus (GAS < 91)	93,2 %
Einschränkung der sozialen Anpassung (WHO/DAS)	92,6 %
Negative berufliche Mobilität[1]	71,4 %
Negative soziale Mobilität[2]	70,0 %
Autarkie am Ende der Beobachtungszeit	59,0 %
Frühberentung aufgrund psychischer Erkrankung[3]	50,4 %

[1] Nur berechnet für berufstätige Patienten (n = 126)
[2] Nur berechnet für Patienten, für die negative soziale Mobilität möglich war (n = 90)
[3] Nur berechnet für berufstätige Patienten (n = 125)

Unter Anwendung des WHO/PIRS (Psychological Impairments Rating Schedule der Weltgesundheitsorganisation, Biehl et al. 1989) wurde außerdem bei jedem der untersuchten schizophrenen Patienten zum Zeitpunkt der Nachuntersuchung das Ausmaß *psychologischer Funktionsdefizite* erfaßt, die sich besonders in den zwischenmenschlichen bzw. sozialen Beziehungen beeinträchtigend auswirken. Insgesamt 75 Einzelitems werden bei diesem Instrument bewertet (zusammengefaßt zu 10 Gruppen). In Tabelle 3 sind die Gesamtbeurteilungen zu diesen 10 Sektionen dargestellt. Am häufigsten fanden sich Störungen der Initiative in 84,4% der Fälle (verstanden als Ausdruck unabhängigen oder unaufgeforderten situationsentsprechenden Handels während des Interviews, einschl. der Darstellung persönlicher Meinungen). Ebenfalls häufig waren Störungen in den Bereichen Affektverhalten (überwiegend im Sinne einer Affektverarmung, 81,6%), Psychisches Tempo (Verlangsamung, 72,3%), sowie Einschränkungen bei Mimik (74,5%) und Sprachverhalten (76,6%, Tabelle 3).

Die dargestellten Unterschiede bei den verschiedenen Ausgangsaspekten, insbesondere bei den psychosozialen Konsequenzen, ergeben sich unter anderem daraus, daß für den einzelnen Patienten neben Art und Ausmaß der persistierenden Alterationen, d.h. neben dem Vorhandensein therapieresistenter psychopathologischer Symptomatik, auch andere Einflußfaktoren auf das Ausmaß der Konsequenzen der Erkrankung mit einwirken, wie etwa die Art der prämorbiden sozialen Interaktionssysteme und der prämorbiden Persönlichkeit, geschlechtsspezifische Parameter, schulische und berufliche Ausbildung, Ausmaß und Form der sozialen Unterstützung etc. (Häfner 1975, Hartmann 1980, Marneros et al. 1991, Möller und von Zerssen 1986, Mundt 1985, Wing und Brown 1970).

Tabelle 3. Psychologische Defizite am Ende der Beobachtungszeit: Psychological Impairments Rating Schedule (WHO/PIRS), 141 schizophrene Patienten (für 7 Patienten war keine vollständige Beurteilung möglich)

Globale Beurteilungen in den einzelnen Sektionen	Zahl der Patienten mit Störungen	
1.1 Psychisches Tempo (Verlangsamung)	102	72,3 %
1.2 Aufmerksamkeit	89	63,1 %
1.3 Ermüdbarkeit	28	19,9 %
1.4 Initiative	119	84,4 %
2.1 Kommunikation durch Mimik	105	74,5 %
2.2 Kommunikation durch Körpersprache	98	69,5 %
2.3 Affektverhalten	115	81,6 %
2.4 Sprache und Sprechen	108	76,6 %
2.5 Selbstdarstellung	100	70,9 %
2.6 Kooperationsbereitschaft	80	56,7 %

Phänomenologische Konstellationen persistierender Alterationen

Die Verwendung operationaler Evaluations- und Erfassungsinstrumente für pathologische Erscheinungen ist für die psychiatrische Forschung unabdingbar, jedoch auch in mancher Hinsicht limitierend und oft nur unter Hintanstellung des klinischen Eindrucks möglich. Über Skalen und Instrumente hinaus besteht jedoch – besonders für den Kliniker – das Bedürfnis, bestimmte Prägnanztypen, Syndrome oder Konstellationen zu beschreiben. Skalen und Scores zur Erfassung von Einzelsymptomen oder Funktionseinschränkungen sind hervorragend geeignet, um das Ausmaß einer Störung zu erfassen, sie reichen jedoch oft nicht aus, um damit ein Bild von der Art der Störung bzw. von der Konstellation der Psychopathologie zu geben.

In der Literatur wird die Phänomenologie persistierender Alterationen bei endogenen Psychosen nur für einzelne Diagnosegruppen, in verschiedene kleine phänomenologische Gruppen zersplittert oder aber nur summarisch dargestellt (wie etwa Bleuler 1972, Ciompi und Müller 1976, Huber et al. 1979); bei anderen Konzepten steht die Entstehungsdynamik bleibender Veränderungen im Vordergrund (Janzarik 1968, Mundt 1985). Im Rahmen der Köln-Studie wurde dagegen der Versuch einer Synthese von psychopathologischer Symptomatik und Ergebnissen der verschiedenen Evaluationsinstrumente unter Berücksichtigung der interaktionalen Atmosphäre und der Eindrücke des klinisch erfahrenen Untersuchers vorgenommen. Aus diesem Vorgehen ergaben sich insgesamt 8 phänomenologische Typen persistierender Alterationen, mit denen alle Patienten (sowohl schizophrene, schizoaffektive als auch affektive Patienten) mit persistierenden Alterationen erfaßt werden konnten. 6 der 8 Typen kamen bei schizophrenen Psychosen vor, während chronifiziertes subdepressives und chronifiziertes hyperthymes Syndrom nur bei affektiven und schizoaffektiven Psychosen beobachtet wurden. Tabelle 4 gibt einen Überblick über die Häufigkeit und Symptomatik der verschiedenen Phänomenologie-Typen.

51 der 138 Patienten (36,9%) mit persistierenden Alterationen boten ein „apathischparanoides Syndrom" (bzw. apathisch-halluzinatorisches Syndrom), bei dem ein breites Muster psychopathologischer Auffälligkeiten besteht (Tabelle 4). Neben andauernder produktiv-psychotischer Symptomatik bestehen Störungen im Bereich des Antriebs, der Affektivität und der Psychomotorik. Etwa gleich häufig fand sich bei etwa je einem Viertel der schizophrenen Patienten mit persistierenden Alterationen ein „Entleerungssyndrom" (22,5%) mit Störungen praktisch aller psychischer Dimensionen ohne anhaltende produktiv-psychotische Symptomatik bzw. ein „Adynam-defizitäres Syndrom" (21,7%). Der letztgenannte Typ unterscheidet sich vom Entleerungssyndrom dadurch, daß die Symptomatik weniger ausgeprägt ist, zum anderen nicht so viele verschiedene psychische Funktionen gestört sind (Tabelle 4). Insgesamt selten fanden sich die „chronifizierte Psychose" (7,2%) bzw. die Strukturverformung (3,6%), aber auch das „leichte asthenische Insuffizienz-Syndrom" (7,9%),

Tabelle 4. Phänomenologische Konstellation bei schizophrenen Psychosen mit persistierenden Alterationen

Phänomenologie-Typ	n = 138	
Apathisch-Paranoides Syndrom (bzw. apathisch-halluzinatorisches Syndrom)	(51)	37,0 %
Anhaltende produktiv-psychotische Symptomatik		
Deutliche Verlangsamung		
Affektive Verarmung		
Ausgeprägte Störungen der Kontaktfähigkeit		
Ausgeprägter sozialer Rückzug		
Fehlen von Interesse in fast allen Bereichen		
Deutliche Verminderung von Energie und Initiative		
Einbußen werden subjektiv kaum wahrgenommen		
Entleerungssyndrom	(31)	22,5 %
Starke Verminderung des Antriebs		
Ausgeprägter Mangel an Energie und Initiative		
Fehlen von Interesse in allen Bereichen		
Affektive Verarmung		
Verflachung von Mimik und Gestik		
„Kühle Isolierung"		
Deutliche Störung der Konzentrationsfähigkeit		
Erhöhte Ablenkbarkeit		
Gestörte Auffassungsfähigkeit		
Einbußen werden subjektiv kaum wahrgenommen		
Keine anhaltende produktive psychotische Symptomatik		
Adynam-defizitäres Syndrom	(30)	21,7 %
Mäßige Reduktion des psychischen energetischen Potentials		
Verminderung des Interesse für alltägliche Ereignisse		
Affektivität vermindert, aber nicht völlig verflacht		
Verhalten und Ausdruck zeigen eine geringe Variationsbreite		
Kein Eindruck einer „kühlen Isolierung"		
Keine durchgehend depressive oder gehobene Stimmungslage		
Produktiv-psychotische Symptome nur im Hintergrund und passager		
Leichtes asthenisches Insuffizienzsyndrom	(11)	7,8 %
Geringe Reduktion des psychischen energetischen Potentials		
Allenfalls leichte, subjektiv wahrgenommene Konzentrationsstörungen		
Leichtere affektive Verstimmungen, die aber nicht im Vordergrund des klinischen Bildes stehen		
Keine produktiv-psychotische Symptomatik oder allenfalls ganz im Hintergrund und passager		
Chronifizierte Psychose	(10)	7,2 %
Chronifizierte produktiv-psychotische Symptome (i.d.R. paranoid)		
Keine wesentlichen Störungen der Affektivität, allenfalls Auftreten leichterer Stimmungsschwankungen		
Keine wesentlichen Störungen des Ausdrucks oder der Kontaktfähigkeit		
Strukturverformung	(5)	3,6 %
Anhaltende Verformung des Charakters in Form des Sonderlingshaften, des Originellen oder auch des Eigenbrötlerischen		
Produktiv-psychotische Symptome stehen nicht im Vordergrund des Bildes		
Keine wesentliche Störung der Affektivität		
Keine Verlangsamung		

Tabelle 4. (Fortsetzung)

Phänomenologie-Typ	n = 138	

Chronifiziertes subdegressives Syndrom
  Chronifizierte subdepressive Symptomatik steht im Vordergrund
    des klinischen Bildes
  Keine Affektverarmung
  Keine produktiv-psychotische Symptomatik
  Keine Verlangsamung
	–	–

Chronifiziertes hyperthymes Syndrom
  Chronifizierte hyperthyme Symptomatik steht im Vordergrund
    des klinischen Bildes
  Keine Affektverarmung
  Keine produktiv-psychotische Symptomatik
  Keine Verlangsamung
	–	–

welches bei affektiven und schizoaffektiven Psychosen dagegen die häufigste phänomenologische Konstellation persistierender Alterationen darstellt.

Zusammenfassung

Neben der partiellen oder vollständigen Therapieresistenz schizophrener Symptomatik in der akuten Krankheitsphase stellt sich bei schizophrenen Psychosen darüber hinaus häufig das Problem dauerhaft therapieresistenter Symptomkonstellationen, auch als „Defekt", „Residuum", „Residualzustand", „Endzustand" etc. bezeichnet. Unter Einbeziehung aller seit Beginn der Erkrankung auftretenden dauerhaften Veränderungen, insbesondere auch der sekundären, von Minussymptomen nicht immer eindeutig abgrenzbaren psychopathologischen und psychosozialen Auffälligkeiten, bietet sich der neutralere – auch diagnostisch weniger spezifische – Begriff „persistierende Alterationen" an. Die Häufigkeit solcher persistierenden Alterationen variiert je nach den angewandten Ausgangs- und Schizophrenie-Kriterien sowie je nach untersuchtem Aspekt des Ausgangs (nach langjährigem Krankheitsverlauf von etwa 50% bis über 90%). Als häufigste phänomenologische Konstellation persistierender Alterationen fand sich bei einer Gruppe von 148 schizophrenen Patienten nach durchschnittlich 23jährigem Krankheitsverlauf ein „apathisch-paranoides Syndrom", gefolgt von einem „Entleerungsyndrom" sowie einem „adynam-defizitären Syndrom".

Literatur

Angst J (1986) The course of schizoaffective disorders. In: Marneros A, Tsuang MT (eds) Schizoaffective psychoses. Springer, Berlin Heidelberg New York Tokyo

Beck M (1968) Twenty-five and thirty-five year follow-up first admissions to mental hospital. Can Psychiat Ass J 13: 219–229

Biehl H, Maurer K, Jablensky A, Cooper JE, Tomov T (1989) The WHO Psychological Impairments Rating Schedule (WHO/PIRS). I. Introducing a new instrument for rating observed behaviour and the rationale of the psychological impairment concept. Br J Psychiatry 155 [Suppl 7]: 68–70

Bleuler M (1972) Die schizophrenen Geistesstörungen im Lichte langjähriger Kranken- und Familiengeschichten. Thieme, Stuttgart

Ciompi L, Müller C (1976) Lebensweg und Alter der Schizophrenen. Eine katamnestische Langzeitstudie bis ins Senium. Springer, Berlin Heidelberg New York

Gross G, Huber G, Armbruster B (1986) Schizoaffective psychoses – longterm prognosis and symptomatology. In: Marneros A, Tsuang MT (eds) Schizoaffective psychoses. Springer, Berlin Heidelberg New York

Häfner H (1975) Rehabilitation Schizophrener. Wissenstand, Folgerungen für die Praxis und für eine Theorie der Schizophrenie. In: Huber G (Hrsg) Therapie, Rehabilitation und Prävention schizophrener Erkrankungen. Schattauer, Stuttgart

Harding C, Strauss JS (1985) The course of schizophrenia: An evolving concept. In: Alpert M (ed) Controversies in schizophrenia: Changes and consistencies. Guilford, New York

Harrow M, Grossman LS (1984) Outcome in schizoaffective disorders: A critical review and reevaluation of the literature. Schizophr Bull 10: 87–108

Hartmann W (1980) Schizophrene Dauerpatienten. Enke, Stuttgart

Hinterhuber H (1973) Zur Katamnese der Schizophrenie. Eine klinisch-statistische Untersuchung lebenslanger Verläufe. Fortschr Neurol Psychiatr 41: 527

Huber G, Gross G, Schüttler R (1979) Schizophrenie. Springer, Berlin Heidelberg New York

Ichimiya Y, Shikawa I, Kobyashi S, Kato T, Sakurai N (1986) Outcome of Schizophrenia – extended observation (more than 20 years) of 129 typical schizophrenic cases (I). Seishin Shinkeigaku Zesshi 88: 206–234

Janzarik W (1968) Dynamische Grundkonstellationen in endogenen Psychosen. Ein Beitrag zur Differentialtypologie der Wahnphänomene. Springer, Berlin Göttingen Heidelberg

Jung E, Krumm B, Biehl H, Maurer K, Bauer-Schubart C (1989) Mannheimer Skala zur Einschätzung sozialer Behinderung (DAS-M). Beltz, Weinheim

Kraepelin E (1909) Psychiatrie, 8. Aufl. Barth, Leipzig

Marinow A (1986) Prognostication in schizophrenia. Psychopathology 19: 192–195

Marneros A (Hrsg) (1989) Schizoaffektive Psychosen: Diagnose, Therapie und Prophylaxe. Springer, Berlin Heidelberg New York Tokyo

Marneros A, Deister A, Rohde A (1986) The Cologne study on schizoaffective disorders and schizophrenia suspecta. In: Marneros A, Tsuang MT (eds) Schizoaffective psychoses. Springer, Berlin Heidelberg New York Tokyo

Marneros A, Tsuang MT (Hrsg) (1986) Schizoaffective psychoses. Springer, Berlin Heidelberg New York Tokyo

Marneros A, Deister A, Rohde A, Jünemann H, Fimmers R (1988) Long-term course of schizoaffective disorders. I. Definitions, methods, frequency of episodes and cycles. Eur Arch Psychiatry Neurol Sci 237: 264–275

Marneros A, Deister A, Rohde A, Steinmeyer EM, Jünemann H (1989a) Long-term outcome of schizoaffective and schizophrenic disorders: A comparative study. I. Definitions, methods, psychopathological and social outcome. Eur Arch Psychiatry Neurol Sci 238: 118–125

Marneros A, Deister A, Rohde A, Steinmeyer EM, Jünemann H (1989b) Long-term outcome of schizoaffective and schizophrenic disorders: A comparative study. II. The social consequences. Eur Arch Psychiatry Neurol Sci 238: 135–139

Marneros A, Tsuang MT (1990) Affective and schizoaffective disorders. Similarities and differences. Springer, Berlin Heidelberg New York Tokyo

Marneros A, Deister A, Rohde A (1991) Affektive, schizoaffektive und schizophrene Psychosen. Eine vergleichende Langzeitstudie. Springer, Berlin Heidelberg New York Tokyo

McGlashan TH (1984) The chestnut lodge follow-up study. II. Long-term outcome of schizophrenia and the affective disorders. Arch Gen Psychiatry 41: 573–586

Meltzer HY (1991) The effect of clozapine and other atypical antipsychotic drugs on negative symptoms. In: Marneros A, Tsuang MT (eds) Negative versus positive schizophrenia. Springer, Berlin Heidelberg New York Tokyo

Möller H-J (1991) Typical neuroleptics in the treatment of positive and negative symptoms. In: Marneros A, Tsuang MT (eds) Negative versus positive schizophrenia. Springer, Berlin Heidelberg New York Tokyo

Möller H-J, von Zerssen D (1986) Der Verlauf schizophrener Erkrankungen unter den gegenwärtigen Behandlungsbedingungen. Springer, Berlin Heidelberg New York Tokyo

Möller H-J, Schmid-Bode W, Cording-Tömmel C, Wittchen HU, Zaudig M, von Zerssen D (1988) Psychopathological and social outcome in schizophrenia versus affective/schizoaffective psychoses and prediction of poor outcome in schizophrenia. Acta Psychiatr Scand 77: 379–389

Mundt C (1985) Das Apathiesyndrom der Schizophrenen. Eine psychopathologische und computertomographische Untersuchung. Springer, Berlin Heidelberg New York Tokyo

Mundt C, Kasper S (1990) Skalen zur Erfassung schizophrener Minussymptomatik im Vergleich. Lassen sich primäre und sekundäre Minussymptome differenzieren? In: Möller H-J, Pelzer E (Hrsg) Neuere Ansätze zur Diagnostik und Therapie schizophrener Minussymptomatik. Springer, Berlin, Heidelberg, New York

Noreik K, Astrup C, Dalgard OS, Holmboe R (1967) A prolonged follow-up of acute schizophrenic and schizophreniform psychoses. Acta Psychiatr Scand 43: 432–443

Ogawa K, Miya M, Watarai N, Nakazawa M, Yuasa S, Utena H (1987) A long-term follow-up study of schizophrenia in Japan – with special reference to the course of social adjustment. Br J Psychiatry 151: 758–765

Pope H, Lipinksi, Cohen B, Axelrod D (1980) „Schizoaffective disorder": an invalid diagnosis? A comparison of schizo-affective disorder, schizophrenia and affective disorder. Am J Psychiatry 137: 91–97

Retterstoel N (1987) Schizophrenie – Verlauf und Prognose. In: Kisker KP, Lauter H, Meyer JE, Müller C, Strömgren E (Hrsg) Psychiatrie der Gegenwart: Schizophrenien. Springer, Berlin Heidelberg New York Tokyo

Rzewuska M, Angst J (1982) Aspects of the course of bipolar manic-depressive, schizoaffective, and paranoid schizophrenic psychoses. Arch Psychiatr Nervenkr 231: 487–501

Spitzer RL, Gibbon M, Endicott J (1976) The global assessment scale. Arch Gen Psychiatry 11: 195–204

Stephens JH (1978) Long-term course and prognosis in schizophrenia. Schizophr Bull 4: 25–47

Strauss JS, Carpenter WT (1978) The prognosis of schizophrenia. The prognosis of schizophrenia: Rationale for a multidimensional concept. Schizophr Bull 4: 56

Tsuang MT, Winokur G (1975) The Iowa 500: Field work in a 35-year follow-up of depression, mania, and schizophrenia. Can Psychiatry Assoc J 20: 359–365

Tsuang MT, Woolson RF, Fleming JA (1979) Long-term outcome of major psychoses. Arch Gen Psychiatry 36: 1295

Vaillant GE (1978) Prognosis and the course of schizophrenia. Schizophr Bull 4: 20

Westermeyer JF, Harrow M (1988) Course and outcome in schizophrenia. In: Tsuang MT, Simpson JC (eds) Handbook of schizophrenia, Vol 3: Nosology, epidemiology and genetics. Elseviers, Amsterdam

Wing JK, Brown GW (1970) Institutionalism and schizophrenia. Oxford University Press, London

Woggon B (1990) Wirkprofile klassischer Neuroleptika und die Beeinflussung von Minussymptomatik. In: Möller H-J, Pelzer E (Hrsg) Neuere Ansätze zur Diagnostik und Therapie schizophrener Minussymptomatik. Springer, Berlin Heidelberg, New York Tokyo

World Health Organisation (WHO) (1988) WHO Psychiatric Disability Assessment Schedule (WHO/DAS) WHO, Genf

Korrespondenz: Dr. A. Rohde, Psychiatrische Klinik und Poliklinik der Universität Bonn, Sigmund-Freud-Straße 25, D-53115 Bonn, Bundesrepublik Deutschland.

Quantitativ-morphometrische Befunde im CT bei Neuroleptika-Nonrespondern

P. Falkai, B. Bogerts, E. Klieser, H. Waters, U. Schlüter und I. Mooren

Rheinische Landes- und Hochschulklinik, Psychiatrische Klinik der
Heinrich-Heine-Universität Düsseldorf, Bundesrepublik Deutschland

Einleitung

Seit der Einführung der Computertomographie in die Schizophrenieforschung (Johnstone 1976) wurden über 200 Arbeiten veröffentlich, in denen die Liquorräume schizophrener Patienten mit denen von Kontrollpersonen qualitativ wie quantitativ verglichen wurden. Eine signifikante Erweiterung der Seitenventrikel ist mittlerweile bei 30–50% der Schizophrenen gesichert. Der Wunsch diese Untergruppe computertomographisch näher zu charakterisieren führte zu einer Vielzahl von Studien, in denen insbesondere die Seitenventrikel, aber auch andere Teile des Ventrikelsystems mit verschiedenen klinischen Parametern, darunter auch Neuroleptikarespons verglichen wurden.

In 19 Studien wurden die VBR (ventricular to brain ratio = maximale Fläche der Seitenventrikel in Prozent der zugehörigen Gesamthirnfläche) oder ein anderer Parameter der Seitenventrikel mit der Respons auf D2-Blocker verglichen. 9 Autoren fanden eine signifikant weitere VBR bei Neuroleptika Nonrespondern (DeQuardo et al. 1988, Gattaz et al. 1988, Luchins et al. 1983, Nasrallah et al. 1980, Pandurangi et al. 1989, Schulz et al. 1983, Smith et al. 1985, Smith und Maser 1983, Weinberger et al, 1980), wohingegen 10 Studien (Boronow et al. 1985, Kling et al. 1983, Losonczy et al. 1986, Nasrallah et al. 1983a, Nimgaonkar et al. 1988, Ninan et al. 1989, Pandurangi et al. 1986, Shelton et al. 1988, Silverman et al. 1987) eine solche Verbindung nicht nachweisen konnten. Interessant erscheint die Studie von Jeste et al. 1982, in welcher die Daten von Weinberger et al. 1980 ein zweites Mal analysiert wurden. Die erneute statistische Aufarbeitung der Daten ergab, daß Patienten mit einer VBR außerhalb der Streubreite der Kontrollgruppe (> 2 Standardabweichungen vom Mittelwert) immer auch Nonresponder waren, wohingegen Patienten mit einer VBR innerhalb der normalen Streubreite weder den Respondern noch den Nonrespondern eindeutig zugeordnet werden konnten. Dieses Ergebnis konnte in zwei weiteren Studien bestätigt werden (Luchins et al. 1983, Schulz et al. 1983).

Keine der 7 Studien, die die *Größe des dritten Ventrikels* und die Response auf Neuroleptika untersuchten, fanden einen Zusammenhang zwischen den beiden Parametern (Boronow et al. 1985, Kaiya et al. 1989, Kaplan et al. 1990, MacDonald et al. 1989, Naber et al. 1985, Ninan et al. 1989, Shelton et al. 1988).

Eine Studie (Smith und Maser 1983) beschrieb eine gute Respons bei mittelgradig erweiterten Sulci, wohingegen besonders enge aber auch besonders weite Sulci mit Nonrespons korreliert waren. 8 Studien fanden keinen Zusammenhang zwischen dem *Ausmaß an kortikaler Atrophie* und Nonrespons (Boronow et al. 1985, Buckman et al. 1990, MacDonald et al. 1989, Naber et al. 1985, Nasrallah et al. 1983b, Ninan et al. 1989, Shelton et al. 1988, Smith et al. 1987).

Bei rechtshändigen Kontrollpersonen ist im CT der rechte Frontallappen größer als der linke bzw. der linke Okzipitallappen größer als das rechte Gegenstück (LeMay und Kido 1978, Weinberger et al. 1982, Zatz et al. 1982). Einige Studien konnten eine Inversion dieser Asymmetrie bei schizophrenen Patienten nachweisen (Luchins et al. 1979, Luchins et al. 1982, Luchins und Meltzer 1986, Tsai et al. 1983). Die *Aufhebung der cerebralen Asymmetrie* zeigte aber keine Korrelation zur Neuroleptikarespons (Luchins und Meltzer 1983, Smith et al. 1987).

Zusammenfassend erscheint die Literatur keinen überzeugenden Zusammenhang zwischen Liquorraumerweiterungen im CT und Neuroleptikanonrespons zu liefern. Wegweisend sind solche Studien, die ihre Patientenpopulation auftrennen nach Schizophrenen mit einer Ventrikelerweiterung außerhalb und solchen mit einer Ventrikelerweiterung innerhalb der Streubreite der Kontrollgruppe. Alle Patienten mit einer Ventrikelerweiterung außerhalb der normalen Streubreite waren Neuroleptika-Nonresponder, wohingegen Patienten mit Ventrikeln innerhalb der Streubreite sowohl Responder wie auch Nonresponder sein konnten (Jeste et al. 1982, Schulz et al. 1983, Weinberger et al. 1980).

Die Uneinheitlichkeit der Ergebnisse in der Literatur mag mit unterschiedlichen Bewertungsmaßstäben des Therapieerfolgs, mit divergierenden morphometrischen Kriterien und mit der Inhomogenität schizophrener Erkrankungen selbst zusammenhängen. Um festzustellen, ob mit einer hirnregional akzentuierten Auswertung der zerebralen Liquorräume unter besonderer Berücksichtigung frontaler und temporaler paralimbischer Regionen eine bessere Prädiktion des frühen Therpieverlaufes schizophrener Erkrankungen möglich ist, wandten wir eine zuvor ausführlich beschriebene planimetrische Methode zur computertomographischen Bewertung der Hirnstruktur bei schizophrenen Patienten an, die gut auf eine Behandlung mit Haloperidol ansprachen (Responder) im Vergleich zu Patienten, die sich durch eine solche Behandlung nicht besserten (Nonresponder).

Beschreibung der untersuchten Patienten

145 schizophrene Patienten der Rheinischen Landesklinik, Psychiatrischen Klinik der Heinrich-Heine-Universität Düsseldorf wurden über eine Zeitraum von 4 Wochen im Rahmen von Dosis-Wirkungsstudien mit Haloperidol (mittlere Dosis ca. 15 mg/die) behandelt und dann in Abhängigkeit vom Behandlungserfolg mit Hilfe des globalen Arzturteils (CGI) in 68 Nonresponder (nicht oder nur geringfügig gebessert) und 60 Responder (deutlich gebessert) unterteilt. 18 Patienten waren nicht eindeutig klassifizierbar. Responder (18 Männer, 50 Frauen, mittleres Alter 30 Jahre, Spanne 18–51) und Nonresponder (23 Männer, 37 Frauen, mittleres Alter 32 Jahre, Spanne 18–63) hatten ungefähr die gleiche Alters- und Geschlechtsverteilung und wurden entsprechend der Symptomatik im ersten Jahr der Erkrankung einer paranoid-halluzinatorischen, katatonen oder hebephrenen Untergruppe zugeordnet (ICD 9, 295.1–3). Die mittlere Krankheitsdauer zum Zeitpunkt der Bewertung war bei den Respondern (7,2 Jahre) und Nonrespondern (7,6 Jahre) fast identisch.

Methodik

Von jedem Gehirn wurden zehn transversale Standardschichten (15% zur Orbitomeatallinie, 9 mm Abstand) über einen Overheadprojektor vierfach vergrößert. Von diesen Projektionen wurden alle eindeutig sichtbaren Anteile der äußeren und inneren Liquorräume auf Papier aufgezeichnet und planimetrisch ausgemessen. Ausgewertet wurden:

1. die VBR (ventricular to brain ratio = maximale Fläche der Seitenventrikel in Prozent der zugehörigen Gesamthirnfläche),
2. die relative Gesamtfläche aller frontalen und aller parietookzipitalen Sulci (ausgedrückt in Prozent der Gesamthirnfläche der VBR-Ebene, um so eine „sulcus to brain ratio" zu erhalten) der obersten vier CT-Schichten,
3. die relative Gesamtfläche der Interhemisphärenspalte (in Prozent der Gesamthirnfläche der VBR-Ebene) der gleichen 4 Ebenen, auf denen die kortikalen Sulci ausgewertet wurden,
4. die relative Fläche (in Prozent der Gesamthirnfläche der VBR-Ebene) des temporalen Subarachnoidalraumes – dieser wird hauptsächlich von der seitlichen Hirnfurche gebildet – auf vier Ebenen (T1–T4),
5. der maximale Durchmesser des 3. Ventrikels,
6. maximale Fläche des Unterhorns im Temporallappen.

Eine ausführlichere Beschreibung und Illustrierung der Methode ist bei Bogerts et al. (1987) gegeben.

Die statistische Berechnung der Daten erfolgte mittels Varianzanalyse (ANOVA, Diagnose × Geschlecht) im Rechenzentrum der Universität Düsseldorf mit Hilfe des Programmpaketes BMDP 7D.

Ergebnisse

Responder versus Nonresponder nach psychopathologischen Untergruppen getrennt:
Wie aus Tabelle 1 hervorgeht, wurden die schizophrenen Patienten auf der Grundlage der Symptomatologie im ersten Jahr ihrer Erkrankung von einem erfahrenen Psychiater (K. E.) in eine paranoid-halluzinatorische (n = 64), eine katatone (n = 33) und eine hebephrene Gruppe (n = 31) aufgeteilt. Eine getrennte Gegenüberstellung von Respondern und Nonrespondern für die einzelnen psychopathologischen Untergruppen erschien uns sinnvoll, da aus unseren Vorbefunden hervorgeht, daß die oben genannten psychopathologischen Subtypen mit einem spezifischen pathomorphologischen Muster im CT verbunden sind. So weisen z.B. Patienten mit einer überwiegend katatonen Symptomatik im Unterschied zu psychiatrisch gesunden Kontrollpersonen, sowohl zentral wie auch bitemporal eine Erweiterung der Liquorräume auf (Waters 1991), wohingegen Patienten mit einer hebephrenen Schizophrenie keine zentrale, dafür aber eine linkslateralisierte temporale Liquorraumerweiterung zeigen (Schlüter 1991).

Weibliche Nonresponder mit einer überwiegend *katatonen Symptomatik* wiesen im Vergleich zu geschlechtsgleichen Respondern einen Trend zur Erweiterung des parasaggitalen Liquorraumes (+ 24%, $p < .11$; die p-Werte sind dem post-hoc T-Test entnommen), sowie der seitlichen Hirnfurche im Bereich der Ebene T1 beidseits (links: + 76%, $p < .06$; rechts: + 29%, $p < .17$) und T2 ebenfalls beidseits (links: + 37%, $p < .12$; rechts: + 49%, $p < .09$) auf. Zwischen männlichen Respondern und Nonrespondern mit katatoner Symptomatik ergab sich kein Unterschied. Ebenso ergaben sich keine nennenswerten Differenzen für die Gesamtgruppe der Katatonen ohne Geschlechtertrennung (siehe hierzu Tabelle 2 und 3).

Nonresponder mit einer überwiegend *hebephrenen Symptomatik* zeigten im Vergleich zu hebephrenen Respondern eine signifikant weitere linke seitliche Hirnfurche auf der Ebene T3 (+ 42%, $p < .02$). Die Erweiterung der seitlichen Hirnfurche war bei männlichen Nonrespondern deutlicher ausgeprägt (+ 49%, $p < .06$) als bei weiblichen Nonrespondern (+ 35%,

Tabelle 1. Demographische Daten der 128 schizophrenen Responder und Nonresponder

	Responder	Nonresponder
Anzahl	68	60
Alter (in Jahren) Mittel (Spanne)	30 (18–51)	32 (18–63)
Geschlecht (m/w)	18/50	23/37
Paranoid	8/31	9/16
Kataton	3/11	6/13
Hebephren	7/8	8/8

Tabelle 2. Weite zentraler und kortikaler Liquorräume bei Patienten mit einer katatonen Schizophrenie

	Responder						Nonresponder						Diff.% (Resp. =100%)		p-Wert
	Männer			Frauen			Männer			Frauen					
	x	(s)	n	x	(s)	n	x	(s)	n	x	(s)	n	M	F	
VBR	6,8	(1,4)	3	8,6	(3,5)	11	8,3	(2,0)	6	8,6	(3,0)	13	+12	+ 0	0,52
3. Ventr.	6,7	(1,2)	3	6,8	(2,8)	11	6,5	(1,5)	6	7,7	(2,0)	13	− 3	+12	0,69
Frontal l	2,1	(2,5)	3	1,7	(1,2)	11	1,48	(1,9)	6	1,89	(1,2)	13	−29	+11	0,78
r	1,7	(1,6)	3	1,5	(1,3)	11	0,89	(1,1)	6	1,72	(1,1)	13	−48	+12	0,30
Parieto- okzip. l	0,59	(0,5)	3	0,96	(1,0)	11	0,71	(0,5)	6	1,14	(1,4)	13	+17	+16	0,74
r	1,06	(0,8)	3	0,74	(0,6)	11	0,62	(0,7)	6	0,98	(0,8)	13	−42	+25	0,75
Para- sagittal	0,85	(0,1)	3	0,75	(0,2)	11	0,94	(0,4)	6	0,98	(0,4)	13	+10	+24	0,28

VBR und die Weite der kortikalen Sulci sind in Relativwerten angegeben; der Meßwert für die Weite des 3. Ventrikels wurde nicht auf Originalgröße umgerechnet. Zur Meßmethode s. Text. Mittelwert, Standardabweichung, Fallzahl und mittlere Differenzen sind für männliche und weibliche Patienten getrennt aufgeführt. Der p-Wert (ANOVA) bezieht sich auf die Differenz zwischen allen (männliche + weibliche) Respondern und Nonrespondern

Tabelle 3. Weite der peritemporalen Liquorräume bei Patienten mit einer katatonen Schizophrenie. Die Flächenmeßwerte für das Unterhorn wurden nicht auf Originalgröße umgerechnet

	Responder						Nonresponder						Diff.% (Resp. =100%)		p-Wert
	Männer			Frauen			Männer			Frauen					
	x	(s)	n	x	(s)	n	x	(s)	n	x	(s)	n	M	F	
Ebene T1 l	0,25	(0,4)	3	0,12	(0,2)	11	0,04	(0,1)	6	0,35	(0,4)	13	−116	+66	0,96
r	0,00	(0,0)	3	0,30	(0,3)	11	0,16	(0,2)	6	0,42	(0,5)	13	0	+29	0,33
Ebene T2 l	1,03	(0,7)	3	0,42	(0,4)	11	0,61	(0,8)	6	0,66	(0,3)	13	− 41	+37	0,65
r	0,66	(0,5)	18	0,75	(0,6)	53	0,39	(0,4)	23	0,68	(0,6)	38	− 41	−10	0,79
Ebene T3 l	0,68	(0,1)	3	1,14	(0,7)	11	1,45	(1,2)	6	1,10	(0,7)	13	+ 54	− 4	0,26
r	0,97	(0,4)	3	0,76	(0,5)	11	0,84	(1,0)	6	1,13	(0,9)	13	− 14	+33	0,71
Ebene T4 l	0,57	(0,51)	3	0,80	(0,6)	11	1,13	(0,9)	6	1,00	(0,6)	13	+ 50	+20	0,17
r	0,88	(0,08)	3	0,78	(0,8)	11	0,94	(0,8)	6	1,18	(0,8)	13	+ 7	+34	0,45

Zur Meßmethode s. Text. Mittelwert, Standardabweichung, Fallzahl und mittlere Differenzen sind für männliche und weibliche Patienten getrennt aufgeführt. Der p-Wert (ANOVA) bezieht sich auf die Differenz zwischen allen (männliche + weibliche) Respondern und Nonrespondern

p < .18). Alle anderen Parameter wiesen keine Unterschiede auf, weder für Männer und Frauen getrennt, noch für die Gesamtgruppe (siehe hierzu Tabelle 4 und 5).

Nonresponder mit einer überwiegend *paranoid-halluzinatorischen Symptomatik* unterschieden sich in keinem der Parameter wesentlich von Respondern aus der gleichen psychopathologischen Gruppe.

Responder versus Nonresponder insgesamt: Einschließlich der Seitenventrikel (VBR, siehe Abb. 1), des dritten Ventrikels (siehe Abb. 2), der frontalen,

Tabelle 4. Weite der zentralen und kortikalen Liquorräume bei Patienten mit einer hebephrenen Psychose

	Responder				Nonresponder				Diff.% (Resp. =100%)		p-Wert
	Männer		Frauen		Männer		Frauen				
	x (s) n		x (s) n		x (s) n		x (s) n		M	F	
VBR	5,8 (2,4) 7		7,0 (4,3) 8		7,2 (2,7) 8		6,1 (2,8) 8		+ 3	+ 2	0,75
3. Ventr.	5,1 (0,5) 7		6,0 (0,6) 8		5,9 (2,3) 8		5,7 (1,6) 8		+14	− 5	0,84
Frontal	l 0,80 (0,9) 7		1,59 (2,0) 8		0,99 (1,2) 8		0,95 (1,6) 8		+20	−41	0,67
	r 0,69 (0,8) 7		1,03 (1,0) 8		0,83 (0,8) 8		1,43 (2,5) 8		+17	+28	0,61
Parieto-	l 1,00 (1,5) 7		1,21 (1,4) 8		0,65 (0,8) 8		0,86 (1,2) 8		−35	+29	0,43
okzip.	r 1,03 (1,6) 7		0,54 (0,8) 8		0,50 (0,5) 8		0,76 (1,0) 8		−52	+29	0,67
Para-sagittal	2,93 (2,3) 7		3,92 (2,3) 8		2,96 (1,9) 8		3,38 (1,4) 8		+ 2	−14	0,72

Tabelle 5. Weite der peritemporalen Liquorräume bei Patienten mit einer hebephrenen Psychose

	Responder				Nonresponder				Diff.% (Resp. =100%)		p-Wert
	Männer		Frauen		Männer		Frauen				
	x (s) n		x (s) n		x (s) n		x (s) n		M	F	
Ebene T1	l 0,23 (0,4) 7		0,13 (0,2) 8		0,17 (0,2) 8		0,24 (0,5) 8		−27	−46	0,85
	r 0,34 (0,6) 7		0,05 (0,1) 8		0,13 (0,2) 8		0,17 (0,4) 8		−62	+71	0,73
Ebene T2	l 0,52 (0,4) 7		0,43 (0,4) 8		0,53 (0,4) 8		0,58 (0,6) 8		+ 2	+26	0,65
	r 0,34 (0,5) 7		0,14 (0,2) 8		0,33 (0,3) 8		0,45 (0,6) 8		− 3	+69	0,39
Ebene T3	l 0,39 (0,3) 7		0,54 (0,5) 8		0,76 (0,4) 8		0,83 (0,3) 8		+49	−45	0,02
	r 0,45 (0,2) 7		0,47 (0,3) 8		0,39 (0,1) 8		0,51 (0,8) 8		−14	+ 8	0,95
Ebene T4	l 0,23 (0,4) 7		0,35 (0,5) 8		0,39 (0,6) 8		0,31 (0,3) 8		+42	−12	0,71
	r 0,12 (0,3) 7		0,32 (0,5) 8		0,23 (0,3) 8		0,18 (0,2) 8		+48	−34	0,90

der parietookzipitalen und der drei oberen temporalen Ebenen (T1 bis T3) sowie des Unterhorns ergeben sich keine signifikanten Unterschiede zwischen schizophrenen Respondern und Nonrespondern. Der frontale parasagittale Liquorraum wies bei den Nonrespondern einen Trend (p = .11) zu höheren Werten auf. Die temporobasale Ebene (T4, siehe Abb. 3) war bei den Nonrespondern links signifikant (p = .04), rechts nahezu signifikant (p = .08) weiter als bei den Patienten, die gut auf eine 4wöchige Haloperidolbehandlung ansprachen. Auffallend waren deutliche Geschlechtsunterschiede vor allem bei den kortikalen Sulci und den Unter-

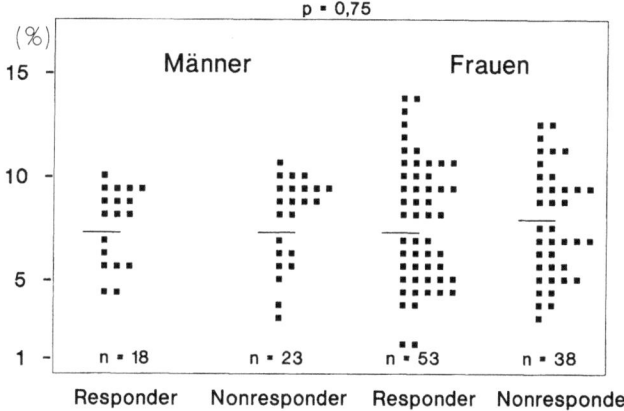

Abb. 1. VBR (= ventricle to brain ratio) für die Gesamtgruppe der schizophrenen Responder und Nonresponder. Der p-Wert (ANOVA) bezieht sich auf die Differenz zwischen allen (männliche + weibliche) Respondern und Nonrespondern

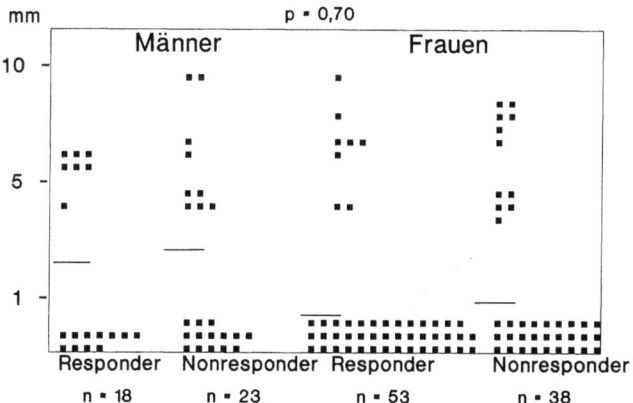

Abb. 2. Maximaler Durchmesser des 3. Ventrikels (Meßwerte ohne Umrechnung auf Originalgröße)

hornwerten. Während weibliche Nonresponder eine Tendenz zu weiteren frontalen und parietookzipitalen Sulci hatten, gab es zwischen männlichen Respondern und Nonrespondern keinen derartigen Unterschied oder sogar gegenläufige Tendenzen. Obwohl die Messung des Unterhorns keinen Unterschied zwischen den Gruppen ergab, so zeigte der post-hoc T-Test, daß die Fläche des rechten Unterhorns bei weiblichen Nonrespondern signifikant größer war als bei geschlechtsgleichen Respondern (+ 71%, p < .02, siehe Abb. 4 sowie Tabelle 6 und 7).

Tabelle 6. Weite der zentralen und kortikalen Liquorräume für die Gesamtgruppe der Responder und Nonresponder

	Responder				Nonresponder				Diff.% (Resp. =100%)		p-Wert
	Männer x (s) n		Frauen x (s) n		Männer x (s) n		Frauen x (s) n		M	F	
VBR	7,4 (2,3) 18		7,8 (3,4) 53		7,6 (2,7) 23		8,0 (3,2) 38		+ 3	+ 2	0,75
3. Ventr.	2,2 (2,4) 18		1,2 (2,1) 53		2,3 (3,0) 23		1,5 (2,4) 38		+ 5	+25	0,70
Frontal	l 0,65 (0,1) 18		0,63 (1,2) 53		0,73 (1,31) 23		1,07 (1,7) 38		+12	+70	0,34
	r 0,55 (0,9) 18		0,53 (0,9) 53		0,52 (0,8) 23		1,02 (1,6) 38		− 5	+92	0,30
Parieto-okzip.	l 0,49 (1,0) 18		0,42 (0,8) 53		0,41 (0,6) 23		0,71 (1,3) 38		− 6	+69	0,58
	r 1,14 (0,2) 18		0,65 (0,1) 53		0,52 (1,1) 23		0,88 (0,1) 38		−55	+35	0,89
Parasagittal	0,25 (0,3) 18		0,27 (0,4) 53		0,34 (0,4) 23		0,45 (0,5) 38		+36	+66	0,11

Tabelle 7. Weite der peritemporalen Liquorräume für die Gesamtgruppe der Responder und Nonresponder

	Responder				Nonresponder				Diff.% (Resp. =100%)		p-Wert
	Männer x (s) n		Frauen x (s) n		Männer x (s) n		Frauen x (s) n		M	F	
Ebene T1	l 0,18 (0,3) 18		0,58 (0,8) 53		0,27 (0,4) 23		0,47 (0,7) 38		+ 50	− 19	0,95
	r 0,30 (0,6) 18		0,50 (0,6) 53		0,23 (0,4) 23		0,35 (0,4) 38		− 29	− 30	0,30
Ebene T2	l 0,84 (0,5) 18		0,96 (0,8) 53		0,77 (0,7) 23		0,89 (0,7) 38		− 9	− 7	0,64
	r 0,66 (0,5) 18		0,75 (0,6) 53		0,39 (0,4) 23		0,68 (0,6) 38		− 40	− 9	0,15
Ebene T3	l 0,81 (0,6) 18		1,11 (0,7) 53		0,99 (0,7) 23		1,06 (0,7) 38		+ 22	− 5	0,67
	r 0,67 (0,5) 18		0,97 (0,7) 53		0,66 (0,6) 23		0,89 (0,7) 38		− 2	− 8	0,74
Ebene T4	l 0,18 (0,36) 18		0,30 (0,5) 53		0,43 (0,7) 23		0,51 (0,6) 38		+138	+ 7	0,04
	r 0,19 (0,38) 18		0,28 (0,5) 53		0,32 (0,5) 23		0,58 (0,8) 38		+ 68	+107	0,08
Unterhorn (cm^2)	l 0,28 (0,23) 17		0,19 (0,19) 30		0,21 (0,13) 110,27 (0,22) 23					−25	+42	0,47
	r 0,27 (0,28) 17		0,21 (0,19) 30		0,22 (o~ 21) 110,36 (0,24) 23					− 9	+71	0,36

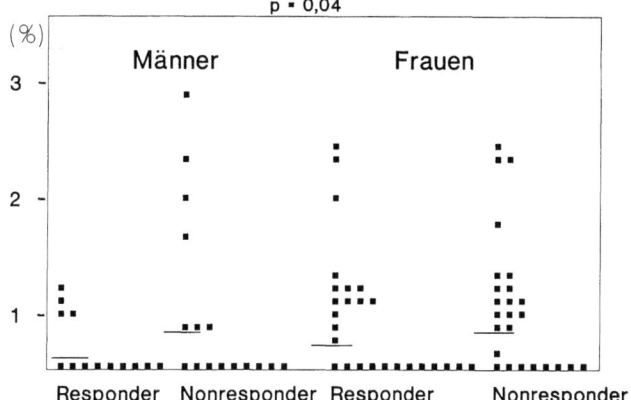

Abb. 3. Linker basaler peritemporaler Liquorraum in Prozent der Gesamthirnfläche (einziger Parameter, dessen Gruppenmittelwerte signifikant differierten)

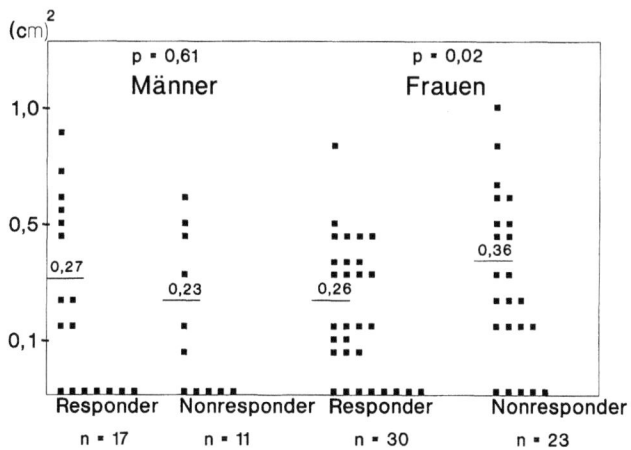

Abb. 4. Unterhornweite (Meßwerte ohne Umrechnung auf Originalgröße). Der Post-hoc t-Test zeigte eine signifikante Differenz nur bei weiblichen Patienten

Diskussion

Die Werte von Respondern und Nonrespondern hatten auch in den Parametern, deren Mittelwerte signifikant differierten (das sind für die Gesamtgruppe die rechte und linke temporobasale Ebene sowie bei den weiblichen Patienten das rechte Unterhorn), eine enorme Streuung und weite Überlappungsbereiche. Deshalb war im konkret zu beurteilenden Einzelfall anhand des computertomographischen Befundes eine Voraussage des Therapieerfolgs praktisch nicht möglich. Die Unterteilung in psychopathologische Untergruppen erbrachte ebenfalls keine bessere Differenzierbarkeit zwischen Respondern und Nonrespondern.

Die Areale, die bei Nonrespondern im Vergleich zu Respondern in der schizophrenen Gesamtgruppe deutliche Trends oder signifikante Differenzen aufweisen, das sind die temporobasale Ebene T4 und der frontoparasagittale Liquorraum, sind interessanterweise Hirnregionen, die ausgedehnte limbische und paralimbische Anteile enthalten (s. Bogerts et al. 1987). Temporobasal liegen parahippokampale und periamydaläre Regionen; in der Interhemispärenspalte liegt parasaggittal der Gyrus cinguli, der ebenfalls zum limbischen System gerechnet wird.

Die Areale, die zwischen beiden Responsgruppen die größte Differenz aufweisen, sind mit denen identisch, die auch zwischen Schizophrenen insgesamt und psychisch gesunden Vergleichsfällen die größten Unterschiede aufweisen (Bogerts et al. 1987). Daraus kann man folgern, daß das Ausmaß limbischer und paralimbischer Sustanzdefekte nicht nur mit der Krankheit selbst, sondern auch – statistisch gesehen – mit dem Therapieerfolg zusammenhängt. Auch wenn das Ausmaß temporobasaler und parasagittaler Liquorraumerweiterung mit einer höheren Wahrscheinlichkeit für ein unzureichendes Ansprechen auf eine vierwöchige Haloperidolbehandlung einhergeht, so lassen doch die weiten Überlappungsbereiche zwischen Respondern und Nonrespondern eine sichere Vorhersage des Therapieerfolgs aufgrund des CT-Befundes im Einzelfall nicht zu. Daraus lassen sich aber keine Rückschlüsse auf die Langzeitprognose der Erkrankung ziehen. Verlaufsuntersuchungen von schizophrenen Patienten über einen Zeitraum von 2 bis 20 Jahre zeigen, das weite Liquorräume bei Patienten mit ungünstigem Langzeitverlauf hochsignifikant häufiger sind als bei Patienten mit günstiger Prognose (Kolakowska et al. 1985).

Faßt man das Ergebnis unserer Studie mit diesen Arbeiten zusammen, dann kann man der kranialen Computertomographie zwar eine gewisse Bedeutung zur Beurteilung der Langzeitprognose nicht aber zur Beurteilung des kurzfristigen Therapieverlaufs beimessen. An dieser Stelle wird die Kernspintomographie ansetzten, mit deren Hilfe wichtige temporale Strukturen wie der Hippokampus oder der Mandelkern abgegrenzt werden können (Bogerts et al. 1990). Möglicherweise differenziert das Volumen des Hippokampus besser zwischen Neuroleptikarespondern bzw. Nonrespondern als das durch seitliche Hirnfurche im CT möglich ist.

Danksagung

Mit freundlicher Unterstützung durch die Deutsche Forschungsgemeinschaft (Bo 799/1–3) und die Alfried Krupp von Bohlen und Halbach-Stiftung.

Literatur

Bogerts B, Wurthmann C, Piroth HD (1987) Hirnsubstanzdefizit mit paralimbischem und limbischem Schwerpunkt im CT Schizophrener. Nervenarzt 58: 97–106

Bogerts B, Ashtari M, Degreef G, Alvir JMaJ, Bilder RM, Lieberman JA (1990) Reduced temporal limbic structure volumes on magnetic resonance images in first episode schizophenia. Psychiatry Res: Neuroimag 35: 1–13

Boronow J, Pickar D, Ninan PT, Roy A, Hommer D, Linnoila M, Paul SM (1985) Atrophy limited to the third ventricle in chronic schizophrenic patients: Report of a controlled series. Arch Gen Psychiatry 42: 266–270

Buckmann TD, Kling A, Sutphin MS, Steinberg A, Eiduson S (1990) Platelet gluthathione peroxidase and monoamine oxidase activity in schizophrenics with CT scan abnormalities: Relation to psychosocial variables. Psychiatry Res 31: 1–14

DeQuardo JR, Klon R, Tandon R, Aravapalli SR (1989) Ventricular enlargement in schizophrenia: Relationship to clinical parameters and DST. Biol Psychiatry 25: 97a

Gattaz WF, Rost W, Kohlmeyer K, Bauer K, Hübner C, Gasser T (1988) CT scans and neuroleptic response in schizophrenia: A multidimensional approach. Psychiatry Res 26 (3): 293–303

Jeste DV, Kleinman JE, Potkin SG, Luchins DJ, Weinberger DR (1982) Ex uno multi: Subtyping the schizophrenic syndrome. Biol Psychiatry 17: 199–222

Johnstone EC, Crow TJ, Frith CD, Husband J, Kreel L (1976) Cerebral ventricular size and cognitive chronic schizophrenia. Lancet 2: 924–926

Kaiya H, Vematsu M, Ofuji M, Nishida A, Morikiyo M, Adachi S (1989) Computerized tomography in schizophrenia: Familial versus nonfamilial forms of illness. Br J Psychiatry 155: 444–450

Kaplan MJ, Lazoff M, Kelly K, Lukin R, Garver DL (1990) Enlargement of the cerebral third ventricle in psychotic patients with delayed response to neuroleptics. Biol Psychiatry 27: 205–214

Kling AS, Kurtz N, Tachiki K, Orzeck A (1983) CT scans in sub-groups of chronic schizophrenics. J Psychiatry Res 17 (4): 375–384

Kolakowska T, Williams AO, Ardern M, Reveley A, Jambor K, Gelder MG, Mandelbrote BM (1985) Schizophrenia with good and poor outcome. I: Early clinical features, response to neuroleptics and signs of organic dysfunction. Br J Psychiatry 146: 229–246

LeMay M, Kido DK (1978) Asymmetries of the cerebral hemispheres on computed tomograms. J Comp Assist Tomography 2: 471–476

Losonczy MF, Song IS, Mohs RC, Small NA, Davidson M, Johns CA, Davis KL (1986) Correlates of lateral ventricular size in chronic schizophrenia. I: Behavioral and treatment response measures. Am J Psychiatry 143 (8): 976–981

Luchins DJ, Weinberger DR, Wyatt RJ (1979) Schizophrenia: Evidence of a subgroup with reversed cerebral asymmetry. Arch Gen Psychiatry 36: 1309–1311

Luchins DJ, Weinberger DR, Wyatt RJ (1982) Schizophrenia and cerebral asymmetry detected by computed tomography. Am J Psychiatry 139: 753–757

Luchins DJ, Lewine RRJ, Melzer MY (1983) Lateral ventricular size in the psychoses: Relation to psychopathology and therapeutic and adverse response to medications

Luchins DJ, Lewine RR, Meltzer HY (1984) Lateral ventricular size, psychopathology and medication response in the psychoses. Biol Psychiatry 19 (1): 29–44

Luchins DJ, Meltzer HJ (1983) A blind controlled study of occipital cerebral asymmetry in schizophrenia. Psychiatry Res 10: 87–95

Luchins DJ, Meltzer HJ (1986) A comparison of CT findings in acute and chronic ward schizophrenics. Psychiatry Res 17: 7–14

MacDonald HL, Best JK (1989) The Scottish first episode schizophrenia study: IV. Computerized tomographic brain scans in patients and controls. Br J Psychiatry 154: 492–498

Naber D, Albus M, Burke H, Spahn F, Munch U, Reinertshofer T, Wissmann J, Ackenheil M (1985) Neuroleptic withdrawl in chronic schizophrenia: CT and endocrine variables relating to psychopathology. Psychiatry Res 16: 207–219

Nasrallah HA, Kleinman JL, Weinberger DR, Gillin JC, Wyatt RJ (1980) Cerebral ventricular enlargement and dopamine synthesis inhibition in chronic schizophrenia. Arch Gen Psychiatry 37: 1427

Nasrallah HA, Kuperman S, Hamra BJ, McCalley-Whitters M (1983a) Clinical differences between schizophrenic patients with and without large cerebral ventricles. J Clin Psychiatry 44 (11): 407–409

Nasrallah HA, Kuperman S, Jacoby CG, McCalley-Whitters M, Hamra B (1983b) Clinical correlates of sulcal widening in chronic schizophrenia. Psychiatry Res 10: 237–242

Nimgaonkar VL, Wessely S, Tune LE, Murray RM (1988) Response to drugs in schizophrenia: The influence of family history, obstetric complications and ventricular enlargement. Psychol Med 18: 583–592

Ninan PT, Yadlam K, Jacobs M, Lieberman J, Sweeney J, Severe J (1989) CT morphology and short term outcome in schizophrenia. Schizophrenia Res 2: 137

Pandurangi AK, Dewan MJ, Boucher M, Levy BF, Ramachandran T, Bartell K, Bick PA, Phelps BH, Major L (1986) A comprehensive study of schizophrenic patients: II. Biological, neuropsychological and clinical correlates of CT abnormality. Acta Psychiatr Scand 73: 161–171

Pandurangi AK, Goldberg SC, Brink DD, Hill MH, Gulati AN, Hamer RM (1989) Amphetamine challange test, response to treatment, and lateral ventricle size in schizophrenia. Biol Psychiatry 25: 207–214

Schlüter U (1991) Computertomographische Untersuchung der Hirnstruktur von Patienten mit einer hebephrenen Psychose. Doktorarbeit, Universität Düsseldorf (in Vorbereitung)

Schulz SC, Sinicrope P, Kishore PR, Freidel RO (1983) Treatment response and ventricular brain enlargement in young schizophrenia patients. Psychopharmacol Bull 19: 510–512

Shelton RC, Karson CN, Doran AR, Pickar D, Bigelow LB, Weinberger DR (1988) Cerebral structural pathology in schizophrenia: Evidence for a selective prefrontal cortical defect. Am Psychiatry 145: 154–163

Silverman JM, Mohs RC, Davidson M, Losoncy MF, Keefe RS, Breitner JC, Sorokin JE, Davis KL (1987) Familial schizophrenia and treatment response. Am J Psychiatry 144 (10): 1271–1276

Smith RC, Maser J (1983) Morphological and neuropsychological abnormalities as predictors of clinical response to psychotropic drugs. Psychopharmacol Bull 19: 505–509

Smith RC, Baumgartner R, Ravichandron GK, Mauldin M, Burd A, Vroulis G, Gordon J, Calderon M (1985) Lateral ventricular enlargement and clinical response in schizophrenia. Psychiatry Res 14: 241–253

Smith RC, Baumgartner R, Ravichandran GK, Largen J, Calderon M, Burd A, Mauldin M (1987) Cortical atrophy and white matter density in the brains of schizophrenics. Acta Psychiatr Scand 75: 11–19

Tsai LY, Nasrallah HA, Jacoby CG (1983) Hemispheric asymmetries on computed tomographic scans in schizophrenia and mania: A controlled study and critical review. Arch Gen Psychiatry 40: 1286–1289

Waters H (1991) Computertomographische Untersuchung der Hirnstruktur schizophrener Patienten mit einer Katatonie. Doktorarbeit, Universität Düsseldorf (in Vorbereitung)

Weinberger DR, Bigelow LB, Kleinman JE (1980) Cerebral ventricular enlargement in chronic schizophrenia: Its association with poor response to treatment. Arch Gen Psychiatry 37: 11–13

Weinberger DR, DeLisi LE, Perman GP, Targum S, Wyatt RJ (1982) Computed tomography in schizophreniform disorder and other acute psychiatric disorders. Arch Gen Psychiatry 39: 778–783

Zatz LM, Jernigan TL, Ahumada AJ (1982) Changes in computed cranial tomography with aging: Intracranial fluid volume. Am J Neuroradiology 3: 1–11

Korrespondenz: Dr. P. Falkai, Rheinische Landes- und Hochschulklinik, Psychiatrische Klinik der Heinrich-Heine-Universität, Bergische Landstraße 2, D-40605 Düsseldorf, Bundesrepublik Deutschland.

Die Bedeutung neurophysiologischer Methoden bei der Vorhersage des Therapieerfolges auf Neuroleptika bei schizophrenen Patienten

H. P. Scholl und **S. Kasper**

Psychiatrische Klinik und Poliklinik der Universität Bonn, Bundesrepublik Deutschland

Einleitung

Mit der Vielzahl neuroleptisch wirksamer Substanzen steht dem Psychiater heutzutage ein breites Spektrum von Psychopharmaka für die Behandlung schizophrener Psychosen zur Verfügung. Durch deren Einsatz kann bei den meisten Patienten eine Dauerhospitalisierung vermieden und eine soziale Reintegration ermöglicht werden. Dennoch gibt es auch heute – vier Jahrzehnte nach Entdeckung der ersten Neuroleptika – noch relativ viele Patienten, die auf eine neuroleptische Therapie nicht hinreichend ansprechen. Zahlreiche klinisch/anamnestische und pharmakokinetische Parameter wurden auf einen möglichen Zusammenhang mit dem Erfolg oder Mißerfolg medikamentöser Therapiemaßnahmen untersucht. Gruppenstatistisch fanden sich dabei zwar Unterschiede zwischen Respondern und Nonrespondern, diese waren aber in keinem Falle so ausgeprägt, daß auch für den einzelnen Patienten eine zuverlässige Vorhersage möglich gewesen wäre. Im folgenden Beitrag soll skizziert werden, inwieweit neurophysiologische Untersuchungsmethoden (EEG, evozierte Potentiale, elektrodermale Reaktivität), alleine oder auch im Verbund mit den – an anderer Stelle in diesem Buch ausführlich gewürdigten – klinisch-pharmakologischen Parametern zu einer Prädiktion des Therapieerfolgs unter Neuroleptika beitragen können. Dabei werden der Übersichtlichkeit halber zuerst EEG-Studien, im Anschluß daran die methodisch verwandten Untersuchungen der evozierten Potentiale und abschließend die Arbeiten zur elektrodermalen Reaktivität referiert. Da nur wenige Studien speziell den Ausgangspunkt, das heißt den Zeitpunkt, zu dem die Patienten noch unter keiner spezifischen Medikation stehen, für die Prädikabilität heranziehen, werden auch Studien berücksichtigt, die elektrophysiologische Parameter im Verlauf erheben und auf die Frage der Response eingehen. Ein wesentlicher Vorteil all dieser Methoden liegt darin, daß sie als nicht-invasive Verfahren, die auch vom zeitlichen und finanziellen Aufwand her in einem vertretbaren Rahmen bleiben, prinzipiell beliebig oft wiederholt werden können.

Vorhersagbarkeit des Erfolgs einer Neuroleptikatherapie durch das EEG

a) Visuelle Auswertung

Die ersten Versuche, durch das visuell ausgewertete EEG den Erfolg einer neuroleptischen Therapie bei schizophrenen Patienten vorherzusagen, datieren aus den 60er Jahren. Es stellte sich hierbei schon frühzeitig heraus, daß die Quantifizierung isolierter EEG-Merkmale wie der Frequenz oder der Spannungswerte diesem Problem nicht hinreichend gerecht und nur die Analyse komplexerer Strukturmerkmale, wie des räumlich-zeitlichen Verteilungsmusters, zu dem angestrebten Ziel führen würde (Bente 1961).

Igert und Lairy (1962) konnten zeigen, daß Patienten, die schlecht auf eine neuroleptische Therapie ansprachen (insbesondere solche mit einem chronischen Verlauf), im Ausgangs-EEG charakteristischerweise über den occipitalen Ableitpunkten eine „hypersynchrone" kontinuierliche Alpha-Aktivität mit reinem Alpha-Rhythmus ohne Einstreuung von Theta- bzw. Überlagerung schneller Aktivität aufwiesen. Patienten, die gut auf eine medikamentöse Therapie (mit in dieser Arbeit im Einzelnen nicht aufgeführten neuroleptisch wirksamen Substanzen) ansprachen, vor allem solche mit einem rezidivierenden Verlauf, zeigten demhingegen häufiger dysrhythmische Hirnstromkurven mit geringer und diskontinuierlicher Alpha-Aktivität im Ausgangs-EEG. Auch in einer von Itil (1964) durchgeführten Untersuchung sprachen schizophrene Patienten mit einer niedervoltagigen schnellen Aktivität besser auf eine neuroleptische Therapie an als Patienten mit „hypersynchronen" Alpha-, langsamen und/oder pathologischen EEGs. In einer späteren Studie konnten Itil et al. (1969) auch zeigen, daß die pharmakogene Überführung eines hypersynchronen Alpha-EEGs, z.B. durch LSD, in ein desynchronisiertes niedervoltagiges EEG die therapeutische Ansprechbarkeit auf eine nachfolgende neuroleptische Behandlung signifikant erhöhte. Auch Bruck (1968) stellte eine signifikante Korrelation zwischen der Voltage im vor Therapiebeginn abgeleiteten EEG und der prozentualen Änderung psychopathologischer Bereiche fest, die durch das PRP (Psychotic Reaction Profile) gemessen wurden. Abweichend von der Mehrzahl der o.g. Arbeiten ging hier aber in der Regel ein niedervoltagiges EEG, das eigenen früheren Untersuchungen des Autors (Bruck 1964) zufolge typischer für Schizophrenie sein sollte als ein hochvoltagiges, mit einer geringen Besserung dieser Scores einher und umgekehrt.

Neben dem Ausgangs-EEG wurde auch das EEG im Therapieverlauf auf seine prädikativen Eigenschaften untersucht. Hierbei stellte sich heraus, daß das Ausbleiben von EEG-Veränderungen nach Verabreichung von Neuroleptika häufig mit dem Ausbleiben einer klinischen Verbesserung unter der Neurolepsie einherging (Borenstein und Dabbah 1961, Schneider 1961). Bente stellte 1963 fest, daß in den Fällen, in denen ein relativ niedergespanntes Ausgangs-EEG mit spärlicher Alpha-Aktivität unter Therapie mit verschiedenen Phenothiazinen in ein EEG mit einem höherem Alpha-Index (= prozentualer Anteil an Alpha-Wellen von mindestens 20 µV Amplitude) überging, fast immer mit einer guten Rückbildung paranoid-halluzinatorischer Symptome gerechnet werden konnte. Dieser Befund wurde in der Folgezeit von anderen Untersuchern bestätigt (Feigenberg 1964, Flügel et al. 1964, Helmchen und Künkel 1964, Itil 1964, 1965, 1980, Itil et al. 1966, 1975). Helmchen und Künkel (1964) fanden bei 55 mit Perazin behandelten Patientinnen, die ein normales Ausgangs-EEG aufwiesen, einen positiven Zusammenhang zwischen einer unter der Neurolepsie auftretenden „typischen Reaktion" des EEGs, der paroxsysmalen Dysrhythmie, und der Geschwindigkeit der klinischen Besserung. Die basale Dysrhythmie als ebenfalls „typische Reaktion" für sich allein hatte keinen prädikativen Wert. Weiterhin ergab sich in dieser Arbeit ein negativer Zusammenhang zwischen „atypischen Modifikationen" des EEGs (Herdbefund und Allgemeinveränderung) und dem Ansprechen auf die Medikation mit Perazin. Die Autoren folgerten, daß der positive Zusammenhang zwischen EEG-Veränderungen und der Intensität der klinischen Besserung im Bereich der Dynamik liege, das heißt, daß eine gute EEG-Reagibilität mit einem schnellen Auftreten der „typischen Reaktion" eine schnelle Rückbildung einer Psychose erwarten ließe. Demhingegen weise das Ausbleiben von EEG-Veränderungen auf die mangelnde Reagibilität eines „starren Systems" hin mit gesenktem „cerebralen Integrationsniveau", das sich klinisch in einem unzureichenden Ansprechen auf die neuroleptische Behandlung widerspiegle.

b) Computergestützte Auswertung

Seit den 70er Jahren traten an die Stelle der visuellen zunehmend die computergestützten Analyseverfahren, die die Quantifizierung von EEG-Parametern und damit auch die Suche nach mit dem späteren klinischen Verlauf korrelierenden Faktoren erleichterten. Frühere Befunde, denen zufolge sich Therapie-Responder und -Nonresponder im Ruhe- und aktivierten EEG bezüglich der Auftretenshäufigkeit hypersynchronisierter Alpha-Wellen und langsamer Aktivität sowie niedervoltagiger schneller Aktivität unterschieden (s.o.), konnten bestätigt werden. Es zeigte sich erneut, daß gerade den neurophysiologischen Befunden vor Therapiebeginn eine große Bedeutung zukommt. So stellte sich heraus, daß mit dem Anteil an rascher Beta-Aktivität und der Durchschnittsfrequenz der ersten Ableitung im Prämedikations-EEG auch die Chancen für einen guten therapeutischen Erfolg unter der nachfolgenden Neuroleptikamedikation steigen (Saletu und Itil 1972, Itil et al. 1975). In dem von Itil et al. (1975) untersuchten Kollektiv (62 stationäre chronisch schizophrene Patienten) sprachen Patienten mit einem höheren Anteil hochfrequenter schneller Aktivität (über 50 Hz) und weniger Alpha-Aktivität und langsamen Wellen im EEG vor Therapiebeginn besser auf die neuroleptische Therapie (mit Fluphenazin, Thiothixen oder Haldol) an. Therapieresistente Patienten wiesen elektroenzephalographisch einen geringeren Anteil sehr schneller Beta-Aktivität sowie mehr Alpha- und langsame Wellen und höhere Amplituden auf. Klinisch zeigte sich bei diesen letztgenannten Patienten eine weniger ausgeprägte akut psychotische Symptomatik. Stattdessen fanden sich mehr Minus-Symptome wie motorische Verlangsamung und abgeflachter Affekt. Patienten mit ähnlichen psychopathologischen Befundkonstellationen zeigten demnach auch vergleichbare EEG-Profile. Schlaf-EEG-Untersuchungen an 48 chronisch schizophrenen Patienten ergaben bei späteren Nonrespondern auf Neuroleptika mehr Tiefschlafstadien, weniger Wachstadien, stärker ausgeprägte Wechsel von einem Stadium in das andere; bei Respondern traten mehr REM-Schlafanteile und mehr REM-Bursts auf (Saletu und Itil 1972).

Akpinar et al. (1972) fanden bei Patienten, die auf eine neuroleptische Therapie mit Thioridazin gut ansprachen, im vor Therapiebeginn abgeleiteten EEG weniger Deltawellen. Unter der Therapie kam es bei dieser Gruppe zu einer signifikanten Zunahme langsamer Wellen (0–7,5 Hz) und einer Abnahme schneller Aktivität (10–40 Hz) und der Durchschnittsfrequenz. Im Gegensatz hierzu zeigte die therapieresistente Patientengruppe eine Zunahme sehr schneller Aktivität (über 40 Hz). Diese statistisch signifikanten Veränderungen traten bei den Respondern am häufigsten während der 12. Behandlungswoche, gefolgt von der 8. und 4. Behandlungswoche auf. Bei den Nonrespondern waren die Veränderungen am deutlichsten in der 8. Behandlungswoche erkennbar.

D'Elia et al. (1977) untersuchten bei 28 mit Penfluridol oder Thiothixen stationär behandelten schizophrenen Patienten verschiedene EEG-Variablen und visuell evozierte Potentiale und versuchten diese mit klinischen Parametern zu korrelieren, um hierdurch evtl. eine Prädiktion des Ansprechens auf die Neurolepsie zu ermöglichen. Die EEG-Ableitungen erfolgten vor sowie vier Wochen nach Therapiebeginn. Dabei fand sich eine signifikante Korrelation zwischen einem Maß der Lateralisation (intraindividuelle Varianz der mittleren integrierten Amplitude zwischen linker und rechter Hemisphäre) und der Verbesserung von zwei klinischen Parametern (psychomotorische Unruhe und qualitative affektive Störungen).

c) Ansprechen auf eine Neuroleptika-Testdosis

In den letzten Jahren wurden mehrere Arbeiten publiziert, in denen der Versuch unternommen wurde, anhand der neurophysiologischen Veränderungen auf eine Neuroleptika-Testdosis den klinischen Verlauf unter einer nachfolgenden länger dauernden Neurolepsie vorauszusagen. Itil et al. (1981) berichteten, daß das computergestützte Ausgangs-EEG schizophrener Patienten, die auf eine Therapie mit unterschiedlichen Neuroleptika (Molindon, Thiothixen, Fluphenazin, Haloperidol) nicht respondierten, im Vergleich zu Ableitungen an Patienten, die auf die Neuroleptikatherapie gut ansprachen, charakterisiert war durch einen hohen Anteil an Alpha-Aktivität und einen geringen Prozentsatz schneller Aktivität (> 20 Hz). Drei Stunden nach Verabreichung einer Testdosis der genannten Substanzen zeigten die Nonresponder nicht das „typische" – auch bei gesunden Probanden zu beobachtende – EEG-Profil nach Neuroleptikagabe mit einer Zunahme langsamer Wellen und verminderter schneller Aktivität. Stattdessen fanden sich Veränderungen, wie sie eher nach Psychostimulantiengabe zu erwarten wären: Eine Abnahme langsamer Wellen (0–7,5 Hz) sowie eine Zunahme der Alpha-Aktivität (7,5–13 Hz) und der Aktivität im Frequenzbereich von 13–20 Hz. Auch May et al. (1982) hoben hervor, daß möglicherweise schon aufgrund des EEG-Reaktionsmusters auf Verabreichung einer einzigen Testdosis eines Neuroleptikums eine Unterscheidung potentieller Therapie-Responder und -Nonresponder getroffen werden könne. Bei allerdings nur sehr geringer Fallzahl (n = 8) reagierten die Patienten, die in EEG-Verlaufsuntersuchungen 1, 2, 3 und 4 h nach Verabreichung einer Thiothixen-Testdosis im Vergleich zum Ausgangs-EEG eine Zunahme schneller Aktivität aufwiesen, überwiegend mit einer Besserung des klinischen Befundes unter einer anschließenden Dauertherapie. Demhingegen reagierten Patienten, die keine Veränderung oder gar eine Reduktion schneller Aktivität zeigten, wenig oder nicht auf die Medikamentengabe.

Mehrere umfangreiche Untersuchungen zur Prädikabilität des Erfolgs einer Neuroleptikatherapie bei Schizophrenen mittels elektroenzephalographischer Parameter nach Gabe einer Testdosis wurden von der Arbeitsgruppe um Gaebel und Ulrich publiziert. Ulrich et al. (1988) und Gaebel et al. (1988a) leiteten bei 34 akut erkrankten schizophrenen Patienten am Tag vor, 2 und 24 h nach Verabreichung einer Perazin-Testdosis sowie 28 Tage nach Beginn einer semistandardisierten Perazin-Dauertherapie Ruhe-EEGs ab und bestimmten u.a. auch Anteriorisierungs- und Lateralisationsquotienten der Alpha-Power. Diese wurden aus den Alpha-Leistungswerten über den Elektroden F3, F 4, O1 und O2 (jeweils gegen die gleichseitige Ohrelektrode abgeleitet) errechnet. Beim Vergleich der EEGs der Patienten, die gut auf die Dauertherapie ansprachen mit den EEGs der Patienten, die sich unzureichend oder nicht besserten, fanden sich bei Respondern unabhängig vom Tag der Ableitung tendenziell mehr niedervoltagige desynchronisierte Abschnitte, in denen über keinem der registrierten Ableitpunkte eine Alpha-Grundtätigkeit mehr erkennbar war („Non-A-stage"), d.h. eine höhere dynamische Variabilität/Labilität als bei den Nonrespondern, die eher ein dynamisch rigides EEG-Muster aufwiesen. Responder wiesen außerdem im Ruhe-EEG (ohne Vigilanzkontrolle) vor Therapiebeginn eine langsamere und kontinuierlichere Zunahme dieser Non-A-EEG-Epochen auf, d.h., daß der Übergang vom Wach- in den Schlafzustand bei späteren Therapie-Respondern mehr den bei Gesunden zu beobachtenden Veränderungen entsprach als dies bei Nonrespondern der Fall war. Die Autoren wiesen aber ausdrücklich darauf hin, daß diese (Gruppen-) Unterschiede aufgrund der hohen interindividuellen Variabilität keine Voraussage der individuellen Response erlaubten. Nach Verabreichung einer Perazin-Testdosis von 150 mg zeigten Responder ausgeprägtere topographische Veränderungen der absoluten Alphaleistung. Responder wiesen bereits 2 h nach Verabreichung der Testdosis eine rechtsseitige Zunahme der Anteriorisierung, nach 24 h wieder eine Abnahme der linksfrontalen Alpha-Power bzw. linksseitigen Alphaanteriorisierung auf. Außerdem fand sich bei Respondern nach 24 h signifikant häufiger eine Linkslateralisierung der posterioren Alphaleistung. Unter steady-state-Bedingungen, 28 Tage nach Beginn einer Perazin-Dauertherapie, zeigten Responder wieder eine Normalisierung, d.h. ein Erreichen des Ausgangsniveaus, während Nonresponder signifikant gehäuft ein linksposteriores Überwiegen der Alphaleistung aufwiesen. Rechtsposterior waren die Veränderungen der prozentualen Alphaleistung am ausgeprägtesten. Bei Respondern fand sich hier in Einklang mit früheren Untersuchungen (Gaebel und Ulrich 1986) in den ersten 24 h signifikant häufiger eine Abnahme. Durch Kombination verschiedener topographischer Reaktionsmuster der Alpha-Power war eine korrekte Prädiktion der Responder in 80%, der Nonresponder nur in 64% möglich.

Trotz der Vielzahl der in den letzten 30 Jahren erschienenen Publikationen zur Frage der Vorhersagbarkeit des klinischen Ansprechens unter einer Neuroleptikatherapie mittels des EEG läßt sich der klinische Verlauf bei schizophrenen Patienten zum jetzigen Zeitpunkt allein mit Hilfe von EEG- Parametern noch nicht zuverlässig voraussagen. So wurde in der genannten Untersuchung von Gaebel et al. (1988a) immerhin ein Drittel der Nonresponder falsch klassifiziert. Methodische Unterschiede erschweren die Vergleichbarkeit der von verschiedenen Arbeitsgruppen gewonnenen Ergebnisse. So sind möglicherweise bei Anwendung unterschiedlicher Neuroleptika unterschiedliche EEG-Prädiktoren relevant. Für Zotepin beispielsweise konnten im Gegensatz zu den von der Arbeitsgruppe um Gaebel et al. (s.o.) für Perazin erhobenen Befunden keine signifikante Korrelation zwischen der Therapieresponse und elektroenzephalographischen Parametern an seriell aufgezeichneten EEGs im Rahmen der Therapie gefunden werden (Higashi et al. 1987). Marjerrison et al. (1971) fanden bei Patienten, die gut auf eine Therapie mit Pimozid als Vertreter der Diphenylbutylbiperidine ansprachen, eine verminderte Modulation des EEG-Signals, in Form eines geringeren Variationskoeffizienten der Scores für die mittlere integrierte Amplitude. Dieses Ergebnis kontrastiert zu dem bei Phenothiazinen beschriebenen Befund einer erhöhten Variabilität.

Trotz der genannten Einschränkungen kann die Elektroenzephalographie – weitere umfangreiche Voruntersuchungen mit Berücksichtigung der genannten Faktoren vorausgesetzt – sicher einen wichtigen Beitrag zur Voraussage des klinischen Verlaufs auch beim einzelnen Patienten leisten. Besonders erfolgversprechend erscheint die Kombination elektroenzephalographischer Prädiktoren mit klinisch-pharmakologischen Prognosemerkmalen. So konnten Gaebel et al. (1988b) in Fortführung ihrer Perazin-Testdosisstudie durch Kombination der Variablen Ausgangspathologie, klinische Initialresponse am 3. Tag und Perazinspiegel 2 Stunden nach Verabreichung der Testdosis mit zwei EEG-Merkmalen durch eine Diskriminanzanalyse eine Gesamtklassifikationsgenauigkeit der Response-

Tabelle 1. Elektroenzephalogramm und Prädiktion auf Neuroleptika

Studie	Design	Ergebnis
1. Vor Therapiebeginn (Ausgangs-EEG)		
Saletu und Itil, 1972	n = 48 M: Butaperazin	NR mehr langsame, R mehr schnelle Aktivität im thiopental-aktivierten und Spontan-Schlaf-EEG
Akpinar et al., 1972	n = 14 M: Thioridazin	R weniger Deltawellen als NR
Itil et al., 1969	n = 17 M: Fluphenazin, Butaperazin, Trifluoperazin, Thioridazin	pharmakogen (Halluzinogene) desynchronisiertes EEG erhöht Ansprechbarkeit auf Neuroleptika
Itil et al., 1975	n = 62 M: Fluphenazin, Thiothixen, Haloperidol	R mehr schnelle Aktivität, weniger Alpha- und langsame Aktivität. NR weniger schnelle, mehr Alpha- und langsame Wellen
Itil et al., 1981	n = 13 M: Molindon, Thiothixen, Fluphenazin, Haloperidol	NR hoher Anteil an Alpha-, geringer Prozentsatz schneller Aktivität
2. Im Therapieverlauf (Verlaufs-EEG)		
Marjerrison et al., 1971	n = 19 M: Pimozid	R verminderte EEG-Modulation
Akpinar et al., 1972	n = 14 M: Thioridazin	R Zunahme langsamer, Abnahme schneller Aktivität, NR Zunahme sehr schneller Aktivität
d'Elia et al., 1977	n = 28 M: Penfluridol, Thiothixen	klin. Response korreliert mit Lateralisation im EEG
Higashi et al., 1987	n = 31 M: Zotepin	keine EEG-Prädiktoren der klinischen Response
3. Nach Verabreichung einer Neuroleptika-Testdosis		
Itil et al., 1981	n = 13 M: Molindon, Fluphenazin, Thiothixen, Haloperidol	NR Abnahme langsamer, Zunahme Alpha- und langsamer Beta-Aktivität
May et al., 1982	n = 8 M: Thiothixen	R Zunahme schneller Aktivität, NR keine Veränderung oder Reduktion schneller Aktivität
Ulrich et al., 1988, Gaebel et al., 1988a	n = 34 M: Perazin	R akut Alpha-Anteriorisierung; nach 24 h Linkslateralisierung der posterioren Alpha-Leistung

R Therapie-Responder, *NR* Therapie-Nonresponder, *M* Medikation

Voraussage von 85% erzielen. Bei diesen EEG-Merkmalen handelte es sich um den Variationskoeffizienten der linksposterioren Alphaleistung zwei Stunden nach Verabreichung der Testdosis und den Variationskoeffizienten des rechtsseitigen Anteriorisierungsquotienten vor Perazingabe. Die Varianzaufklärung ließ sich durch die Berücksichtigung dieser EEG-Variablen von 43,6% auf 49% erhöhen (Gaebel et al. 1988b). In Tabelle 1 sind abschließend wesentliche Arbeiten zur Prädiktion des Erfolgs einer Neuroleptikatherapie aus den letzten 25 Jahren zusammengefaßt.

Vorhersagbarkeit des Erfolgs einer Neuroleptikatherapie durch evozierte Potentiale

Die Zahl der Arbeiten, die sich der Prädikabilität der Neuroleptikaresponse mittels evozierter Potentiale (EP) widmen, ist außerordentlich gering (Tabelle 2). In einem von Hegerl 1989 publizierten Übersichtsartikel zu den Einsatzmöglichkeiten der EP in der Psychopharmakologie finden zwar sehr viele Arbeiten zum Einfluß einer Neuroleptikamedikation auf verschiedene EP-Parameter Erwähnung, aber nur zwei Publikationen aus den 70er Jahren zur Frage der Responseprädikabilität (Shagass, 1973; d'Elia et al. 1977). Shagass (1973) untersuchte 9 schizophrene Patienten und fand, daß Responder vor Medikation eine höhere Amplitude im Latenzbereich von 15–31 ms (also der mittleren akustisch evozierten Potentiale) aufweisen als Nonresponder. Bei Doppelreizen mit zunehmender Intensität des ersten Reizes fiel in dieser Untersuchung bei Respondern die Amplitude des zweiten Reizes stärker ab. D'Elia et al. (1977) bestimmten an 28 mit Penfluridol oder Thiothixen behandelten schizophrenen Patienten vor Therapiebeginn die höchste innerhalb der ersten 150 msec nach Applikation von Lichtblitzreizen nachweisbare VEP-Amplitude. Hierbei fanden sich keine signifikanten Unterschiede zwischen späteren Respondern und Nonrespondern. Ob Änderungen der VEP-Amplituden im Verlauf der neuroleptischen Therapie einen prädikativen Wert hinsichtlich der klinischen Prognose haben, wurde in dieser Arbeit nicht analysiert.

Hegerl et al. (1988) untersuchten Veränderungen der späten (kortikal evozierten) akustischen Potentiale (N1, P2 und P3) bei 36 schizophrenen ambulanten Patienten, die unter neuroleptischer Behandlung, vorwiegend mit Clozapin oder Perazin, standen, mittels eines sogenannten „auditory oddball" EP-Paradigmas. Bei diesem wird dem Patienten über einen Kopfhörer in unregelmäßigem Wechsel und wechselnden Reizabständen neben einem häufigen tieferfrequenten Ton ein seltener höherfrequenter Reiz angeboten, auf den er sich konzentrieren soll. Die Untersuchungen erfolgten nach einer dreimonatigen Stabilisierungsphase nach Entlassung aus der stationären Behandlung. Die kortikalen Potentialänderungen wurden für die beiden unterschiedlichen Tonreize getrennt ermittelt. Es ergaben sich deutliche Hinweise für die Annahme, daß eine kurze Interpeak-Latenz P2F-N1F („F" steht für die häufigeren tiefen „non-target"-Töne) ein Prädiktor für eine schlechte Prognose sein kann. Die schwerer betroffenen Pati-

Tabelle 2. Evozierte Potentiale (EP) und Prädiktion auf Neuroleptika

Studie	Design	Ergebnis
1. Vor Therapie (Ausgangs-EP)		
Saletu et al., 1971c	SEP n = 17 M: Haloperidol	R kürzere Latenzen kortikaler SEP
Shagass, 1973	AEP n = 9 M: Phenothiazine (v.a. Fluphenazin)	R höhere Amplituden der MAEP; bei Doppelreizen Abfall der Amplitude des 2. Reizes
d'Elia et al., 1977	VEP n = 28 M: Penfluridol, Thiothixen	keine VEP-Parameter mit prädikativem Wert
2. Im Therapieverlauf (Verlaufs-EP)		
Saletu et al., 1971a	SEP n = 15 M: Fluphenazin	R deutliche Latenzzunahme kortikaler Potentiale. NR geringe Zunahme bis Abnahme
Saletu et al., 1971b	SEP n = 9 M: Thiothixen	s.o.
Saletu et al., 1971c	SEP n = 17 M: Haloperidol	s.o.
Saletu et al., 1974	VEP n = 10 M: Thiothixen	R Latenz- und Amplitudenzunahme
Saletu et al., 1975	VEP n = 9 M: Fluphenazin	s.o.
Hegerl et al., 1988	AEP (oddball paradigm) n = 36 M: Clozapin, Perazin	NR kürzere Interpeak-Latenz (P2-N1) für neutralen Reiz

R Therapie-Responder, *NR* Therapie-Nonresponder, *M* Medikation, *SEP* somatosensorisch evozierte Potentiale, *AEP* akustisch evozierte Potentiale, *MAEP* mittlere akustisch evozierte Potentiale, *VEP* visuell evozierte Potentiale

enten (mit einem Global Assessment Score nach DSM-III-R < 65) hatten kürzere Interpeak-Latenzen P2F-N1F als die weniger schwer betroffenen (GAS > 65). Patienten mit einer höheren Rückfallrate wiesen tendenziell kürzere Interpeak-Latenzen P2F-N1F auf als Patienten mit einer geringen Rückfallrate. Die AEP-Komponenten nach Stimulation mit den selteneren höherfrequenten Tönen („target"-Töne) ergaben keine wesentlichen Unterschiede zwischen Respondern und Nonrespondern. Die Tatsache, daß sich Responder und Nonresponder nur durch die Analyse der kortikalen AEP nach den neutralen häufigeren Reizen unterscheiden ließen, wurde von den Autoren mit Hinweis auf das unklare anatomische Substrat der N1- und P2-Komponente nicht weiter diskutiert. Sie weisen allerdings einschränkend darauf hin, daß – obwohl sie einen statistischen Zusammenhang zwischen der neuroleptischen Medikation und der Interpeak-Latenz P2F-N1F nicht finden konnten – die beobachteten Unterschiede in den Interpeak-Latenzen zum Teil auf Unterschiede in der Medikation zurückzuführen sein könnten.

Die Arbeitsgruppe um Saletu (Saletu et al. 1971a, b, c, Saletu et al. 1973) untersuchte die Veränderungen somatosensibel evozierter Potentiale (SEP) unter einer neuroleptischen Therapie mit Fluphenazin, Thiothixen und Haloperidol. Bei diesen Untersuchungen stellte sich heraus, daß Patienten, die im Laufe der neuroleptischen Behandlung eine Verbesserung von 2 oder mehr Punkten auf der Global Clinical Impression (CGI)-Skala zeigten, somit gut respondierten, eine deutliche Latenzzunahme der kortikalen Potentiale aufwiesen, während Nonresponder generell eine geringere Zunahme, bei manchen Peaks sogar eine Abnahme aufwiesen. Die Amplituden nahmen bei beiden Gruppen ab, in der Responder-Gruppe aber wiederum mehr als bei den Nonrespondern. Eine genaue Einschätzung des prädikativen Wertes dieser Veränderungen im Therapieverlauf ist aber nicht möglich, da die Autoren nicht ausführlicher diskutierten, wieweit sie der klinischen Befundänderung vorauseilten.

Beim Vergleich der SEP-Befunde späterer Responder und Nonresponder vor Beginn einer Therapie mit Haloperidol (Saletu et al. 1971c) stellte sich heraus, daß die schizophrenen Patienten, die auf die Neurolepsie gut ansprachen, signifikant kürzere Latenzen sowie eine Tendenz zu höheren Amplituden der kortikalen SEP-Peaks aufwiesen, was als Zeichen einer größeren „kortikalen Erregbarkeit" bei Respondern interpretiert wurde (Saletu et al. 1973, Saletu 1977, Saletu 1978). Diese Ergebnisse erreichten zwar nicht ein signifikantes Niveau, bemerkenswerterweise fanden sich aber bei der selben Patientenpopulation auch bei quantitativen EEG-Untersuchungen unterschiedliche Muster bei späteren Respondern und Nonrespondern: Je höher der Anteil an sehr schneller Beta-Tätigkeit im EEG vor Behandlungsbeginn war, desto größer war die Wahrscheinlichkeit einer Besserung unter der nachfolgenden Neuroleptikatherapie (Itil 1973, siehe auch oben). Im Gegensatz zu den von d'Elia et al. (1977) an Erwachsenen erhobenen Befunden konnte die Arbeitsgruppe um Saletu bei kindlichen Psychosen einen Zusammenhang zwischen dem Ansprechen auf eine Neuroleptikatherapie und VEP-Befunden dokumentieren: eine gute Response auf Thiothixen oder Fluphenazin war verknüpft mit einer Latenz- und Amplitudenzunahme visuell evozierter Potentiale in Richtung einer Angleichung an bei gesunden Kindern erhobene VEP-Befunde (Saletu et al. 1974, Saletu et al. 1975).

Als wesentliche intervenierende Variablen, die neben der methodischen Vielfalt die Vergleichbarkeit von Ergebnissen zum Zusammenhang zwischen Medikamentengabe und EP-Veränderungen erschweren, nennt Hegerl (1989) in dem o.g. Übersichtsartikel: Alter, Geschlecht, Diagnose, Symptomatologie, Medikation (Dauer, Dosis, Applikationsform), Persönlichkeit, physiologische bzw. psychologische Ausgangslage, Tageszeit, klinische Änderung unter Medikation. Außerdem ist zu bedenken, daß nichtlineare Zusammenhänge zwischen diesen Variablen und ihren Einflüssen auf die EP angenommen werden müssen. In der Psychopharmakologie sind häufig Dosis/Wirkungsbeziehungen anzutreffen, die einer umgekehrten U-Funktion entsprechen. Auch stellt sich die Frage, wieweit beobachtete EP-Veränderungen unter einer neuroleptischen Medikation immer auf einen direkten Neuroleptika-Effekt zurückzuführen, oder nur Folge der klinischen Besserung sind bzw. mit anderen – vom eigentlichen klinischen Verlauf unabhängigen – Faktoren zusammenhängen.

Hegerl (1989) zieht das Resümme, daß derzeit – anders als z.B. für die Behandlung mit Psychostimulantien und mit Lithium – noch keine Prädiktion des Erfolgs einer neuroleptischen Langzeitmedikation mittels evozierter Potentiale möglich ist.

Reaktionsmuster des vegetativen Nervensystems als Prädiktoren des klinischen Verlaufs unter Neuroleptikatherapie

Zahlreiche Untersuchungen sprechen dafür, daß limbische Strukturen eine wesentliche Rolle in der Genese verschiedener Aspekte psychotischen Verhaltens spielen. Von daher liegt es nahe, periphere Funktionen des vegetativen Nervensystems (autonomes Nervensystem = ANS), das ebenfalls über das limbische System gesteuert wird, auf ihre prognostische Aussagekraft bezüglich einer neuroleptischen Therapie zu untersuchen. Die meiste Aufmerksamkeit wurde hierbei der (meist an der Hand gemessenen) elektrischen Leitfähigkeit der Haut zuteil, die die (Re-)Aktivität der sympathisch innervierten Schweißdrüsen wiederspiegelt. Andere Parameter wie die Pulsrate wurden nur sporadisch bestimmt.

„… as is usually the case with research on schizophrenia, … literature is characterized by an at times chaotic variability rather than by firmly replicable empirical findings." Mit dieser pointierten Feststellung faßte Öhman (1981) in einem Übersichtsartikel die Ergebnisse der seit Anfang diesen Jahrhunderts bis in die 60er Jahre durchgeführten vergleichenden Untersuchungen der elektrodermalen Aktivität an Schizophrenen und Gesunden zusammen. Selbst Anfang der 70er Jahre publizierte Arbeiten schienen sich noch in ihren Ergebnissen gegenseitig zu widerlegen (s. z.B. Zahn et al. 1968, Bernstein 1970, Thayer und Silber 1971, Depue und Fowles

1973, Jordan 1974). Erst die vor allem auf Untersuchungen von Gruzelier und Venables (1972) zurückgehende Hypothese, daß es innerhalb einer klinisch heterogenen Gruppe schizophrener Patienten zwei in sich relativ homogene Subgruppen hinsichtlich des elektrodermalen Reaktivitätsmusters geben könne, eine hyper- und eine hyporeaktive (s.u.), schien einen Teil der Widersprüche aufzulösen und führte in den folgenden Jahren zu zahlreichen Untersuchungen, die sich mit der Prädikabilität des klinischen Verlaufs unter einer Neuroleptikatherapie (oder auch des Spontanverlaufs) mittels dieser elektrophysiologischen Methode befaßten.

Untersuchungsgegenstand der im folgenden beschriebenen Studien war in den meisten Fällen die Veränderung der Hautleitfähigkeit („Skin conductance orienting response", SCOR) auf neutrale Stimuli. Diese nicht die Aufmerksamkeit des Probanden beanspruchenden Reize bestanden meist aus einer Serie von 1–20 Tönen mittlerer Intensität und Höhe von 1–2 Sekunden Dauer. Charakteristisch für das Reaktionsprofil bei Gesunden ist eine (auch bei anderen Funktionen des vegetativen Nervensystems beobachtbare) Habituation im Laufe einer Reizserie. In einem Teil der Studien wurden zusätzlich Aufmerksamkeitstests durchgeführt.

Frith et al. (1979) untersuchten die Veränderungen der Hautleitfähigkeit auf eine Serie von 14 Tönen mit einer Intensität von 85 dB und einer Frequenz von 1000 Hz bei 41 Patienten mit einer akuten Schizophrenie vor und 4 Wochen nach Beginn der Behandlung, wobei „Behandlung" entweder neuroleptische Medikation mit Flupenthixol oder Verabreichung eines Placebo bedeutete. Die Patientengruppe, die vor Beginn der Behandlung keine Habituation der elektrodermalen Reaktivität zeigte, ließ auch unter der Behandlung (Neuroleptika oder Placebo) keine befriedigende Besserung erkennen, während die Patienten, die normal habituierten und deren Symptomatik akut aufgetreten war, eine deutliche Besserung (sogar wenn sie nur mit Placebo behandelt worden waren!) aufwiesen.

Zahn, Carpenter und McGlashan (1981a und b) fanden in ihren Untersuchungen an 46 akut schizophrenen (zum Zeitpunkt der Tests medikamentenfreien) Patienten ebenfalls einen Zusammenhang zwischen ANS-Reaktivitätsmuster und dem kurzfristigen – d.h. bis zum Zeitpunkt der Entlassung aus der stationären Behandlung beobachteten – klinischen Verlauf. Ähnlich wie bei der vorgenannten Untersuchung von Frith et al. (1979) wies die Patientengruppe mit der schlechteren klinischen Prognose ein hohes „Arousal" unter Ruhebedingungen (20 neutrale 500 Hz-Töne, 72dB) mit verminderter oder fehlender Habituation sowie eine eher verminderte Reaktivität des vegetativen Nervensystems unter Anforderungsbedingungen (Reaktions- und Rechentest) auf.

Straube et al. (1987) untersuchten neben der Hautleitfähigkeit auch die Herzfrequenz als weiteren wesentlichen Aspekt der ANS-Reaktivität bei 19 medikamentenfreien akut schizophrenen Patienten vor Beginn einer neuroleptischen Behandlung mit Perazin. Die Patienten mit unzureichender oder ausbleibender Besserung des psychopathologischen Befundes zeigten ein „paradoxes" ANS-Reaktionsmuster mit relativ geringer ANS-Erregung in Form eines verminderten Hautleitungsniveaus unter Anforderungsbedingungen (Aufmerksamkeitstest) und relativ stärkerer ANS-Aktivität, die sich in einer höheren Pulsrate widerspiegelte, in neutralen, also anforderungsfreien Stimulusbedingungen. Zusammen mit drei anderen Variablen erwies sich die SCOR-Reaktivität als bester Prädiktor der klinischen Besserung nach vierwöchiger neuroleptischer Therapie, sofern die formalen Denkstörungen als Prognose-Kriterium dienten. Vergleichbar den Daten von Frith et al. (1979) besserten sich die Patienten mit später Habituation in der SCOR klinisch am wenigsten. Wenn als Kriterium der klinischen Besserung die Veränderung im Total-Score der BPRS (Brief Psychiatric Rating Scale) diente, hatte die Gruppe mit später Habituation der kardiovaskulären Reaktivität die schlechteste Prognose.

Straube (im Druck) konnte die Krankheitsverläufe von 38 (von anfänglich 45 in die Studie aufgenommenen) schizophrenen Patienten über 5 Jahre verfolgen und hinsichtlich möglicher Prädiktoren analysieren, wobei erstmals auch überprüft wurde, ob die Prädiktoren für den kurz- und mittelfristigen Verlauf identisch sind. Die Patienten wurden nach mindestens vierwöchiger Medikamentenfreiheit zuerst nach einem standardisierten Behandlungsschema mit Haloperidol (Tagesdosis 15–45 mg), danach entweder mit Haloperidol oder – im Falle einer ausbleibenden Besserung – mit anderen Neuroleptika (meist Clozapin) in frei wählbarer Dosierung weiterbehandelt. Neben psychophysiologischen Variablen wurden Verhaltensmerkmale (wie Aufmerksamkeitsstörungen, Reaktionszeit und Einstellung zur Behandlung) sowie psychopathologische Symptome und Syndrome auf ihre prädikativen Eigenschaften untersucht. Die psycho-physiologischen Untersuchungen beinhalteten die Bestimmung der Reaktivität der Hautleitfähigkeit und der Pulsfrequenz auf eine Serie von 15 neutralen Tönen, auf Reaktionszeit-Stimuli und auf „weißes Rauschen" hoher Intensität. Der Reaktionstest bestand aus 15 höherfrequenten Signal- und 15 tieferfrequenten Nichtsignal- (indifferenten) Tönen. Bei Erklingen eines Signaltones mußten die Patienten auf einen Knopf drücken. Es wurden 31 psychophysiologische Variablen bestimmt, die mittels einer Faktorenanalyse auf 6 Faktoren reduziert wurden. Patienten, die eine niedrigere Pulsrate in neutralen, also stimulusfreien Phasen zeigten, hatten einen besseren kurzfristigen (d.h. in diesem Falle 6 Wochen-) Krankheitsverlauf, wobei sich aber aufgrund des Studiendesigns nicht entscheiden ließ, ob es sich hierbei um einen Effekt der neuroleptischen Behandlung oder um eine spontane Remission handelte. Die Ergebnisse früherer Studien, denen zufolge eine frühzeitige Habituation der Hautleitfähigkeit auf neutrale Stimuli hin mit einer günstigen kurzfristigen Prognose einhergehen, konnten nicht reproduziert werden: Es war nicht möglich, mittels der Reaktivität der Hautleitfähigkeit Therapieresponder und -nonresponder zu differenzieren. Bei der Analyse des mittelfristigen Verlaufs (fünfjährige Beobachtungszeit) zeigten Patienten, die stärker auf die neutralen Stimuli reagierten, tendenziell (!) eher einen schlechten, Patienten mit einem niedrigen Aktivierungsniveau (low activity type) eher einen günstigen Verlauf. Im Gegensatz zu den Befunden für den kurzfristigen Krankheitsverlauf ging also eine frühe Habituation auf neutrale Reize mit einem besseren mittelfristigen Outcome einher.

Die bislang genannten Studien lassen sich msammenfassend so interpretieren, daß eine erhöhte elektrodermale Reaktivität unter anforderungsfreier Stimulation mit einer schlechteren kurz- und mittelfristigen, also in Monaten bis wenigen Jahren bemessenen Prognose einhergeht. Erhöhte elektrodermale Reaktivität bedeutet dabei in der Regel: verspätete Habituation der SCOR, die meist mit einem erhöhten Hautleitungsniveau einhergeht. Das Hyper-Arousal bei akut Schizophrenen könnte demnach als Vulnerabilitätsmarker dienen.

Die Akzeptierung des postulierten Zusammenhangs zwischen schlechtem klinischem Verlauf und Hyperreaktivität des ANS darf nicht zu der Schlußfolgerung verleiten, daß Patienten, mit anderen ANS-Reaktivitätsmustern zwangsläufig eine gute Prognose haben. Für Schizophrene mit früher Habituation scheint dieser Umkehrschluß zwar gerechtfertigt, für Patienten, die auf neutrale Reize nicht reagieren, aber offensichtlich nicht, wie vor allem die im folgenden referierten Arbeiten der Gruppen um Bernstein und Öhman (s.u.) zeigen.

In einer in den USA, Großbritannien und der Bundesrepublik durchgeführten SCOR-Multi-Center-Studie (Bernstein et al. 1982) kamen die Autoren zu dem Schluß, daß 40–50% der an Schizophrenie Erkrankten nicht mit einer Veränderung der Hautleitfähigkeit auf neutrale Reize oder Reize mäßiger Intensität reagieren. Dies gelte gleichermaßen für länger stationär behandelte chronische wie für erstmals stationäre Patienten, für nichtmedizierte und medizierte Patienten sowie unabhängig von der Art des eingesetzten Reizes (akustisch oder visuell). Zu vergleichbaren Ergebnissen kam 1984 eine schwedische Studie (Alm et al. 1984).

Schneider (1982) kam bei der Untersuchung der elektrodermalen Aktivität und des Ansprechens auf eine neuroleptische Therapie bei chronischen Schizophrenen zu dem Ergebnis, daß die Patienten, die Nutzen aus einer neuroleptischen Behandlung zogen, vor Behandlungsbeginn eine höhere elektrodermale Aktivität zeigten als therapieresistente Patienten.

Öhman und Öhlund (1989) publizierten 1989 eine Arbeit, derzufolge die Diskriminanzanalyse neben bestimmten klinischen Parametern (schlechte prämorbide Anpassung, Negativsymptome) als einzigen unabhängigen Outcome-Prädiktor eine fehlende elektrodermale Reaktivität ergeben habe.

Die auf den ersten Blick widersprüchlich erscheinenden Ergebnisse der genannten Arbeitsgruppen, die in Tabelle 3 nochmals in kurzer Form zusammengefaßt sind, spiegeln in erster Linie Unterschiede in den untersuchten Patientenkollektiven wider. Wenn tatsächlich die elektrodermale Nichtreaktivität in den meisten Fällen bei Patienten mit einer Negativsymptomatik auftritt, ist es nicht verwunderlich, daß Studien, in denen ausschließlich oder schwerpunktmäßig akut erkrankte Schizophrene untersucht wurden (wie z.B. in den Studien von Frith et al. 1979, Zahn et al. 1981), diese nicht erfaßten. Zumindest ein Teil der Differenzen in den verfügbaren Daten dürfte auf unterschiedliche Beurteilungskriterien zurückzuführen sein. Levinson et al. (1984, 1985) konnten anhand eigener umfangreicher Experimente eindrucksvoll belegen, daß invalide Beurtei-

Tabelle 3. Vegetatives Nervensystem und Prädiktion auf Neuroleptika

Studie	Design	Ergebnis
Frith et al., 1979	n = 41 M: Flupenthixol, Placebo	keine SCOR-Habituation vor Therapie = schlechte Prognose
Zahn et al., 1981a, b	n = 46 M: keine Angaben	NR vor Therapie verminderte oder fehlende SCOR-Habituation, verminderte ANS-Reaktivität unter Anforderungsbedingungen
Schneider, 1982	n = 26 M: Thiothixen, Thioridazin	R vor Therapie höheres SCOR-Niveau als NR
Straube et al., 1987	n = 19 M: Perazin	NR geringe ANS-Reaktivität unter Anforderung, verstärkte ANS-Aktivität unter anforderungsfreien Bedingungen
Öhman und Öhlund, 1989	n = 37 M: keine genauen Angaben	fehlende elektrodermale Reaktivität = schlechtere Prognose
Straube et al. (im Druck)	n = 38 M: initial Haloperidol, später versch. Neuroleptika	frühe SCOR-Habituation auf neutrale Stimuli = bessere mittelfristige Prognose

R Therapie-Responder, *NR* Therapie-Nonresponder, *M* Medikation, *SCOR* Scin Conductance Orienting Response, *ANS* autonomes (vegetatives) Nervensystem

lungskriterien zu exzessiv hohen Prozentzahlen nicht-habituierender Patienten führen. Wurden die Kriterien so definiert, daß die SCOR-Reaktion innerhalb von 1–5 sec nach Setzen des Reizes zu erfolgen hatte und das Nichtreagieren auf drei aufeinanderfolgende Reize als Habituation gewertet, fanden sich signifikant höhere Habituations-Scores als unter Anwendung restriktiverer Kriterien (erlaubte Latenz: 1,6–3 sec, Habituation gegeben, wenn Reaktion auf zwei aufeinanderfolgende Reize ausbleibt). Auch scheint möglicherweise zu lange Konsens darüber bestanden zu haben, daß der Einfluß der neuroleptischen Medikation auf die elektrodermale Reaktivität – wie auch auf andere Aspekte des ANS-„Arousal" – eher gering und somit vernachlässigbar sei. Die auch heute noch mit am meisten zitierte Studie von Frith et al. (1979) z.B. enthält zwar den Hinweis, daß die beobachteten Effekte unabhängig von der Medikation gewesen seien, hinreichend detaillierte Angaben zur Pharmakotherapie fehlen aber. Besonders die Arbeiten der Gruppe um Green (Green und Nuechterlein 1988, Green et al. 1989) deuten darauf hin, wie entscheidend die Berücksichtigung der eingesetzten Medikation für die Vergleichbarkeit der Ergebnisse ist. Es ist durchaus denkbar, daß die in der klinischen Pharmakotherapie üblichen Umrechnungstabellen (z.B. in Chlorpromazinäquivalenten) hierfür nicht ausreichen und einer Ergänzung durch spezielle Äquivalenztabellen, z.B. der anticholinergen Potenz des eingesetzten Neuroleptikums, bedürfen, auch wenn neuere Untersuchungen (Spohn et al. 1989) die Vermutung nahelegen, daß die Assoziation zwischen anticholinergem Wirkprofil und spezifischen Veränderungen der Hautleitfähigkeit auch auf andere Faktoren als einen direkten anticholinergen Effekt zurückzuführen sind. Schließlich besteht bis heute kein Konsens hinsichtlich der optimalen Beurteilungskriterien für den klinischen Outcome. So muß z.B. eine Rückbildung produktiver Symptome nicht automatisch mit einer (längerfristig) stabilen sozialen Adaptation einhergehen.

Ungeachtet der beschriebenen Differenzen in Methodik und Ergebnissen liegt nach dem derzeitigen Kenntnisstand die Vermutung nahe, daß sowohl eine Hyper-Reaktivität des ANS mit ausbleibender oder sehr später Habituation als auch eine Hypo-Reaktivität ohne Veränderung der Hautleitfähigkeit auf neutrale Reize mit einer eher schlechten Prognose einhergehen. Dabei sind für akute und chronische schizophrene Patienten bzw. für Patienten mit positiven und Patienten mit vorwiegend negativen Symptomen möglicherweise unterschiedliche Prädiktoren relevant (Straube und Öhman 1990). So scheint für Patienten mit vorherrschender Minus-Symptomatik vor allem eine elektrodermale Hyporeaktivität von prädikativer Bedeutung zu sein.

Ausblick

Zahlreiche Arbeiten der letzten Jahre lassen den hohen Stellenwert vor allem der Elektroenzephalographie in der Beurteilung der psychotropen Wirksamkeit neu entwickelter Pharmaka (siehe z.B. Herrmann et al. 1991 a, b, c) erkennen. Trotz der für diese wie auch für die anderen in diesem Beitrag beschriebenen neurophysiologischen Methoden zu bedenkenden Einschränkungen kann man angesichts der schon vorliegenden Befunde durch standardisierte Untersuchungen von EEG-, EP- und ANS-Parametern in naher Zukunft weitere Fortschritte auch bei der Suche nach Prädiktoren für das Ansprechen auf eine Neuroleptikatherapie erwarten. Um diesem Ziel näherzukommen, muß das Hauptaugenmerk künftiger Untersuchungen unseres Erachtens auf eine exakte Subgruppen-Klassifikation der für entsprechende Studien vorgesehenen Patienten gerichtet werden. Weiterhin bedarf es sicher eines breiteren Konsens darüber, was unter einer guten „Response" zu verstehen und wie diese valide zu erfassen ist. Schließlich sollte dem Einfluß der Medikation (Stoffgruppe, Dosis etc.) verstärkt Rechnung getragen werden

Literatur

Akpinar S, Itil T, Marasa J, Keskiner A (1972) Clinical investigations and computer analysis of EEG effects of thioridazine hydrochloride on chronic schizophrenics. Psychiatr Clin North Am 5: 289–299

Alm T, Lindström L, Öst LG, Öhman A (1984) Electrodermal nonresponding in schizophrenia: Relationships to attentional, clinical, biochemical, computed tomographical, and genetic factors. Int J Psychophysiol 1:195–208

Bente D (1961) Elektroencephalographische Gesichtspunkte zur Klassifikation neuro- und thymoleptischer Pharmaka. Med Exp 5: 337–346
Bente D (1963) Elektroenzephalographie und psychiatrische Pharmakotherapie. In: Achelis JD, von Ditfurth H (Hrsg) Anthropologische und naturwissenschaftlich-klinische Grundlagenprobleme der Pharmakopsychiatrie. Thieme, Stuttgart, S 75–99
Bente D, Itil TM (1960) EEG-Veränderungen unter chronischer Medikation von Piperazinyl-Phenothiazin-Derivaten. Med Exp 2: 132–137
Bernstein AS (1970) The phasic electrodermal orienting response in chronic schizophrenics. II. Response to auditory signals of varying intensity. J Abnorm Psychol 75: 146–156
Bernstein AS, Frith C, Gruzelier J, Patterson T, Straube E, Venables P, Zahn T (1982) An analysis of the skin conductance orienting response in samples of American, British, and German schizophrenics. Biol Psychol 14: 155–211
Borenstein P, Dabbah M (1961) Utilité du controle E.E.G. des drogues psychotropes. Sem Hop 37: 1589–1593
Bruck MA (1964) A method to determine average voltage in the EEG. Electroencephalogr Clin Neurophysiol 12: 528
Bruck MA (1968) EEG voltage as an indicator of drug-induced changes in schizophrenia. Am J Psychiatry 124: 1591–1595
Cesarec Z, Nyman AK (1985) Differential response to amphetamine in schizophrenia. Acta Psychiatr Scand 71: 523–538
D'Elia G, Jacobsson L, von Knorring L, Mattsson B, Mjörndal T, Oreland L, Perris C, Rapp W (1977) Changes in psychopathology in relation to EEG variables and visual averaged evoked responses (V. AER) in schizophrenic patients treated with penfluridol or thiothixene. Acta Psychiatr Scand 55: 309–318
Depue RA, Fowles DC (1973) Electrodermal activity as an index of arousal in schizophrenia. Psychol Bull 79: 233–238
Feigenberg IM (1964) Comparative electroencephalographic characteristics of various clinical groups of schizophrenic patients. Zh Nevropatol Psikhiatr 64: 567–574
Flügel F, Itil TM, Stoerberger R (1964) Klinische und elektroenzephalographische Untersuchungen bei therapieresistenten schizophrenen Psychosen. In: Bradley, Flügel, Hoch (Hrsg) (1964) Neuropsychopharmacology. Elsevier, Amsterdam, pp 474–477
Frith CD, Stevens M, Johnstone EC, Crow TJ (1979) Skin conductance responsivity during acute episodes of schizophrenia as a predictor of symptomatic improvement. Psychol Med 9: 101–106
Gaebel W, Ulrich G (1986) Topographical distribution of absolute alpha-power in schizophrenic outpatients: On-drug responders vs. nonresponders. Pharmacopsychiatry 19: 222–223
Gaebel W, Ulrich G, Pietzcker A, Müller-Öhrlinghausen B (1988a) Elektroenzephalographische Indikatoren der neuroleptischen Akutresponse. In: Beckmann H, Laux G (Hrsg) Biologische Psychiatrie, Synopsis 1986/87. Springer, Berlin Heidelberg New York Tokyo, pp 303–306
Gaebel W, Pietzcker A, Ulrich G, Schley J, Müller-Öhrlinghausen B (1988b) Möglichkeiten der Voraussage des Erfolges einer Akutbehandlung mit Perazin anhand der Reaktion auf eine Perazintestdosis. In: Helmchen H, Hippius H, Tölle R (Hrsg) Therapie mit Neuroleptika – Perazin. Thieme, Stuttgart, pp 159–172
Green MF, Nuechterlein KH (1988) Neuroleptic effects on electrodermal responsivity to soft tones and loud noise in schizophrenia. Psychiatry Res 24: 79–86
Green MF, Nuechterlein KH, Satz P (1989) The relationship of symptomatology and medication to electrodermal activity in schizophrenia. Psychophysiology 26: 148–157
Gruzelier JH, Venables PH (1972) Skin conductance orienting activity in a heterogeneous sample of schizophrenics. J Nerv Ment Dis 15 5: 277–287
Hegerl U, Gaebel W, Gutzman H, Ulrich G (1988) Auditory evoked potentials as possible predictors of outcome in schizophrenic outpatients. Int J Psychophysiol 6: 207–214
Hegerl U (1989) Psychopharmaka und kortikal evozierte Potentiale. Fortschr Neurol Psychiatr 57: 267–280
Helmchen H, Künkel H (1964) Der Einfluß von EEG-Verlaufsuntersuchungen unter psychiatrischer Pharmakotherapie auf die Prognostik von Psychosen. Arch Psychiatr Z Ges Neuro 205: 1–18

Herrmann WM, Schärer E, Delini-Stula A (1991) Predictive value of pharmaco-electroencephalography in early human-pharmacological evaluations of psychoactive drugs. First example: Savoxepine. Pharmacopsychiatry 24: 196–205

Herrmann WM, Schärer E, Wendt G, Delini-Stula A (1991) Second example to discuss the predictive value of pharmaco-electroencephalography in early human pharmacological evaluations of psychoactive drugs. Pharmacopsychiatry 24: 206–213

Herrmann WM, Schärer E, Wendt G, Delini-Stula A (1991) Third example to discuss the predictive value of pharmaco-electroencephalography in early human pharmacological evaluations of psychoactive drugs. Pharmacopsychiatry 24: 214–224

Higashi Y, Momotani Y, Suzuki E, Kaku T (1987) Clinical and EEG studies of zotepine, a thiepine neuroleptic, on schizophrenic patients. Pharmacopsychiatry 20: 8–11

Igert C, Lairy GC (1962) Interet prognostique de l'EEG au cours de l'evolution des schizophrenes. Electroencephalogr Clin Neurophysiol 14: 183–190

Itil TM (1964) Elektroencephalographische Studien bei endogenen Psychosen und deren Behandlung mit psychotropen Medikamenten unter besonderer Berücksichtigung des Pentothal-Elektroencephalogramms, 2. Aufl. Matbaasi, Istanbul

Itil TM (1965) Pentothal induced changes in EEG as a prognostic index in drug therapy of psychotic patients. Am J Psychiatry 121: 996–1002

Itil TM Keskiner A, Fink M (1966) Therapeutic studies in „therapy-resistant" schizophrenic patients. Compr Psychiatry 7: 488–493

Itil TM, Keskiner M, Holden JMC (1969) The use of LSD and Ditran in the treatment of therapy resistant schizophrenics (symptom provocation approach). J Dis Nerv Syst [Suppl]: 93–103

Itil TM, Saletu B, Marasa J, Mucciardi AN (1973) Digital computer analyzed EEG: A predictor of therapeutic outcome in schizophrenia. Proc. 126th Annu. Meet. APA, Honululu 1973, pp 146–147

Itil TM, Marasa J, Saletu B, Davis S, Mucciardi AN (1975) Computerized EEG: predictor of outcome in schizophrenia. J Nerv Ment Dis 160: 188–203

Itil TM (1980) Computer analyzed electroencephalogramm to predict the therapeutic outcome in schizophrenia. In: Baxter C, Melnechuk T (eds) Perspectives in schizophrenia research. Raven, New York, pp 61–75

Itil TM, Shapiro D, Schneider SJ, Francis IB (1981) Computerized EEG as a predictor of drug response in treatment resistant schizophrenics. J Nerv Ment Dis 169: 629–637

Jordan LS (1974) Electrodermal activity in schizophrenics: Further considerations. Psychol Bull 81: 85–91

Levinson DF, Edelberg R, Bridger WH (1984) The orienting response in schizophrenia: Proposed resolution of a controversy. Biol Psychiatry 19: 489–507

Levinson DF, Edelberg R, Maricq HR (1985) The skin conductance orienting response in neuroleptic-free schizophrenics: Replication of the scoring criteria effect. Biol Psychiatry 20: 646–653

Marjerrison G, Keogh RP, Nair NPV (1971) Pimozide: EEG effects related to clinical response. Can Psychiat Ass J 16: 437–439

May PRA, Itil T, van Putten T, Lee MA, Yale C (1982) A preliminary attempt to relate individual differences in EEG test dose response to clinical effect. Biol Psychiatry 17: 599–603

Öhman A (1981) Electrodermal activity and vulnerability to schizophrenia: A review. Biol Psychol 12: 87–145

Öhman A, Öhlund LS (1989) Electrodermal nonresponding, premorbid adjustment, and symptomatology as predictors of long-term social functioning in schizophrenics. J Abnorm Psychol 98: 426–435

Saletu B, Saletu M, Itil TM, Hsu W (1971a) Changes in somatosensory evoked potentials during fluphenazine treatment. Pharmacopsychiatry 4: 158–168

Saletu B, Saletu M, Itil TM, Jones J (1971b) Somatosensory evoked potential changes during thiothixene treatment in schizophrenic patients. Psychopharmacologia 20: 242–252

Saletu B, Saletu M, Itil TM, Marasa J (1971c) Somatosensory evoked potential changes during haloperidol treatment of chronic schizophrenics. Biol Psychiatry 3: 299–308

Saletu B, Itil TM (1972) Thiopental activation and spontaneous sleep and dream patterns of resistant schizophrenics. Can Psychiat Ass J 17: 209–219

Saletu B, Saletu M, Itil TM (1973) The relationships between psychopathology and evoked responses before, during and after psychotropic drug treatment. Biol Psychiatry 6: 45–74

Saletu B, Simeon J, Saletu M, Itil TM, DaSilva J (1974) Behavioral and visual evoked potential investigations during trihexyphenidyl and thiothixene treatment in psychotic boys. Biol Psychiatry 8: 177–189

Saletu B, Saletu M, Simeon J, Marasa J (1975) Fluphenazine treatment in the psychotic child: Clinical-evoked potential correlations. Comp Psychiat 16: 265–278

Saletu B (1977) The evoked potential in pharmacopsychiatry. Neuropsychobiology 3: 74–104

Saletu B (1978) Quantitative neurophysiologische Aspekte der Schizophrenie vor und während der Psychopharmakatherapie. Arzneimittelforschung 28: 1481–1485

Schneider J (1961) EEG and human psychopharmacology. Paper presented at 3rd World Congress of Psychiatry, Montreal

Schneider SJ (1982) Electrodermal activity and therapeutic response to neuroleptic treatment in chronic schizophrenic in-patients. Psychol Med 12: 607–613

Shagass C (1973) Evoked potential studies in patients with mental disorders. In: Sabelli H (ed) Chemical modulation of brain function. Raven, New York, pp 313–326

Spohn HE, Coyne L, Wilson JK, Hayes K (1989) Skin-conductance orienting response in chronic schizophrenics: The role of neuroleptics. J Abnorm Psychol 98: 478–486

Straube ER, Schied HW, Rein W, Breyer-Pfaff U (1987) Autonomic nervous system differences as predictors of short-term outcome in schizophrenics. Pharmacopsychiatry 20: 105–110

Straube ER, Wagner W, Foerster K, Heimann H (1989) Findings significant with respect to short- and medium-term outcome in schizophrenia – a preliminary report. Prog Neuropsychopharmacol Biol Psychiatry 13: 185–197

Straube ER, Öhman A (1990) Functional role of the different autonomic nervous system activity patterns found in schizophrenia – a new model. In: Straube ER, Hahlweg K (eds) Schizophrenia. Springer, Berlin Heidelberg New York Tokyo, pp 135–157

Straube ER (1993) The heterogeneous prognosis of schizophrenia. Possible determinants of the short-term and the five years' outcome. In: Cromwell RL, Snyder CR (eds) Schizophrenia: Origins, processes, treatment, and outcome (im Druck)

Thayer J, Silber DE (1971) Relationship between levels of arousal ans responsiveness among schizophrenic and normal subjects. J Abnorm Psychol 77: 162–173

Ulrich G, Gaebel W, Pietzcker A, Müller-Öhrlinghausen B, Stieglitz RD (1988) Prediction of neuroleptic on-drug response in schizophrenic in-patients by EEG. Eur Arch Psychiatr Neurol Sci 237: 144–155

Zahn TP, Rosenthal D, Lawlor WG (1968) Electrodermal and heart rate orienting reactions in chronic schizophrenia. J Psychiatr Res 6: 117–134

Zahn TP, Carpenter WT, McGlashan TH (1981) Autonomic nervous system activity in acute schizophrenia. II. Relationships to short-term prognosis and clinical state. Arch Gen Psychiatry 38: 260–266

Korrespondenz: Dr. H.-P. Scholl, Psychiatrische Klinik und Poliklinik der Universität Bonn, Sigmund-Freud-Straße 25, D-53115 Bonn, Bundesrepublik Deutschland.

STH- und PRL-Sekretion: Prädiktion des Therapieerfolges mit Neuroleptika?

F. Müller-Spahn und **G. Kurtz**

Psychiatrische Klinik der Universität München, Bundesrepublik Deutschland

Die Ergebnisse unterschiedlicher Forschungsstrategien führten zur Formulierung der Dopaminhypothese der Schizophrenie, die vor allem eine funktionelle Überaktivität dopaminerger Rezeptoren im Zusammenhang mit schizophrenen Erkrankungen postuliert. Deshalb zählt zu den Hauptforschungsrichtungen der biologischen Psychiatrie die Untersuchung dieses Transmittersystems.

Neuroendokrinologische Experimente ermöglichen eine Aussage über die Funktion dieses Systems. Eine besondere Bedeutung kommt dabei der Regulation des Wachstumshormons (STH) sowie des Prolaktins (PRL) über dopaminerge Rezeptoren zu. Die Stimulation mit dem Dopaminrezeptoragonisten Apomorphin führt zur vermehrten Sekretion von STH und zur verminderten Freisetzung von Prolaktin. So ermöglicht die periphere Messung des STH eine Aussage über den Funktionszustand zentraler dopaminerger Rezeptoren im hypothalamohypophysären System in vivo und kann damit als extrazerebraler Indikator für intrazerebrale Prozesse, die uns nicht direkt zugänglich sind, gelten.

Von verschiedenen Arbeitsgruppen konnten signifikante positive Korrelationen zwischen der Höhe der STH-Sekretion und der produktiv-psychotischen Symptomatik nachgewiesen werden (Müller-Spahn 1991).

Vier Arbeitsgruppen untersuchten, inwieweit der Apomorphintest eine Prädiktorfunktion im Hinblick auf die klinische Effizienz einer antipsychotischen Behandlung mit Neuroleptika besitzt (Rotrosen et al. 1976, Garver et al. 1984, Zemlan et al. 1986, Meltzer et al. 1981). Die Ergebnisse sind jedoch insgesamt widersprüchlich.

So fanden Rotrosen et al. (1976) eine hohe STH-Sekretion nach Apomorphinstimulation bei jenen akut exazerbierten chronisch-schizophrenen Patienten, die auf eine nachfolgende Neuroleptikatherapie schlecht ansprachen. Dagegen berichteten Garver et al. (1984) und Zemlan et al. (1986) über einen positiven Zusammenhang zwischen der Höhe der stimulierten STH-Sekretion vor Beginn der Behandlung und der durch Neuroleptika erzielten klinischen Besserung. Meltzer et al. (1981) berichteten über eine signifikante negative Korrelation zwischen STH-Sekretion nach Apomorphin und dem Schweregrad der psychotischen Symptomatik bei Entlassung. Sie schlossen aus diesen Ergebnissen auf eine Prädiktorfunktion des Apomorphintestes.

Auch die Prolaktinsekretion nach Apomorphin zeigte insgesamt widersprüchliche Ergebnisse (Müller-Spahn 1991).

Zur Ermittlung einer möglichen Prädiktorfunktion der STH- und PRL-Sekretion als Ausdruck einer unterschiedlichen dopaminergen Rezeptorempfindlichkeit im Hinblick auf die dopaminrezeptor-blockierende Wir-

Tabelle 1. Einzeldarstellung psychopathologischer (*BPRS* Brief Psychiatric Rating Scale, *CGI* Clinical Global Impression) Veränderungen (Dif: Tag 0 bis Tag 42) sowie Gesamtbeurteilung der Zustandsänderung (CGI 2) unter NL-Therapie über 42 Tage

Nr.	BPRS							CGI
	1	2	3	4	5	6	7	2
1	2	-2	11	4	7	22	22	2
2	1	2	9	4	8	21	24	3
3	2	-2	4	4	3	11	11	4
4	5	-5	8	1	5	14	14	3
5	0	-2	5	6	8	19	17	3
6	7	-7	3	5	4	13	13	3
7	2	-1	3	4	0	7	8	4
8	0	0	0	-1	3	2	2	5
9	2	-2	0	0	0	0	0	5
10	0	0	1	2	2	5	5	5
11	0	1	10	1	2	13	14	3
12	0	0	13	2	5	20	20	3
13	4	0	8	2	2	12	16	2
14	2	4	0	0	-3	-3	-5	5
15	1	2	3	-1	-1	1	4	4
16	6	-1	10	4	6	20	25	3
17	2	1	7	5	5	17	20	3
18	-4	-1	0	-2	-1	-3	-8	5
19	0	-2	-1	-1	0	-2	-4	4
20	-1	3	1	1	3	5	7	3
21	3	1	3	-3	-1	-1	3	5

BPRS-Syndrome: *1* Angst/Depression; *2* Anergie; *3* Denkstörung; *4* Aktivierung; *5* Feindseligkeit (Mißtrauen); *6* Summe aus 3, 4, 5; *7* Summe aus 1–5

kung von Neuroleptika wurden 21 männliche schizophrene Patienten mit einem paranoid-halluzinatorischen Syndrom mit 0,006 mg pro kg Körpergewicht Apomorphin s.c. stimuliert (Diagnose nach ICD-9 und DSM-III).

Die Patienten wurden mit unterschiedlichen Neuroleptika und unterschiedlichen Dosierungen je nach klinischer Erfordernis behandelt. Der Beobachtungszeitraum umfaßte 42 Tage. Die Patienten waren vor Durchführung des Apomorphintestes mindestens einen Monat neuroleptikafrei. Die Krankheitsdauer lag zwischen einem Monat und ca. 14 Jahren.

In Tabelle 1 finden sich die Differenzwerte der einzelnen BPRS-Syndrome sowie die Zustandsänderungen (CGI-Item 2) aufgelistet. Die produktivpsychotische Symptomatik wurde mittels der BPRS-Syndrome 3 bis 5 erfaßt (Overall und Gorham, 1962).

Die Responder bzw. Nonresponder wurden wie folgt charakterisiert:

Responder: Besserung der produktiv-psychotischen Symptomatik (Differenzwerte der BPRS-Syndrome 3 bis 5 zwischen Tag 0 und Tag 42) um mindestens 40% sowie eine Gesamtbeurteilung der Zustandsänderung im CGI am Tag 42 als „viel besser" (Tabelle 2).

Partialresponder: Besserung der produktiv-psychotischen Symptomatik zwischen Tag 0 und Tag 42 um weniger als 40% aber mehr als 10%.

Nonresponder: Besserung der produktiv-psychotischen Symptomatik zwischen Tag 0 und Tag 42 um weniger als 10% sowie eine Gesamtbeurteilung der Zustandsänderung als „nur wenig besser, unverändert oder schlechter".

Die Auswertung der psychopathologischen Veränderungen im Therapieverlauf ergab keine signifikante Korrelation zu den apomorphininduzierten Veränderungen der STH-Sekretion (Tabelle 2).

Die Prolaktinbasalwerte sowie die Prolaktindifferenzwerte (Basalwert – Stimulationswert) lagen in der Respondergruppe höher als bei den Nonrespondern.

Eine hohe STH-Stimulation bei Beginn der Behandlung war sowohl mit einer sehr guten klinischen Remission als auch mit einem fehlenden Therapieerfolg verbunden. Gruppenstatistisch fanden sich zwischen der Gruppe der Responder und Nonresponder bezüglich der apomorphininduzierten STH-Stimulation keine signifikanten Unterschiede.

Zusammenfassend sind die Ergebnisse im Hinblick auf eine potentielle Prädiktorfunktion des Apomorphintestes widersprüchlich. Die Differenzierung der Patientenstichprobe in Responder und Nonresponder konnte nicht die Hypothese bestätigen, daß Patienten mit einer erhöhten dopaminergen Rezeptorempfindlichkeit im hypothalamo-hypophysären System in besonderer Weise von einer antipsychotisch wirksamen antidopaminergen Neuroleptikatherapie profitieren würden.

Die relativ hohen, jedoch noch in der Norm liegenden basalen Prolaktinserumspiegel und PRL-Differenzwerte vor Beginn der Behandlung in

Tabelle 2. PRL (bas, Dif)- und STH (bas, AUC)-Werte bei Therapierespondern (BPRS-Syndrome 3–5: > 40%)

Nr.	Alter (Jahre)	Diagnose (ICD-9)	PRL U/ml bas	PRL U/ml Dif	STH ng/ml bas	STH ng/ml x 90 min AUC
1	47	295.3	207	37	0,17	1107
2	26	295.3	62	–	0,2	921
3	28	295.1	–	–	0,46	34
4	22	295.1	259	–	0,3	195
5	21	295.3	118	–	0,2	1616
6	26	295.1	281	172	0,12	807
7	27	295.1	308	167	0,11	8
8	37	295.3	330	256	0,23	2927
9	20	295.7	380	256	0,19	448

Dif t_0-$t_{Minimum}$ nach Apomorphin

der Gruppe der Therapieresponder deuten eher auf eine geringe dopaminerge Rezeptorempfindlichkeit in diesem System hin. Jedoch schränken die geringen Fallzahlen insgesamt die Beurteilung dieses Befundes ein.

Eine andere Arbeitsgruppe (Cleghorn et al. 1983) fand bei Verlaufsuntersuchungen eine erhöhte STH-Sekretion zum Zeitpunkt des psychotischen Rezidivs. Im Gegensatz dazu lag die apomorphininduzierte STH-Sekretion nach Abklingen der akuten Psychose deutlich niedriger. Dieser Befund würde wiederum auf den engen Zusammenhang zwischen dem Auftreten produktiv-psychotischer Symptome und einer erhöhten Rezeptorempfindlichkeit im hypothalamo-hypophysärem Bereich hinweisen.

Zusammenfassend konnte eine eindeutige Prädiktorfunktion des Apomorphintestes im Hinblick auf die klinische Wirksamkeit einer antipsychotischen Behandlung mit Neuroleptika bei einer 42tägigen Beobachtungsperiode nicht nachgewiesen werden.

In diesem Kontext stellt sich natürlich die Frage, inwieweit die Überprüfung dopaminerger Funktionen im hypothalamo-hypophysären System Rückschlüsse auf den Funktionszustand dopaminerger Rezeptoren in den mesolimbisch-mesokortikalen Arealen erlauben, von denen bekannt ist, daß sie für die Wahrnehmungsverarbeitung und damit die psychotische Symptomatik von entscheidender Bedeutung sind.

Dieses Procedere erscheint jedoch aus folgenden Gründen sinnvoll:

1. Vor allem dopaminerge Systeme beeinflussen die Intensität und Koordination kognitiver und motorischer Funktionen, wobei bei schizophrenen Patienten in erster Linie eine Dysfunktion im mesokortical-

mesolimbischen dopaminergen System vermutet wird. Es ist aber noch unklar, ob hier auch der primäre Ort der Störung liegt oder ob aufgrund der sehr engen anatomischen Verbindungen zwischen den einzelnen topographisch unterschiedlichen Systemen nicht zum Beispiel eine primäre Störung im hypothalamo-hypophysären oder nigrostriären System erst sekundär auf das mesolimbisch-mesokortikale dopaminerge System übergreift.

2. Apomorphin stimuliert Dopamin-2-Rezeptoren. Auf die Blockade dieser Rezeptoren durch Neuroleptika werden deren antipsychotische und extrapyramidal-motorische Wirkungen sowie die Erhöhung der Prolaktinsekretion zurückgeführt. Die Stimulation von Dopamin-2-Rezeptoren mit Apomorphin führt dosisabängig zu einer vermehrten Sekretion von STH, zu einer verminderten Sekretion von PRL sowie zu Hyperkinesen, Antriebsminderung und zu dysphorischer Verstimmung sowie bei vorbestehender psychotischer Symptomatik zu Exazerbation dieser Symptome. Da Apomorphin auf diese unterschiedlichen Bereiche – Wahrnehmungsverarbeitung, Affektivität, Motorik, Sekretion von Wachstumshormon und Prolaktin – einwirkt, erscheint die Überprüfung des Zusammenhanges zwischen psychopathologischen Veränderungen und der durch Apomorphin induzierten Erhöhung der Wachstumshormon-Sekretion bzw. Verminderung der Prolaktin-Sekretion durchaus sinnvoll.

Die Tatsache, daß keine konsistenten Befunde – auch bei Vergleich mit den in der Literatur vorliegenden Daten – vorliegen, kann zumindest zum Teil dadurch erklärt werden, daß die Dopamin-Hypothese der Schizophrenie keine allgemeine Gültigkeit besitzt.

Literatur

Cleghorn JM, Brown GM, Brown PJ, Kaplan RD, Mitton J (1983) Growth hormone responses to graded doses of apomorphine HCL in schizophrenia. Biol Psychiatry 18: 875–885

Ettigi P, Nair PV, Lal S, Cervantes P, Guyda H (1976) Effect of apomorphine on growth hormone and prolactin in schizophrenic patients, with or without oral dyskinesia, withdrawn from chronic neuroleptic therapy. J Neurol Neurosurg Psychiatry 39: 870–876

Ferrier I, Johnstone E, Crow TJ (1984) Hormonal effects of apomorphine in schizophrenia. Br J Psychiatry 144: 349–357

Garver DL, Zemlan F, Hirschowitz J, Hitzemann R, Mavroidis ML (1984) Dopamine and nondopamine psychoses. Psychopharmacology (Berl) 84: 138–140

Meltzer HY, Busch D, Fang VS (1981) Hormones, dopamine receptors and schizophrenia. Psychoneuroendocrinology 6 (1): 17–36

Müller-Spahn F (1991) Neuroendokrinologie und Schizophrenieforschung. Springer, Berlin Heidelberg New York Tokyo

Overall JE, Gorham DR (1962) The brief psychiatric rating scale. Psychological Report 10: 799–812

Rotrosen J, Angrist B, Gershon S (1976) Dopamine receptor alteration in schizophrenia: Neuroendocrine evidence. Psychopharmacology 51: 1–7

Rotrosen J, Angrist B, Clark C, Gershon S, Halpern F, Sachar E (1978) Suppression of prolactin by dopamine agonists in schizophrenics and controls. Am J Psychiatry 135: 949–951

Tamminga CA, Smith RC, Pandey G, Frohmann LA, Davis JM (1977) A neuroendocrine study of supersensitivity in tardive dyskinesia. Arch Gen Psychiatry 34: 1199–1203

Zemlan FP, Hirschowitz J, Sautter F, Garver DL (1986) Relationship of psychotic symptom clusters in schizophrenia to neuroleptic treatment and growth hormone response to apomorphine. Psychiatry Res 18: 239–255

Korrespondenz: Prof. Dr. F. Müller-Spahn, Psychiatrische Klinik der Universität München, Nußbaumstraße 7, D-80336 München, Bundesrepublik Deutschland.

Frühe Neuroleptika-Serumspiegel als Prädiktoren für Nonresponse?

B. Bandelow und **E. Rüther**

Psychiatrische Universitätsklinik, Göttingen, Bundesrepublik Deutschland

Ein Problem in der Schizophreniebehandlung ist, daß von Patient zu Patient extrem unterschiedliche Neuroleptikadosen notwendig sind, um eine antipsychotische Wirksamkeit zu erreichen. Die Spanne der üblicherweise verwendeten Tagesdosen bei Haloperidol reicht von z.B. 0,5 bis 100 mg. Die therapeutische Breite von Neuroleptika ist dabei ausgesprochen hoch, d.h. ein hohe Dosis ist nicht unbedingt mit einer entsprechend hohen Nebenwirkungsrate verknüpft. Bei manchen schizophrenen Patienten kann bereits bei einer Tagesdosis von 6 mg Haloperidol eine antipsychotische Wirkung erwartet werden; die mittlere Tagesdosis hospitalisierter Patienten liegt bei 16 mg (Schmidt et al. 1983). Tagesdosen bis 100 mg (oral) sind fast als gängig zu bezeichnen; bei Hochdosis-Therapiestudien wurden bis zu 300 mg Haloperidol täglich gegeben. Die Ergebnisse mit sehr hohen Dosen waren jedoch unterschiedlich. Modestin et al. (1983) sahen keinen Vorteil einer hohen (ca. 58 mg/die) gegenüber einer mittleren Haloperidoldosis (ca. 20 mg/die). Ericksen et al. (1978) berichteten über verstärkte extrapyramidaler Symptome, sahen aber keine klinische Besserung durch 60 mg-Dosen. Andere Autoren behandelten ihre Patienten dagegen erfolgreich mit Hochdosen von 80 mg/die (Lehmann und Lienert, 1984) oder 300 mg/die (Petit et al. 1987). Denber und Collard (1962) behandelten einen Patienten mit 1000 mg/die, ohne daß es jedoch zu einer Besserung kam. Gesunde Versuchspersonen klagen übrigens bereits ab etwa 3 mg Haloperidol über Nebenwirkungen. Die hohe Variabilität bei der Dosierung von Haloperidol wird in Abb. 1 demonstriert. Diese hohe Variabilität gilt jedoch nur für hochpotente Neuroleptika (z.B. Butyrophenone), bei denen die dopaminantagonistische Wirkung im Vordergrund steht. Bei niedrigpotenten Neuroleptika, die im Normaldosisbereich bereits eine starke Affinität zu den übrigen Rezeptorsystemen besitzen, würde eine extreme Hochdosierung durch das Auftreten z.B. anticholinerger Nebenwirkungen limitiert werden.

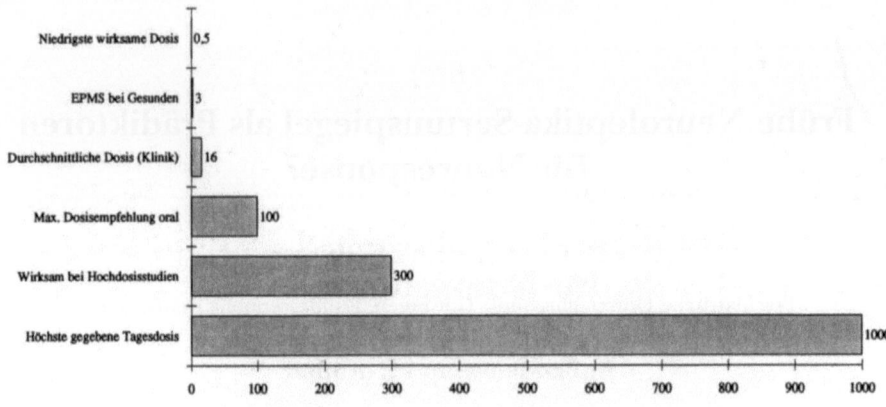

Abb. 1. Hohe Variabilität bei Haloperidol-Tagesdosen (mg)

Auch das Auftreten extrapyramidaler Nebenwirkungen (EPMS) weist starke interindividuelle Varianzen auf. Während ein Patient bei einer Tagesdosis von 30 mg Haloperidol eine antipsychotische Wirkung angibt und nicht über Nebenwirkungen klagt, kann ein anderer bereits bei 12 mg Tagesdosis ausgeprägte EPMS entwickeln. Kompliziert wird dieses Problem weiterhin dadurch, daß für Neuroleptika ein „EPMS-Fenster" gefordert wurde.

Damit ist gemeint, daß EPMS nur in einem mittleren Dosierbereich, aber nicht bei relativ niedrigen oder relativ hohen Dosen auftreten (Haase, 1982). Nach einer Übersicht von Aubree und Lader (1980) berichten die meisten Autoren über eine erhöhte EPMS-Häufigkeit bei den höheren Dosen.

Nach klinischen Erfahrungen scheint es so zu sein, daß Patienten, die entweder unter besonders schweren Psychosen leiden oder bei denen die Krankheit schon lange besteht, höhere Dosen brauchen, um eine antipsychotische Wirkung zu erreichen. Bei der Langzeitbehandlung spielen Toleranzphänomene möglicherweise eine Rolle (siehe Bandelow et al. 1991). Andererseits treten bei diesen Patienten die extrapyramidalen Nebenwirkungen auch erst bei einer höheren Dosis auf. Bei manischen Patienten, die über längere Zeit mit einer konstanten Neuroleptikadosis behandelt werden, wird oft beobachtet, daß gleichzeitig mit der klinischen Besserung eine erhöhte Empfindlichkeit gegenüber den EPMS auftritt. Die Dosis kann dann ohne Einbuße der antimanischen Wirkung reduziert werden. Auch bei schizophrenen Patienten kann dieses Phänomen gegen Ende einer schizophrenen Episode beobachtet werden. Jeder Patient scheint ein individuelles therapeutisches Fenster zu haben, das sich auch im Laufe der Zeit nach oben oder unten verschieben kann.

Der Kliniker steht vor dem Problem, daß bei der Behandlung eines neuen Patienten zunächst unklar ist, mit welcher Dosis begonnen werden soll. Eine Tagesdosis von 10 mg könnte entweder massiv unterdosiert sein oder aber viel zu hoch, so daß schwere extrapyramidale Nebenwirkungen auftreten. Die Dosierung muß daher individuell erfolgen und wird in der

Regel von unten hochtitriert, wobei manchmal erst nach mehreren Wochen eine ausreichende Wirkung erreicht wird. Tritt nach 2–3 Wochen keine Wirkung ein, wird oft nicht bis zur Maximaldosis weiter gesteigert. Stattdessen erfolgt manchmal eine Medikamentenumstellung (z.B. von Phenothiazinneuroleptika auf Butyrophenone oder umgekehrt), da aus der klinischen Erfahrung bekannt ist, daß die Patienten individuell unterschiedlich auf die verschiedenen Neuroleptikasubstanzen reagieren. Mit dem neuen Medikament muß erneut langwierig die optimale Dosis bestimmt werden; oder aber es stellt sich heraus, daß die Psychose des Patienten mit Neuroleptika überhaupt nicht zu beeinflussen ist, was immerhin in 10–20% der Fälle vorzukommen scheint.

Seitdem es möglich ist, die Plasmaspiegel der Neuroleptika zu bestimmen, wird versucht, die Spanne der Plasmaspiegel zu bestimmen, unterhalb der die Behandlung ineffektiv und oberhalb der eine weitere klinische Besserung nicht mehr eintritt bzw. lediglich mehr Nebenwirkungen auftreten. Die bisherigen Ergebnisse sind jedoch widersprüchlich. Manche Autoren stellten (teilweise kurvilineare) Beziehungen zwischen Plasmaspiegeln und klinischem Effekt fest (Magliozzi et al. 1981, Breyer-Pfaff et al. 1983, Mavroides et al. 1983, Miller et al. 1984, Smith et al. 1985, Aschauer et al. 1988); andere konnten keine Korrelation finden (Möller et al. 1981; Garver et al. 1984). Weitere Unklarheit besteht über die Zusammenhänge zwischen oraler bzw. parenteraler Dosis und Plasmaspiegeln. Miller et al. (1984) sowie Petit et al. (1987) konnten befriedigende Korrelationen finden, Shvartsburd et al. (1983) jedoch nicht. Bis heute hat sich die Neuroleptikaspiegelbestimmung in den psychiatrischen Kliniken nicht als Routinemethode durchgesetzt.

Es wurde versucht, die mangelnde Korrelation zwischen Dosis und klinischer Wirkung, auf Faktoren wie individuellen Metabolismus, Geschlecht, Gewicht, Urin-pH, Wechselwirkungen mit Nahrungsmitteln oder anderen Medikamenten u.a. zurückzuführen (McIntyre und Gershon, 1985, Van Putten et al. 1991).

Neuroleptika nehmen somit in der Psychopharmakologie eine gewisse Sonderstellung ein. Bei den Antidepressiva ist die Spanne zwischen den individuell verabreichten Minimal- und Maximaldosen sehr viel geringer. Zwar hat sich die Plasmaspiegelbestimmung bei den Antidepressiva auch noch nicht als Routinemethode durchgesetzt, dennoch können in Einzelfällen einer Nonresponse die Dosen individuell angepaßt werden. Im Falle der Lithiumprophylaxe können bei zuverlässigen Patienten die Plasmaspiegel extrem genau eingestellt werden. Eine Überdosierung um das 5fache würde hier schnell zu gefährlichen Intoxikationen führen.

Es wurde daher gehofft, daß durch eine Neuroleptika-Plasmakonzentrationsbestimmung in den ersten Tagen der Behandlung Schlüsse gezogen werden können, ob der Patient mit diesem Medikament erfolgreich behandelt werden kann, oder ob sofort eine Umstellung auf eine andere Neuroleptikagruppe vorgenommen werden sollte. Diese Idee wurde in drei Studien realisiert – mit widersprüchlichen Ergebnissen. Louza-Neto et al. (1988) untersuchten den Zusammenhang zwischen der Plasmakonzentration nach einer Testdosis und der klinischen Wirkung. Sie gaben zunächst eine Testdosis von 0,05 mg/kg Haloperidol (entspricht 3,5 mg bei 70 kg) und gaben danach einem Teil der Patienten eine niedrige Tagesdosis (0,15 mg/kg, entspricht 10,5 mg bei 70 kg) oder eine hohe Tagesdosis (0,4 mg/kg, entspricht 28 mg bei 70 kg). Zwölf Stunden nach der Testdosis bestimmten sie die Plasmakonzentration und setzten sie mit der klinischen Besserung (BPRS) in Verbindung. Zwischen den Plasmaspiegeln bei niedriger Dosierung und der klinischen Besserung nach 8 Tagen ergab sich eine Korrelation von r = .69 (p < .03). Zwischen den Plasmaspiegeln der Hochdosisgruppe und der klinischen Besserung nach 8 Tagen ergab sich jedoch kein signifikanter Zusammenhang. Außerdem ergaben sich in beiden Dosierungsgruppen kein signifikanter Zusammenhang mit der Besserung am 29. Tag.

In einer Untersuchung von Gaebel et al. (1988) war der Serumspiegel 2 Stunden nach einer Testdosis bei Respondern (BPRS am 28. Tag) signifikant *niedriger* als bei den Nonrespondern.

Ein Problem bei der Anwendung einer Testdosis ist, daß erst nach dem Aufbau eines steady-state-Spiegels ein konstanter Zusammenhang mit der klinischen Besserung zu erwarten ist. Swigar et al. (1984) fanden keinen Zusammenhang zwischen der Haloperidolkonzentration nach Erreichen des steady state (etwa nach einer Woche) und der der klinischen Besserung nach 2 Wochen. Es ergab sich hingegen ein signifikanter Zusammenhang zwischen dem Verhältnis steady-state-Prolaktinkonzentration/steady-state-Haloperidolkonzentration und der späteren klinischen Besserung (Frauen: r = −0,47, p < 0,01; Männer: r = −0,54, p < 0,05).

Insgesamt reicht sicher die Datenlage noch nicht aus, um aus diesen Untersuchungen den Schluß abzuleiten, daß frühe Plasmakonzentrationsbestimmungen keinen sicheren Rückschluß auf die spätere Response oder Nomesponse ziehen lassen. Wegen der obengenannten Schwierigkeiten, zwischen Dosis und Plasmaspiegel oder zwischen Plasmaspiegel und klinischer Wirkung eine ausreichende Korrelation zu finden, ist allerdings fast zu erwarten, daß weitere Untersuchungen in dieser Richtung keine konkreteren Ergebnisse bringen werden. Neuere Erkenntnisse der Rezeptorforschung lassen auch Zweifel aufkommen, ob Bestimmungen von Plasmaspiegeln überhaupt für die Lösung der Nonresponse-Frage zu verwerten sind.

Die Positronenemissionstomographie (PET) hat nun neue Erkenntnisse in der Frage der Neuroleptika-Nonresponse gebracht. Bei schizophrenen Patienten, die verschiedene Neuroleptika erhalten hatten, bestimmte man im PET-Scan die Verdrängung eines zuvor gegebenen radioaktiv markierten starken D_2-Blockers ([^{11}C]Racloprid). Im Karolinska Institutet in Stockholm wurde gezeigt, daß bei Tagesdosen zwischen 4–12 mg Haloperidol die D_2-Rezeptoren der Patienten bereits zu 81–89% besetzt waren (Farde et al. 1988a, b). Aus der Praxis weiß man aber, daß manchmal klinische Besserungen auch noch bei Steigerung von z.B. 30 auf 50 mg/Tag deutlich werden. Coppens et al. (1991) untersuchten ausreichend hochdosiert behandelte, therapieresistente Schizophrene: die D_2-Rezeptoren waren zu

95% besetzt. Eine fast komplette Besetzung des D_2-Rezeptors reicht also offensichtlich in manchen Fällen nicht aus, um eine antipsychotische Wirkung zu erreichen. Dies erklärt, warum in den Untersuchungen zur Korrelation zwischen Plasmaspiegel und klinischer Besserung manchmal Responder sehr niedrige Spiegel und Nonresponder sehr hohe Spiegel hatten. Wahrscheinlich hatten in den meisten Plasmaspiegel-Studien Responder und Nonresponder ausreichend hohe Spiegel, die zumindestens hinreichten, um die D_2-Rezeptoren zu besetzen. Außerdem kann gesagt werden, daß bei anfänglicher Nonresponse trotz kompletter Rezeptorbesetzung eine weitere Konzentrationserhöhung noch zu einer klinischen Besserung führen kann. Damit ist zwar das Problem der Nonresponse nicht gelöst, andererseits kann aber vermutet werden, daß wahrscheinlich nicht Unterschiede in der gastrointestinalen Resorption, Wechselwirkungen u.a. für das Phänomen der Nonresponse verantwortlich sind, wie früher angenommen wurde. Über die Gründe dieses Phänomens kann zur Zeit nur spekuliert werden. Neuere PET-Studien ließen die Vermutung aufkommen, daß sich die Rezeptordichte der D_2-Rezeptoren im Zusammenhang mit einer langen Krankheitsdauer oder mit einer akuten Exazerbation ändert (Mutinot et al. 1990). Davis et al. (1991) nehmen an, daß die Neurotransmitterstörung bei Schizophrenie durch eine *zu niedrige* präfontrale Dopaminaktivität charakterisiert ist, die negative Syndrome verursacht und die zu einer *überschießenden* Dopaminaktivität in den mesolimbischen Dopaminneuronen führt, was wiederum zu einer Positivsymptomatik führt.

Die Entdeckung neuer Dopaminrezeptoren läßt Zweifel an der Theorie aufkommen, daß die D_2-Rezeptoren allein für die antipsychotische Wirkung der Neuroleptika ausschlaggebend sind. In der letzten Zeit hat die Aufklärung der Aminosäurensequenz von Dopaminrezeptoren der psychopharmakologischen Forschung neue Impulse gegeben. Zunächst wurde der Dopamin-D_2-Rezeptor der Ratte in seiner Aminosäurensequenz von Bunzow et al. (1988) in Toronto dargestellt. Grandy et al. (1989) konnten den menschlichen D_2-Rezeptor klonisieren. Der D_1-Rezeptor wurde später ebenfalls in seiner Struktur aufklärt (Zhou et al. 1990, Sunahara et al. 1990). 1990 veröffentlichten Sokoloff et al. eine Arbeit über die Klonisierung eines weiteren Rezeptors, des D_3-Rezeptors, der auch zu den G-Protein-gekoppelten Rezeptoren zählt und dem D_2-Rezeptor sehr ähnlich ist. Dieser D_3-Rezeptor kommt im Gegensatz zum D_2-Rezeptor hauptsächlich im limbischen System vor und könnte der Rezeptor sein, der spezifisch nur für die antipsychotische Wirkung, aber nicht für EPMS verantwortlich ist. Die antipsychotische Wirkung der Neuroleptika wird durch das mesolimbische/mesokortikale Dopaminsystem vermittelt, die Nebenwirkungen dagegen durch das nigrostriatale und das tuberoinfundibulare System. Allerdings blockieren alle Neuroleptika den D_2-Rezeptor stärker als den neu entdeckten D_3-Rezeptor. Aber: die typischen Neuroleptika (wie z.B. Haloperidol, Pimozid) blockieren D_2 etwa 10–20mal stärker als D_3, während die atypischen (Clozapin, Sulpirid, Amisulprid, Raclopride) D_2 nur etwa 2–3mal stärker blockieren als D_3. Anfang 1991 wurde die Entdeckung eines D_4-Rezeptors veröffentlicht (van Tol, 1991). Während die meisten Agonisten und Antagonisten zum D_4-Rezeptor eine gleiche oder niedrigere Affinität als zu den D_2- und D_3-Rezeptoren haben, ist bei Clozapin die D_4-Affinität sehr viel höher – ein möglicher Hinweis dafür, daß der D_4-Rezeptor derjenige ist, der für das atypische Profil des Clozapins verantwortlich ist. Auch ein kürzlich beschriebener D_5-Rezeptor (Sunahara et al. 1991) konnte für die Entwicklung neuer Neuroleptika von Bedeutung sein. Dieser dem D_1-Rezeptor ähnliche Rezeptor bindet Dopamin mit 10fach höherer Affinität als D_1.

Ein weiteres interessantes Gebiet der biologischen Psychiatrie, das möglicherweise helfen kann, bisher ungeklärte Fragen des inviduellen Ansprechens auf Neuroleptika zu klären, beruht auf der Computersimulation von Rezeptorbindungen. Die Primärstrukturen (Aminosäuresequenzen) vieler Proteine sind bekannt (Tabelle 1), aber über ihre dreidimensionalen Strukturen fehlen noch wesentliche Erkenntnisse. Es gibt zahlreiche Untersuchungen über die dreidimensionalen Strukturen der Dopaminrezeptoren, die jedoch auf statischen Konzepten beruhen. Die Methode der „Molekulardynamiksimulation", die die mechanischen Kräftefelder und die Bewegungsaspekte eines molekularen Systems berücksichtigt, hat neue Einsichten in die Funktion biologisch aktiver Systeme gebracht (Dahl et al. 1990, 1991). Mit neuen Methoden der Computersimulation von Rezeptoren und ihren Liganden (Molecular Graphics, Molecular Dynamics und Molecular Modelling) kann ein Bild der Rezeptoren und ihrer Liganden entworfen werden, das der Realität sehr nahe kommen kann. Der in seiner Aminosäuresequenz aufgeklärte D_2-Rezeptor konnte so simuliert werden. Dieses Modell wurde durch molekulare mechanische Energie-Minimisierung und molekulare Dynamiksimulation verfeinert (Dahl et al. 1991). An den negativ geladenen Aspartat-Resten der synaptischen Seite des Dopaminrezeptors bindet sich das Dopamin, von elektrostatischen Kräften gehalten, an den Rezeptor. Dahl konnte durch seine Computersimulation modellhaft zeigen, wie das Dopamin in den relativ engen Kanal des D_2-Rezeptors eindringt. Ebenso konnte gezeigt werden, wie Neuroleptikamoleküle, die an einer anderen Lokalisation des Rezeptors von elektrostatischen Kräften gehalten werden, eine Andockung eines Dopaminmoleküls verhindern (Sylte und Dahl, 1991).

Die Computersimulation wird in naher Zukunft sicherlich eingesetzt werden, um Probleme der Nonresponse zu ergründen. So könnten Neuroleptika entwickelt werden, die selektiv die Rezeptoren blockieren, die für die antipsychotische Wirkung eine Bedeutung haben, aber andererseits Rezeptoren, die mit den unerwünschten Wirkungen in Verbindung gebracht werden, nicht in ihrer Funktion einschränken.

Daneben werden vor allem bildgebende Verfahren wie die Positronenemissionstomographie die Frage klären helfen, welche Dopaminsysteme mit der antipsychotischen Wirkung in Verbindung gebracht werden können.

Auch die Blockade anderer Rezeptorsysteme durch Neuroleptika darf bei der Untersuchung der Nonresponse nicht außer acht gelassen werden. Neuroleptika blockieren neben den Dopaminrezeptoren in unterschiedlicher Stärke Serotonin-, Acetylcholin-, Histamin-, α-adrenerge u.a. Rezeptoren. Da mit dem atypischen Neuroleptikum Clozapin in einigen Fällen von Therapieresistenz auf typische Neuroleptika eine Besserung erzielt werden konnte (Kane et al. 1988), wurde diese Substanz in letzter Zeit als Modell für die Relevanz anderer Rezeptorsysteme angesehen. Es wird angenommen, daß entweder das 5-HT$_2$/D$_2$-Verhältnis, das D$_1$/D$_2$-Verhältnis oder das D$_4$/D$_2$-Verhältnis das besondere Wirkprofil des Clozapins ausmacht. Über die Wechselwirkungen der verschiedenen Rezeptorsysteme ist noch wenig bekannt. Ebenso ist noch unklar, wie ein Medikament gleichzeitig mehrere Rezeptorsysteme blockieren kann – dies mag mit der verblüffenden strukturellen Ähnlichkeit der verschiedenen Neurotransmitterrezeptoren zusammenhängen. Der Versuch, mit Hilfe früher Plasmaspiegel vorherzusagen, ob die Therapie Erfolg haben wird, würde voraussetzen, daß die Nonresponse in den meisten Fällen auf einer mangelnden Verfügbarkeit des Neuroleptikums am Rezeptor basiert. Dies scheint nach den obigen Ausführungen jedoch nicht so zu sein. Zuwenig ist noch bekannt über die Gründe der interindividuellen Reagibilität auf Neuroleptika. Faktoren wie die Veränderung des Ansprechens auf die neuroleptische Therapie im Zeitverlauf der Erkrankung müssen zunächst erforscht werden. Zusammenfassend kann man sagen, daß die bisherige Vorgehensweise bei der Dosierung und Medikamentenwahl in der Schizophreniebehandlung, die weitgehend auf Erfahrung, Geduld und Fingerspitzengefühl beruht, nicht in naher Zukunft durch Labormethoden ersetzt werden kann.

Literatur

Aschauer HN, Schönebeck G, Langer G, et al (1988) Plasma concentrations of haloperidol and prolactin and clinical outcome in acutely psychotic patients. Pharmacopsychiatry 21: 246–251

Aubree JC, Lader MH (1980) High and very high dosage antipychotics: A critical review. J Clin Psychiatry 41: 341–350

Bandelow B, Müller P, Rüther (1991) 30 Jahre Erfahrung mit Haloperidol. Fortschr Neurol Psychiatr 8: 297–321

Breyer-Pfaff U, Brinkschulte M, Rein W, Schied HW, Straube E (1983) Prediction and evaluation criteria in perazine therapy of acute schizophrenics. Pharmacokinetic data. Pharmacopsychiatry 16: 160–165

Bunzow JR, Van Tol HHM, Grandy Dk, Albert P, Salo J, Christie M, Machida CA, Nebve KA, Civelli O (1988) Cloning and expression of a rat D$_2$ dopamine receptor cDNA. Nature 336: 783–787

Coppens HJ, Sloof CJ, Paans AMJ, Wiegman T, Vaalburg W, Korf J (1991) High central dopamine receptor occupancy as assessed with positron emission tomography in medicated but therapy resistant schizophrenic patients. Biol Psychiatry 29: 629–634

Dahl SG, Edvardsen Ø, Sylte I, et al (1991) Molecular dynamics of the dopamine D$_2$ receptor. Proc Natl Acad Sci USA 88: 8111–8115

Dahl SG, Edvardsen Ø, Sylte I (1990) Molecular structure and dynamics of the dopamine D$_2$ receptor and ligands. Clin Neuropharmacol 13 [Suppl 2]: 41–42

Dahl SG (1991) Molecular structure of neurotransmitter receptors and ligands. In: El-Gewely (ed) Site-directed mutagenesis and protein engineering. Elsevier, Amsterdam, pp 5–11

Davis KL, Kahn RS, Ko G, Davidson M (1991) Dopamine in schizophrenia: A review and reconceptualization. Am J Psychiatry 148: 1474–1486

Denber HCB, Collard J (1962) Differences de bioréactivité au Halopéridol entre deux groupes de psychotiques, américain et européen. Acta Neurol Psychiat Belg 62: 577–588

Ericksen SE, Hurt SW, Chang S, et al (1978) Haloperidol dose, plasma levels, and clinical response: A double-blind study. Psychopharmacol Bull 14: 15–16

Farde L, Wiesel FA, Halldin C, Sedvall G (1988a) Central D_2-dopamine receptor occupancy in schizophrenic patients treated with antipsychotic drugs. Arch Gen Psychiatry 45: 71–76

Farde L, Wiesel F-A, Janssen P, Uppfeldt G, Wahlen A, Sedvall G (1988b) An open label trial of raclopride in acute schizophrenia: Confirmation of D_2-dopamine receptor occupancy by PET. Psychopharmacology 94: 1–7

Gaebel W, Pietzcker A, Ulrich G, Schley J, Müller-Oerlinghausen B (1988) Möglichkeiten der Voraussage des Erfolges einer Akutbehandlung mit Perazin anhand der Reaktion auf eine Perazintestdosis. In: Helmchen H, Hippius H, Tölle R (Hrsg) Therapie mit Neuroleptika – Perazin. Thieme, Stuttgart New York, pp 159–172

Garver DL, Hirschowitz J, Glickstein GA, Kanter DR, Mavroides ML (1984) Haloperidol plasma and red blood cell levels and clinical antipsychotic response. J Clin Psychopharmacol 4: 133–137

Grandy DK, Marchionni MA, Makam H, et al (1989) Cloning of the cDNA and gene for a human D_2 dopamine receptor. Proc Natl Acad Sci USA 86: 9762–9766

Haase HJ (1982) Therapie mit Psychopharmaka und anderen, seelisches Befinden beeinflussenden Medikamenten. Schattauer, Stuttgart, S 237–238

Kane J, Honigfeld G, Singer J, et al (1988) Clozapine tor the treatment-resistant schizophrenic: A double-blind comparison with chlorpromazine. Arch Gen Psychiatry 45: 789–796

Lehmann E, Lienert A (1984) Differential improvements trom haloperidol in two types of schizophrenics. Psychopharmacology 84: 96–97

Louza-Neto MR, Müller-Spahn F, Rüther E, Scherer J (1988) Haloperidol plasma level after a test dose as predictor for the clinical response to treatment in acute schizophrenic patients. Pharmacopsychiatry 21: 226–231

Magliozzi JR, Gillespie H, Lombrozo L, Hollister LE (1985) Mood alteration following oral and intravenous haloperidol and relationship to drug concentration in normal subjects. J Clin Pharmacol 25: 285–290

Martinot J-L, Peron-Magnan P, Huret J-D et al (1990) Striatal D_2 dopaminergic receptors assessed with positron emission tomography and [^{76}Br]bromospiperone in untreated schizophrenic patients. Am J Psychiatry 147: 44–50

Mavroides ML, Kanter DR, Hirschowitz J, Garver DL (1983) Clinical response and plasma–haloperidol levels in schizophrenia. Psychopharmacology 81: 354–356

McIntyre IM, Gershon S (1985) Interpatient variations in antipsychotic therapy. J Clin Psychiatry 46 (5 Sec 2): 3–5

Miller DD, Hershey LA, Duffy P, Abernethy DR, Greenblatt DJ (1984) Serum haloperidol concentrations and clinical response in acute psychosis. J Clin Psychopharmacol 4: 305–310

Modestin J, Toffler G, Pia M, Greub E (1983) Haloperidol in acute schizophrenic inpatients. A double-blind comparison of two dosage regimens. Pharmacopsychiatry 16: 121–126

Möller HJ, Kissling W, Maurach R, Schmid W, Doerr P, Pirke K, von Zerssen D (1981) Beziehungen zwischen Haloperidol-Serumspiegel, Prolaktin-Serumspiegel, antipsychotischem Effekt und extrapyramidalen Begleitwirkungen. Pharmakopsychiatry 14: 27–34

Petit P, Blayac JP, Castelnau D, Billet J, Puech R, Pouget R (1987) Utilisation de très fortes posologies d'halopéridol dans le traitement des épisodes psychotiques aigus. L'encéphale 13: 127–130

Schmidt LG, Niemeyer R, Müller-Oerlinghausen B (1983) Drug prescribing pattern of a psychiatric university hospital in Germany. Pharmacopsychiatry 16: 35–42

Shvartsburd A, Dekirmenjian H, Smith RC (1983) Blood levels of haloperidol in schizophrenic patients. J Clin Psychopharmacol 3: 7–12

Smith RC, Baumgartner R, Shvartsburd A, Ravicahndran GK, Roulis G (1985) Comparative efficacy of red cell and plasma haloperidol as predictors of clinical response in schizophrenia. Psychopharmacology 85: 449–455

Sokoloff P, Giros B, Martres M-P, Bouthenet M-L, Schwartz JC (1990) Molecular cloning and characterization of a novel dopamine receptor (D_3) as a target for neuroleptics. Nature 347: 146–151

Sunahara RK, Niznik HB, Weiner DM, et al (1990) Human dopamine D_1 receptor encoded by an intronless gene on chromosome 5. Nature 347: 80–83

Sunahara RK, Guan HC, O'Dowd BF, et al (1991) Cloning of the gene for a human dopamine D5 receptor with higher affinity for dopamine than D_1. Nature 350: 610–614

Swigar ME, Jatlow PI, Goicoechea N, Opsahl C, Bowers MB (1984) Ratio of serum prolactin to haloperidol and early clinical outcome in acute psychosis. Am J Psychiatry 141: 1281–1283

Sylte I, Dahl SG (1991) Three-dimensional structure and molecular dynamics of cis(Z)- and trans(E)-chlorprothixene. J Pharmaceut Sci 80: 735–740

van Putten T, Marder SR, Wirshing WC, Aravagiri M, Chabert N (1991) Neuroleptic plasmalevels. Schizophrenia Bull 17: 197–216

van Tol HHM, Bunzow JR, Guan HC, Sunahara RK, Seeman P, Niznik HB, Civelli O (1991) Cloning of the gene for a human dopamine D_4 receptor with high affinity for the antipsychotic clozapine. Nature 350: 610–614

Zhou QY, Grandy JK, Thambi L, et al (1990) Cloning and expression of human and rat D_1 dopamine receptors. Nature 347: 76–80

Korrespondenz: Dr. med. Dipl. Psych. B. Bandelow, Psychiatrische Universitätsklinik, Von-Siebold-Straße 5, D-37075 Göttingen, Bundesrepublik Deutschland.

Zur Bedeutung der therapeutischen Serumspiegelüberwachung von Neuroleptika bei Nonresponse

M. L. Rao

Psychiatrische Klinik und Poliklinik der Universität Bonn, Bundesrepublik Deutschland

Die Einbeziehung der therapeutischen Serumspiegelüberwachung als Teil der rationalen Behandlung mit Neuroleptika wird seit den sechziger Jahren gefordert (Brodie 1967); sie hat jedoch noch keinen Eingang in den Klinikalltag gefunden. Dies gilt auch für die therapeutische Neuroleptika-Serumspiegelüberwachung bei Nonresponse. Die Gründe hierfür sind vielschichtig:

1. Da die Serumspiegel von einigen Neuroleptika sehr niedrig sind, erfordert ihre Quantifizierung komplizierte Verfahren. Geräte und Personal stehen hierfür nur in seltenen Fällen zur Verfügung.
2. Neuroleptika weisen ein hohes Verteilungsvolumen auf, und daher sind die zu postulierenden therapeutischen Fenster breit.
3. Neuroleptika werden zu aktiven und inaktiven Metaboliten verstoffwechselt, d.h. einige der Neuroleptika-Metaboliten sind ebenso aktiv wie oder aktiver als die Mutterverbindung, andere weisen keine Dopamin-D_2-Rezeptor-blockierende Wirkung auf; es ergibt sich außerdem das Problem, daß sie unterschiedlich *gehirngängig* sind, wie beispielsweise die Metaboliten des Thioridazins.
4. Zur Behandlung einer akuten psychotischen Exazerbation sind höhere Serumspiegel notwendig als zur Erhaltungstherapie.

Da die Erfahrungen hinsichtlich der Relevanz der therapeutischen Serumspiegelüberwachung für den klinischen Alltag begrenzt sind, kann die Frage, ob bei Psychosen unterschiedlicher Genese auch unterschiedliche therapeutische Fenster von Bedeutung sind, gegenwärtig noch nicht schlüssig beantwortet werden.

Ob eine therapeutische Serumspiegelüberwachung bei Nichtansprechen auf Neuroleptika von schizophrenen Patienten hilfreich ist, setzt im Wesentlichen voraus:

1. Es muß eine Neuroleptika-Serumspiegel/Wirkungs-Beziehung für die entsprechenden Neuroleptika definiert sein.
2. Es müssen Methoden unter Einbeziehung von laborchemischen Standardbedingungen der Qualitätskontrolle (GCP, Good Clinical Practice) zur Erfassung der Neuroleptika-Serum-Spiegel zur Verfügung stehen.
3. Die Angaben zum aktuellen Spiegel des Patienten sollten innerhalb weniger Tage dem Arzt zur Beurteilung zur Verfügung stehen.

Bei Nonresponse sollten die Serumspiegel von Neuroleptika mit zur Beurteilung herangezogen werden, da hierbei im Regelfall ohne deren Zuhilfenahme nur aufgrund von Vermutungen zwischen Nonresponse und Noncompliance unterschieden wird. Obwohl vielfach die Definition des therapeutischen Fensters für Neuroleptika versucht wird, fällt bei Durchsicht der Literatur auf, daß trotz der Fülle der Originalarbeiten und Übersichten wenig konstruktive Information zum Zusammenhang von Neuroleptika-Spiegel und Nonresponse vorliegt, der Eingang in den Kliniksalltag finden könnte.

Zur Frage der Beziehung zwischen Serumspiegel und Wirkung finden einige Untersucher keinen Zusammenhang; andere, und das mag der weitaus größere Teil sein, weisen eine Korrelation zwischen der Besserung der Erkrankung und dem Serumspiegel von Neuroleptika innerhalb eines gewissen Serum-Konzentrations-Bereiches nach (Tabelle 1, Abb. 1). Für Chlorpromazin, Fluphenazin, Haloperidol, Perazin, Perphenazin, Thioridazin u.a. wurden die therapeutischen Fenster bereits definiert (Tabellen 1 und 2). Damit bietet sich im Falle der Nonresponse die Möglichkeit, zu eruieren, ob sich der Serumspiegel des Patienten nach Erreichen des

Tabelle 1. Dosis und vorgeschlagene optimale Serumspiegelbereiche von Neuroleptika

Neuroleptikum	Dosis	Serumspiegel
Butaperazin	15–40 mg/die oral	
	15–30 mg/die i.m.	5–280 ng/ml
Chlorpromazin	150–500 mg/die oral	30–350 ng/ml
	50–200 mg/die i.m.	
Fluphenazin	1–10 mg/die oral	
Fluphenazindecanoat	1 mg/die i.m.	0,2–2,8 ng/ml
Haloperidol	3–20 mg/die oral	
Haloperidoldecanoat	3–15 mg/die i.m.	5–20 ng/ml
Perazin	200–800 mg/die oral	100–230 ng/ml
Perphenazin	6–32 mg oral	min. 0,5 ng/ml
Thioridazin	150–450 mg/die	min. 100 ng/ml (Thioridazin + Mesoridazin)

Zusammengefaßt nach Baumann 1992, Breyer-Pfaff et al. 1983, Curry 1985.

Steady-States im therapeutischen Fenster befindet; weiterhin, ob er unterhalb des anvisierten Spiegels und damit nicht ausreichend ist, oder ob er oberhalb liegt und die Nebenwirkungen eine mögliche Besserung kaschieren. Eine Durchsicht der Literatur zeigt, daß selten bei Untersuchungen zur Wirksamkeit von Neuroleptika, die Serumspiegel Eingang in die Diskussion finden. Dies, obwohl die Methodik zur Erfassung auch niedriger Spiegel bereits entwickelt ist.

Das Auftreten unterschiedlich hoher Metabolit-Konzentrationen spielt ebenfalls eine Rolle bei der Beurteilung therapeutischer Fenster der Serum-Neuroleptika-Spiegel. Bei den folgenden Neuroleptika und ihren Metaboliten wurden Hinweise dafür gefunden, daß niedrige Metabolitenkonzentrationen und ein hoher Ausgangs-BPRS mit kürzerer Krankheitsdauer und hoher Wahrscheinlichkeit der Besserung der Symptomatik assoziiert sind; dies betrifft Phenothiazine und ihre Sulfoxid-Derivate (Marder et al. 1989), Haloperidol und reduziertes Haloperidol (Bareggi et al. 1990, Ereshefsky et al. 1984), Chlorpromazin und seine Metaboliten (Sakurai et al. 1980) sowie Thioridazin und Sulforidazin (Axelsson und Martensson 1983, Meyer et al. 1990).

In vielen Fällen korrelieren die Neuroleptika-Serumspiegel mit der BPRS oder der Änderung der BPRS (Abb. 1, nach Santos et al. 1989). Die Untersucher, die ein therapeutisches Fenster für Neuroleptika nachweisen, setzen sowohl chemische Methoden (Übersichtsarbeiten: Breyer-Pfaff 1987, Calil et al. 1979, Cohen 1984, Cohen et al. 1980, Curry 1985, Dahl 1986, Dunlop et al. 1982, Ko et al. 1985, Laux und Riederer 1992, Möller und Kissling 1987, Sarai et al. 1988, Simpson und Yadalam 1985, Tune et al. 1980) als auch den Radiorezeptorassay ein (Creese und Snyder 1977, Krska et al. 1986, Rao 1986). Letzerer erfaßt neben der Mutterverbindung auch die Dopamin-D2-aktiven Metabolite, d.h. die gesamte Dopamin-D2-blokkierende Aktivität im Serum. Dies geht zwar auf Kosten der Spezifität. Das ist nicht notwendigerweise ein Nachteil, da mit dem Radiorezeptorassay direkt die Bioaktivität antidopaminerger Substanzen (Neuroleptika) im Se-

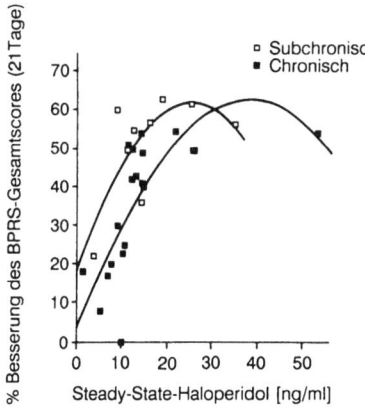

Abb. 1. Beziehung zwischen Haloperidol-Plasmaspiegel und prozentualer Verbesserung des BPRS-Gesamtscores bei chronischen und subchronischen Patienten mit Schizophrenie; R = 0,78 bzw. 0,71 (nach Santos et al. 1989, aus: Laux, Riederer 1992)

Tabelle 2. Zusammenstellung der Veröffentlichungen von Originalarbeiten zur Frage der Beziehung von Neuroleptika-Serumspiegel und klinische Wirkung

Diagnose	Patientenzahl	Analytik	Untersucherteam

(A) Es besteht ein Zusammenhang zwischen Neuroleptika-Serumspiegel und klinischer Wirkung

Butaperazin

Diagnose	Patientenzahl	Analytik	Untersucherteam
Schizophrenie	10	Fluor	Simpson et al. 1973
RDC Schizophrenie	34	Fluor	Garver et al. 1977
RDC Schizophrenie		Fluor	Casper et a. 1980

Chlorpromazin

Diagnose	Patientenzahl	Analytik	Untersucherteam
Schizophrenie		GC	Curry et al. 1970
Funktionelle Psychose	10	GC	Sakalis et al. 1972
Schizophrenie		GC	Rivera-Calimlin et al. 1973
Funktionelle Psychose	32	GC	Lader 1976
Akute Psychose	48	GCMS	Wode-Helgodt et al.1978

Fluphenazin

Diagnose	Patientenzahl	Analytik	Untersucherteam
Akute Psychose	29	GLC	Dysken et al. 1981
Schizophrenie	16	RRA	Widerlöv et al. 1982
Schizophrenie	19		Mavroidis et al. 1984
Schizophrenie	22		Levinson et al 1988
Chronische Schizophrenie		RIA	Marder et al. 1986, 1989
Schizophrenie DSM III	72	RIA	van Putten et al. 1991

Fluphenazin-Decanoat

Diagnose	Patientenzahl	Analytik	Untersucherteam
Schizophrenie	24	RRA	Brown, Silver 1985

Haloperidol

Diagnose	Patientenzahl	Analytik	Untersucherteam
Chronische Schizophrenie			Rao et al. 1980
Schizophrenie	22	RRA	Cohen et al. 1980, 1981
Akute Schizophrenie	17	GC	Magliozzi et al. 1981
Akute Schizophrenie	29	RIA	Möller, Kissling 1987
Chronische Schizophrenie	22	RRA	Rimon et al. 1981
Schizophrenie		RRA	Brown et al. 1982
Chronische Schizophrenie	25	RRA	Dunlop et al. 1982
Akute Schizophrenie	18	GC	Extein et al. 1983
Schizophrenie	14	GC	Mavroidis et al. 1983
Akute Manie	14	GC	Balant-Gorgia et al. 1984
Chronische Schizophrenie	5	RIA	Ereshefsky et al. 1984
Akute Schizophrenie	17	GC	Garver et al. 1984
Schizophrenie		HPLC	Wistedt et al. 1984
Schizophrenie		RIA	Potkin et al. 1985
Schizophrenie	27	GLC	Smith et al. 1984
Schizophrenie			Smith et al. 1985
Akute Schizophrenie	28	GC	Perry et al. 1988
Schizophrenie	30	RIA	Santos et al. 1989
Akute Schizophrenie	111		Volavka et al. 1990
Akute Schizophrenie	55	HPLC	Stevens et al. 1992

Tabelle 2 (Fortsetzung)

Diagnose	Patientenzahl	Analytik	Untersucherteam
Perphenazin			
Akute Psychose	13	GC	Hansen et al. 1981
Akute Schizophrenie	228	GC	Hansen, Larsen 1985
Akute Psychose	46	HPLC	Mazure et al. 1992
Thioridazin			
Akute Schizophrenie	10	TLC	Vanderheeren und Muusze 1977
Akute Psychose	11	RRA	Cohen et al. 1980
Schizophrenie	11	RRA	Javaid et al. 1980
Schizophrenia	29	RRA	Papadopoulos et al. 1980
Paranoide Pychose	65	GC	Axelsson, Martensson 1983
Thiothixen			
Schizophrenie	34	RRA	Tune et al. 1981
Funktionelle Psychose	34	RRA	van Putten et al. 1982
Schizophrenie	30	Fluor	Yesavage et al. 1982
Trifluoperazin			
Schizophrenie		LC	Curry et al. 1981

(B) Es besteht kein Zusammenhang zwischen Neuroleptika-Serumspiegel und klinischer Wirkung

Chlorpromazin			
Schizophrenie			Kolakowska et al. 1976
Chron. Schizophrenie	13	Fluor	Clark et al. 1978
Funktionelle Psychose	48	GCMS	May et al. 1981
Haloperidol			
Akute Schizophrenie	18	GC	Balant-Gorgia et al. 1984
Schizophrenie			Bleeker et al. 1984
Schizophrenie	11	RIA	Itoh et al. 1984
Schizophrenie			Bigelow et al. 1985
Chronische Schizophrenie	20	HPLC	Gerlach et al. 1985
Haloperidol-Decanoat			
Chronische Schizophrenie	21	RIA	De Cuyper et al. 1986
Sulpirid			
Chronische Schizophrenie	20	RIA	Gerlach et al. 1985

rum ermittelt wird, und sich diese Methode daher für den raschen Feedback zum Serumspiegel häufig eingesetzter Neuroleptika für die Klinik eignet. Diese Methode erfüllt die klinisch-chemischen Bedingungen der Qualitätskontrolle hinsichtlich Präzision, Richtigkeit und Sensitivität (Javaid et al. 1980, Linnoila et al. 1982, Rao 1986, 1989, Rao et al. 1988, Widerlöv et al. 1982).

Zur Beurteilung der Neuroleptika-Serumspiegel-Konzentrationen zur Klärung der Frage der Nonresponse können zwei Gruppen von Patienten unterschieden werden: Patienten, die sich grundsätzlich als Neuroleptika-Nonresponder erweisen, und Patienten, die transitär Nonresponder sind. Trotz dieser Dichotomie können beide Patientengruppen bezüglich des therapeutischen Fensters von Neuroleptika-Serumspiegel einer ähnlichen Betrachtungsweise zugeführt werden: Unterhalb einer Minimal-Serumkonzentration zeitigen Neuroleptika keine Wirkung. Oberhalb eines Maximums werden Nebenwirkungen zum Problem und es können Akathisie, Akinesie oder Verwirrtheit fälschlich als Symptome der Erkrankung gedeutet werden (Baldessarini 1985). Mavroidis und Mitarbeiter beobachteten bereits 1983, daß eine apparente Nonresponse, d.h. keine Besserung der Symptome Halluzination, Wahn und Gedankenabreißen auch auf exzessive Blutspiegel von Haloperidol zurückzuführen sind. In einer US-amerikanischen Studie wird darauf hingewiesen, daß die Neuroleptika-Dosierung häufig höher als notwendig sei; Volavka und Mitarbeiter (1990) diskutieren im Rahmen ihrer eigenen Untersuchungen und einer Analyse von Studien anderer Autoren, daß zur Erreichung einer optimalen mittleren Haloperidol-Serumkonzentration von etwa 7,5 ng/ml im Steady State der Erhaltungsdosis ungefähr 13,5 mg Haloperidol/die notwendig seien. Die in ihrem Einzugsbereich von niedergelassenen Ärzten verordnete Erhaltungsdosis sei aber mit 20–30 mg/die zu hoch. Die sich daraus resultierenden möglichen Nebenwirkungen könnten einen großen Anteil der Nonresponse bedingen, ohne daß Noncompliance vorliegt. Die Noncompliance ihrerseits könnte aber auch aufgrund der durch zu hohe Serumspiegel bedingten Nebenwirkungen sekundär provoziert werden.

Die Reagibilität der Patienten auf Neuroleptika-Behandlung und die entsprechenden Serumkonzentrationen variieren von Patient zu Patient. Langzeituntersuchungen bei gleicher Dosierung von Haloperidol oder auch Thioridazin ergeben, daß intra-individuell ein Variationskoeffizient der Neuroleptika-Serumkonzentrationen über Monate von maximal 10–30% gehalten wird. Interindividuell liegt er jedoch bis zu 300% (Rao und Brown 1987). Daher ist zur Vermeidung einer potentiellen Nonresponse die therapeutische Serumspiegelüberwachung von Neuroleptika auch zur Klärung folgender Probleme wünschenswert:

1. Bei zu niedriger Dosierung: Eine zügige Einstellung des Patienten auf „seinen" Serum-Spiegel, der auch bei einer Exazerbation wieder überprüft werden kann, verringert die Zeit, die notwendig ist, den Patienten auf seine Behandlungs- oder Erhaltungsdosis zu bringen. Dies ist wichtig für solche Patienten bei welchen aufgrund von Substanzabusus, wie

Alkohol oder Nikotin eine Enzyminduktion und damit ein rascher Neuroleptika-Abbau durch die Leber zu erwarten ist (Lieber 1988).
2. Bei zu hoher Dosierung: Wie erwähnt weisen Neuroleptika gravierende Nebenwirkungen auf, die gelegentlich nicht vom eigentlichen Krankheitsgeschehen zu unterscheiden sind. Die Kenntnis des Serumspiegels gibt hier eine Unterscheidungshilfe, insbesondere auch bei Patienten, bei welchen eine genetisch bedingte Verminderung metabolisierender Enzyme vorliegt und dadurch der Serumspiegel höher als erwartet ist (Baumann 1992, Brösen et al. 1992, Mahgoub et al. 1977, Sjöqvist 1992).
3. Kontrolle der Compliance: Noncompliance ist bei schizophrenen Patienten hoch und wird auf etwa 11 bis 59% bei Langzeitbehandlung geschätzt (Babiker 1986, Kane und Borenstein 1985). Andererseits haben wir in einer Untersuchungsreihe, bei welcher 60 Patienten über zwei Jahre einbezogen wurden, beobachtet, daß bei Serumspiegel-Kontrollen und anschließender Diskussion der Ergebnisse mit dem Patienten eine Compliance von > 90% vorlag (Held und Rao, unveröffentlichte Ergebnisse).

Bei der Einstellung von Patienten auf Depot-Neuroleptika haben Serumspiegelmessungen gezeigt, daß Patienten mit apparenter Nonresponse oder Relapse innerhalb der Einstellungsphase erheblich niedrigere Serumspiegel besitzen als solche ohne Relapse (Marder et al. 1989). Dies bedeutet, daß ein Grund für Nonresponse ein zu langsames Erreichen des optimalen Serumspiegels sein kann. D.h., auch bei Depot-Neuroleptika kann häufig eine apparente transitäre Nonresponse darauf zurückgeführt werden, daß sich ein Steady-State nach wesentlich längeren Zeiträumen als erwartet einstellt. So bedarf es bei einigen Patienten etwa 3–6 Monate, um bei einer 25 mg Dosis von Fluphenazin-Decanoat das Steady-State zu erreichen (Marder et al. 1986; Wisted et al. 1982). Auch für Haloperidol-Dekanoat wurden ähnliche Ergebnisse erhalten (McCreadie et al. 1986; Gelders 1986, Deberdt et al. 1980); d.h. es werden Zeiträume zur Einstellung bis zu 6 Monaten, innerhalb welcher möglicherweise zu niedrige Neuroleptika-Serumspiegel vorliegen, beschrieben. An dieser Stelle sei auch angemerkt, daß es selbst bei oraler Neuroleptika-Gabe mit mittleren oder hohen Dosen, z.B. bei Haloperidol (Halbwertszeit 12,6–21 Stunden) bis zu zwei Wochen dauern kann, bis sich ein Steady-State eingestellt hat (Volavka et al. 1992). Daher wird Gefahr gelaufen, daß Nonresponse angenommen wird, obwohl der optimale Serumspiegel nicht erreicht wird, und die Dosis fälschlicherweise als zu niedrig angenommen wird.

Andererseits besteht bei längerer Neuroleptika-Gabe das Problem der Enzym-Induktion, die sekundär auch bei Depot-Gaben zu einer Spiegelerniedrigung führt; in Unkenntnis dessen wird höher dosiert und nach etwa 4 oder mehr Monaten ein viel zu hoher Spiegel mit den ensprechenden Nebenwirkungen erhalten. Bei diesem können dann die Nachteile die Vorteile überwiegen und damit wäre wiederum die Gefahr der Noncompliance gegeben. Das größte Problem ist, daß innerhalb dieses bis zu 6 Monate währenden Zeitverlaufs der Einstellung auf Depot-Neuroleptika die Gefahr des zu niedrigen Serumspiegels gegeben ist. Beim Einsatz einer zu hohen Dosis wird eine zu hohe Serumkonzentration erreicht, die ein erhöhtes Risiko für Spätdyskinesien provoziert. Das Auftreten extrapyramidaler Symptome wie Akathisie und Akinesie interferiert auch mit der Rehabilitation des Patienten. Bei einer entsprechenden Höherdosierung ist damit die Gefahr einer toxischen Dosis gegeben. Eine Möglichkeit diesem Dilemma zu entgehen, ist die sorgfältige Serumspiegelüberwachung und innerhalb der Initialphase die Verabreichung der Medikamente in kürzeren Zeitintervallen und die zusätzliche Gabe oraler Medikation. Dies setzt voraus, daß der Neuroleptika-Serumspiegel innerhalb von ein bis zwei Tagen vorliegt, um dem behandelnden Arzt konstruktiven Feedback für eine zügige medikamentöse Intervention zu geben.

Es besteht kein Zweifel daran, daß eines der hauptsächlichen Probleme hinsichtlich der Einführung der Serumspiegel-Überwachung und der Einbeziehung der Ergebnisse von Neuroleptika im klinischen Alltag in solchen Kliniken, die diesen Service bieten, die „Zurückhaltung" der Kliniker ist. Häufig verhält es sich so, daß bestimmte Verordnungsgewohnheiten innerhalb der Kliniken praktiziert werden ohne Absicherung durch adäquate Studien hinsichtlich Verabreichungsart, Dosis, Monitoring von Nebenwirkungen und therapeutischem Effekt. Ein typischer Fall hierfür ist die Annahme, daß intravenös verabreichtes Haloperidol wirksamer sei als oralverabreichtes. Möller und Mitarbeiter (1982) zeigten, daß bei Patienten mit der Diagnose schizophrene Psychose, schizophreniforme Psychose, atypische Psychose oder schizoaffektive Psychose zwar innerhalb der ersten drei Stunden die intravenöse Applikation effektiver ist als die orale, daß aber danach die Art der Verabreichung keinen Einfluß auf den antipsychotischen Effekt besitzt. Häufig herrscht die Meinung, daß das klinische Urteilsvermögen eine Serumspiegel-Überwachung überflüssig mache (Woggon, 1993). Es zeigt sich aber bei der Diskussion von Patientendaten (einschließlich ihrer routinemäßigen Serumspiegelüberwachung) folgendes:

1. die optimalen Spiegel werden nicht ausgereizt,
2. zur Erreichung eines optimalen Effektes wird auch transient kein höherer Spiegel angestrebt, obwohl dies klinisch angezeigt wäre,
3. trotz Nebenwirkungen und hohem Serumspiegel wird keine Dosisreduktion vorgenommen,
4. über Wochen wird die gleiche Dosis verabreicht, obwohl die Serumspiegel nicht innerhalb der vorgeschlagenen „therapeutischen Breite" liegen,
5. über Wochen wird das gleiche Medikament bei Nonresponse verabreicht, obwohl die Spiegel innerhalb des therapeutischen Fensters liegen und eine Umstellung indiziert wäre.

Aus den bisher vorliegenden Ergebnissen kann gefolgert werden, daß zur Aufdeckung der möglichen Ursache einer Nonresponse der Verlauf der Neuroleptika-Serum-Spiegel des Patienten (um Noncompliance und partielle Compliance auszuschließen) im Zusammenhang mit einem engmaschigen Rating der Psychopathologie und Nebenwirkungen gemeinsam beurteilt werden sollte. Die Sicherheit, bei Nonresponse eine Noncompliance aufzudecken oder die Dosis ausreizen zu können, ohne Gefahr zu laufen, in toxisch hohe Serumspiegel zu gelangen, ist der Vorteil der therapeutischen Serumspiegelüberwachung.

Literatur

Axelsson R, Martensson E (1983) Clinical effects related to the serum concentrations of thioridazine and its metabolites. In: Gram LF, Usdin E, Dahl SG, Kragh-Sorensen P, Sjöqvist F, Morselli PL (eds) Clinical pharmacology in psychiatry. Macmillan, London, pp 165–174

Babiker IE (1986) Noncompliance in schizophrenia. Psychiatr Dev 4: 329–337

Balant-Gorgia AE, Eisele R, Balant L, Garrone G (1984) Plasma haloperidol levels and therapeutic response in acute mania and schizophrenia. Eur Arch Psychiatr Neurol Sci 234: 1–4

Baldessarini RJ (1985) Chemotherapy in psychiatry: principles and practice. Harvard University Press, Cambridge

Bareggi SR, Mauri M, Cavallaro R, Regazzetti MG, Moro AR (1990) Factors affecting the clinical response to haloperidol therapy in schizophrenia. Clin Neuropharmacol 13 [Suppl 1]: S29–S34

Baumann P (1992) Drug-Monitoring und pharmakogenetische Tests in Lausanne – Gegenwärtige Situation und offene Fragen. In: Laux G, Riederer P (Hrsg) Plasmaspiegelbestimmung von Psychopharmaka: Therapeutisches Drug-Monitoring. Versuch einer ersten Standortbestimmung. Wissenschaftliche Verlagsgesellschaft, Stuttgart, S 13–16

Baumann P (1992) Therapeutisches Drug Monitoring. In: Riederer P, Laux G, Pöldinger W (Hrsg) Neuro-Psychopharmaka. Springer, Wien New York, S 291–310

Bigelow LB, Kirch DG, Braun T, Korpi ER, Wagner RL, Zalkman S, Wyatt RJ (1985) Absence of relationship of serum haloperidol concentration and clinical response in chronic schizophrenia: a fixed dose study. Psychopharmacol Bull 21: 66–68

Bleeker JAC, Dingemans PM, Frohn-De Winter ML, van de Slooten EPJ (1984) Plasma level and effect of low dose haloperidol in acute psychosis. Psychopharmacol Bull 20: 317–319

Breyer-Pfaff U, Brinkschulte M, Rein W, Schied HW, Traube ES (1983) Prediction and evaluation criteria in perazine therapy of acute schizophrenics: pharmacokinetic data. Pharmacopsychiatry 16: 160–165

Breyer-Pfaff U (1987) Klinische Pharmakokinetik der Neuroleptika: Ergebnisse und Probleme. In: Pichot P, Möller HJ (Hrsg) Neuroleptika, Tropon-Symposium. Springer, Berlin Heidelberg New York Tokyo II: 37–46

Brodie BB (1967) Physicochemical and biochemical aspects of pharmacology. J Am Med Assoc 202: 600–609

Brøsen K, Sindrup SH, Skejlbo E, Nielsen KK, Gram LF (1992) Clinical relevance of genetic polymorphism in the oxidation of psychotropic drugs. In: Laux G, Riederer P (Hrsg) Plasmaspiegelbestimmung von Psychopharmaka: Therapeutisches Drug-Monitoring. Versuch einer ersten Standortbestimmung. Wissenschaftliche Verlagsgesellschaft, Stuttgart, S 19–20

Brown WA, Laughren T, Chisholm E, Williams BW (1982) Low serum neuroleptic levels predict relapse in schizophrenic patients. Arch Gen Psychiatry 39: 998–1000

Brown WA, Silver MA (1985) Serum neuroleptic levels and clinical outcome in schizophrenic patients treated with fluphenazine decanoate. J Clin Psychopharmacology 5: 143–147

Casper R, Garver DL, Dekirmenjian H, Chang S, Davis JM (1980) Phenothiazine levels in plasma and red blood cells. Arch Gen Psychiatry 37: 301–305

Calil H M, Avery DH, Hollister LE, Creese I, Snyder SH (1979) Serum levels of neuroleptics measured by dopamine radio-receptor assay and some clinical observations. Psych Res 1: 39–44

Clark ML, Kaul PN, Whitfield CR (1978) Chlorpromazine kinetics and clinical response. Psychopharm Bull 14: 43–45

Cohen BM (1984) The clinical utility of plasma neuroleptic levels. In: Stancer HC, Garfinkel PE, Racoff VM (eds) Guidelines for the use of psychotropic drugs. S. P. Medical and Scientific Books, New York, pp 245–260

Cohen BM, Lipinski JF, Pope HG, Harris PQ, Altesman RI (1980) Neuroleptic blood levels and therapeutic effects. Psychopharmacology 70: 191–193

Cohen BM, Baldessarini RJ (1981) Haloperidol and clinical response. Am J Psychiatry 138: 1513–1514

Creese IE, Snyder SH (1977) A simple and sensitive radioreceptor assay for antischizophrenic drugs in blood. Nature 270: 180–182

Curry SH (1985) Commentary: the strategy and value of neuroleptic drug monitoring. J Clin Psychopharmacol 5: 263–271

Curry SH, Marshall JHL, Davis JM, Janowsky DS (1970) Chlorpromazine plasma levels and effects. Arch Gen Psychiatry 22: 289–296

Curry SH, Stewart RB, Springer PK, Pope JE (1981) Plasma trifluoperazine concentrations during high dose therapy. Lancet 1: 395–396

Dahl SG (1986) Plasma level monitoring of antipsychotic drugs. Clin Pharmacokinet 11: 36–61

Deberdt R, Elens W, Berghmans J, Heykants R, Woesterborghs R, Driesens F, Reyntjens A, van Wijngaarden I (1980) Intramuscular haloperidol decanoate for neuroleptic maintenance therapy: Efficacy, dosage schedule, and plasma levels. Acta Psychiatr Scand 62: 356–363

De Cuyper H, Bollen J, van Praag HM, Verstraeten D (1986) Pharmacokinetics and therapeutic efficacy of haloperidol decanoate after loading dose administration. Br J Psychiatry 148: 560–566

Dunlop SR, Shea PA, Hendine HC (1982) The relationship between plasma and red blood cell neuroleptic levels, oral dosage and parameters in a chronic schizophrenic population. Biol Psychiatry 17: 929–936

Dysken MW, Javaid JI, Chang SS, Schaffer C, Shahid A, Davis JM (1981) Fluphenazine pharmacokinetics and therapeutic response. Psychopharmacology 73: 205–210

Ereshefsky L, Davis CM, Harrington CA, Jann MW, Browning JL, Saklad SR, Burch NR (1984) Haloperidol and reduced haloperidol plasma levels in selected schizophrenic patients. J Clin Psychopharmacol 4: 138–142

Exstein I, Pottash ALC, Gold MS (1983) Therapeutic window for plasma haloperidol in acute schizophrenic psychosis. Lancet 1: 1048–1049

Garver DL, Hirschowitz J, Glicksteen GA (1984) Haloperidol plasma and red blood cell levels and clinical antipsychotic response. J Clin Psychopharmacol 4: 133–137

Garver DL, Dekirmenjian H, Davis JM, Casper R, Ericksen S (1977) Neuroleptic drug levels and therapeutic response: preliminary observations with red blood cell bound butaperazine. Am J Psychiatry 134: 304–307

Gelders YG (1986) Pharmacology, pharmacokinetics and clinical development of haloperidol decanoate. Int Clin Psychopharmacol 1: 1–11

Gerlach J, Behnke K, Heltberg J, Munk-Andersen E, Nielsen H (1985) Sulpiride and haloperidol in schizophrenia: A double-blind cross-over study of therapeutic effect, side effects and plasma concentrations. Br J Psychiatry 147: 283–288

Hansen LB, Larsen NE, Vestergard P (1981) Plasma levels of perphenazine related to development of extrapyramidal side effects. Psychopharmacology 74: 306–309

Hansen LB, Larsen NE (1985) Therapeutic advantages of monitoring plasma concentrations of perphenazine in clinical practice. Psychopharmacology 87: 16–19

Itoh H, Yagi G, Fujii Y, Iwamura K, Ichikawa K (1984) The relationship between haloperidol blood levels and clinical responses. Prog Neuropsychopharmacol Biol Psychiatry 8: 285–292

Javaid JI, Pandey GN, Duslak B, Hsiang-Yun H (1980) Measurement of neuroleptic concentrations by GLC and radioreceptor assay. Commun Psychopharmacol 4: 467–475

Kane HM, Borenstein M (1985) Compliance in the long-term treatment of schizophrenia. Psychopharmacol Bull 21: 23–27

Ko GN, Korpi ER, Linnoila M (1985) On the clinical relevance and methods of quantification of plasma concentrations of neuroleptics. J Clin Psychopharmacol 5: 253–262

Kolakowska T, Wiles DH, Gelder MG, McNeilly AS (1976) Clinical significance of plasma chlorpromazine levels. Psychopharmacology 49: 101–107

Krska J, Sampath G, Shah A, Soni SD (1986) Radio receptor assay of serum neuroleptic levels in psychiatric patients. Br J Psychiatry 148: 187–193

Lader M (1976) Monitoring plasma concentrations in neuroleptics. Pharmacopsychiatry 9: 170–177

Laux G, Riederer P (1992) Plasmaspiegelbestimmung von Psychopharmaka: Therapeutisches Drug-Monitoring. Versuch einer ersten Standortbestimmung. Wissenschaftliche Verlagsgesellschaft, Stuttgart

Levinson DF, Simpson GM, Singh H, Cooper TB, Laska EV, Midha KK (1988) Neuroleptic plasma level may predict response in patients who meet a criterion for improvement. Arch Gen Psychiatry 45: 877–879

Lieber CS (1988) Biochemical and molecular basis of alcohol-induced injury to liver and other tissues. N Engl J Med 319: 1639–1650

Linnoila M, Rosenblatt JE, Jeste D, Skinner T, Potter WZ, Wyatt RJ (1982) Disparate serum thioridazine concentrations: liquid chromatography versus radioreceptor assay. Acta Pharmacol Toxicol 50: 25–29

Meyer IW, Woggon B, Baumann P, Meyer UA (1990) Clinical implications of slow sulphoxidation of thioridazine in a poor metabolizer of the debrisoquine type. Eur J Clin Pharmacology 39: 613–614

Magliozzi JR, Hollister LE, Arnold KV, Earle GM (1981) Relationship of serum haloperidol levels to clinical response in schizophrenic patients. Am J Psychiatry 1387: 365–367

Mahgoub A, Idle JR, Dring LG, Lancaster R, Smith RL (1977) Polymorphic hydroxylation of debrisoquine in man. Lancet 2: 584–586

Marder SR, Hawes EM, van Putten T, Hubbard JW, McKay G, Mintz J, May PRA, Midha KK (1986) Fluphenazine plasma levels in patients receiving low and conventional doses of fluphenazine decanoate. Psychopharmacology 88: 480–483

Marder SR, van Putten T, Aravagiri M (1989) Plasma level monitoring for maintenance neuroleptic therapy. In: Dahl SG, Gram LF (eds) Clinical pharmacology in psychiatry. Psychopharmacology Series, 7. Springer, Berlin Heidelberg New York Tokyo, pp 269–279

Mavroidis ML, Hirschowitz J, Kanter DR, Garver DL (1983) Clinical response and plasma haloperidol levels in schizophrenia. Psychopharmacology 81: 354–356

Mavroidis ML, Kanter DR, Hirschowitz, J, Garver DL (1984) Fluphenazine plasma levels and clinical response. J Clin Psychiatry 45: 370–373

May PRA, van Putten T, Jenden DJ, Yale C, Dixon WJ (1981) Chlorpromazine levels and the outcome of treatment in schizophrenic patients. Arch Gen Psychiatry 38: 202–207

Mazure CM, Nelson JC, Jatlow PI, Bowers MB (1992) Drug-responsive symptoms during early neuroleptic treatment. Psychol Res 41: 147–154

McCreadie RG, McKane JP, Robinson ADT, Wiles DH, Stirling GS (1986) Depot neuroleptics as maintenance therapy in chronic schizophrenic in-patients. Int Clin Psychopharmacol 1: 13–14

Meyer JW, Woggon B, Baumann P, Bryois C, Jonzier M, Koeb L, Meyer UA (1990) Slow sulfoxidation of thioridazine in a poor metabolizer of the debrisoquine type: clinical implications. Eur J Clin Pharmacol 39: 613–614

Möller HJ, Kissling W, Lang C, Doerr P, Pirke K-M, von Zerssen D (1982) Efficacy and side effects of haloperidol in psychotic patients: Oral versus intravenous administration. Am J Psychiatry 139: 1571–1575

Möller HJ, Kissling W (1987) Zur Frage der Beziehung zwischen Haloperidol-Serumspiegel und antipsychotischem Effekt. In: Heinrich K, Klieser E (Hrsg) Probleme der neuroleptischen Dosierung. Schattauer, Stuttgart, S 85–95

Papadopoulos AS, Chard TG, Crammer JL, Lader S (1980) A study of plasma thioridazine and metabolites in chronically treated patients. Br J Psychiatry 136: 591–596

Potkin SG, Shen Y, Zhou D, Pardes H, Shu L, Phelps B, Poland B (1985) Does a therapeutic window for plasma haloperidol exist? Preliminary Chinese data. Psychopharmacol Bull 24: 59–61

Perry PJ, Pfohl BM, Kelly MW (1988) The relationship of haloperidol concentration to therapeutic response. J Clin Psychopharmacol 8: 38–43

Rao ML (1986) Modification of the radioreceptor assay technique for estimation of serum neuroleptic drug levels leads to improved precision and sensitivity. Psychopharmacology 90: 548–553

Rao ML (1989) Monitoring of serum bioactivity levels of perazine and its metabolites by radioreceptor assay. Pharmacopsychiatry 22: 104–107

Rao ML, Brown WA (1987) Stability of serum neuroleptic and prolactin concentrations during short- and long-term treatment of schizophrenic patients. Psychopharmacology 93: 237–242

Rao ML, Brown WA, Wagner R (1988) Radioreceptor assay and high-performance liquid chromatography yield similar results for serum thioridazine and its major metabolites. Ther Drug Monit 10: 184–187

Rao VAR, Bishop M, Coppen A (1980) Clinical state, plasma levels of haloperidol and prolactin: A correlation study in chronic schizophrenia. Br J Psychiatry 137: 518–521

Rimon R, Averbuch I, Rozick P, Fijman-Danilovbich L, Kara T, Dasberg H, Ebstein RP, Belmaker RH (1981) Serum and CSF levels of haloperidol by radioimmunoassay and radioreceptor assay during high-dose therapy of resistant schizophrenic patients. Psychopharmacology 73: 197–199

Rivera-Calimlin L, Castaneda L, Lasagna L (1973) Effect of mode of management on plasma chlorpromazine in psychiatric patients. Clin Pharmacol Ther 14: 978-986

Sakalis G, Curry SH, Moulds GP, Lader MD (1972) Physiologic and clinical effects of chlorpromazine and their relationship to plasma level. Clin Pharmacol Ther 13: 931–946

Sakurai Y, Takahashi R, Nakahara T, Ikenaga H (1980) Prediction of response to and actual outcome of chlorpromazine treatment in schizophrenic patients. Arch Gen Psychiatry 37: 1057–1062

Santos JL, Cabranes JA, Vazquez C, Fuentenebro F, Almoguera I, Ramos JA (1989) Clinical response and plasma haloperidol levels in chronic and subchronic schizophrenia. Biol Psychiatry 26: 381–388

Sarai K, Nakahara T, Morioka S, Yokota N, Fukuchi H, Tsukiai S, Kitaura T (1988) Serum neuroleptic activities required to inhibit relapse in schizophrenic patients – a study by radioreceptor assay. Prog Neuropsychopharmacol Biol Psychiatry 12: 821–831

Simpson GM, Lament R, Cooper TB, Lee JH, Bruce RB (1973) The relationship between blood levels of different forms of butaperazine and clinical response. J Clin Pharmacol 13: 288–297

Simpson GM, Yadalam K (1985) Blood levels of neuroleptics: State of the art. J Clin Psychiatry 46: 22–28

Sjöqvist F (1992) The new pharmacogenetics: implications for therapeutic monitoring of psycho-active drugs. In: Laux G, Riederer P (Hrsg) Plasmaspiegelbestimmung von Psychopharmaka: Therapeutisches Drug-Monitoring. Versuch einer ersten Standortbestimmung. Wissenschaftliche Verlagsgesellschaft, Stuttgart, S 17–18

Smith RC, Baumgartner R, Misra CH, Mauldin M, Shvartsburd A, Ho BT, DeJohn C (1984) Plasma levels and prolactin response as predictors of clinical improvement in schizophrenia: Chemical v radioreceptor plasma level assays. Arch Gen Psychiatry 41: 1044–1049

Smith RG, Baumgartner R, Burd A, Ravichandran GK, Maulin M (1985) Haloperidol and thioridazine drug levels and clinical response in schizophrenia: Comparison of gas-liquid chromatography and radioreceptor drug level assay. Psychopharmacol Bull 21: 52–58

Stevens A, Mahal A, Gaertner HJ (1992) Haloperidol and reduced haloperidol serum levels: Correlation with psychopathology in acute schizophrenie. Pharmacopsychiatry 5: 218–223

Tune LE, Creese I, DePaulo JR, Slavney Pr, Coyle JT, Snyder SH (1980) Clinical state and serum neuroleptic levels measured by radioreceptor assay in schizophrenia. Am J Psychiatry 137: 187–190

Tune LE, Creese I, DePaulo JR, Slavney PR, Snyder SH (1981) Neuroleptic serum levels measured by radioreceptor assay and clinical response in schizophrenic patients. J Nerv Ment Dis 169: 60–63

Vanderheeren FAJ, Muusze RG (1977) Plasma levels and half lives of thioridazine and some of its metabolites. Eur J Clin Pharmacol 11: 135–140 van Putten T, May PRA, Marder SR, Wilkins JN (1982) Plasma level of thiothixene by radioreceptor assay and clinical outcome. Psychopharmacol Bull 18: 99–101

van Putten T, Manickam A, Marder SR, Wishing WC, Mintz J, Chabert N (1991) Plasma fluphenazine levels and clinical response in newly admitted schizophrenic patients. Psychopharmacol Bull 27: 91–96

Volavka J, Cooper TB, Meisner M, Bitter I, Czosbor P, Jaeger J (1990) Dosage effect in psychopharmacology: Issue and empirical studies. Psychopharmacol Bull 26: 13–17

Volavka J, Cooper T, Czobor P, Bitter I, Meisner M, Laska E, Castanaga P, Krakowski M, Chou JC-Y, Crowner M, Douyon R (1992) Haloperidol blood levels and clinical effects. Arch Gen Psychiatry 49: 354–361

Widerlöv E, Haggstrom JE, Kilts CD, Andersson U, Breese GR, Mailman RB (1982) Serum concentrations of thioridazine, its major metabolites and serum neuroleptic-like activities in schizophrenics with and without tardive dyskinesia. Acta Psychiatr Scand 66: 294–305

Wistedt B, Johanidesz G, Omerhodzic M, Arthur H, Bertilsson L, Petters I (1984) Plasma haloperidol levels and clinical response in acute schizophrenia. Nord Psychiatr Tidsskr 1: 9–13

Wistedt B, Jorgensen A, Wiles D (1982) A depot neuroleptic withdrawal study: Plasma concentration of fluphenazine and flupenthixol and relapse frequency. Psychopharmacology 78: 301–304

Wode-Heldgodt B, Borg S, Fyro B, Sedvall G (1978) Clinical effects and drug concentration in plasma and cerebrospinal fluid in psychotic patients treated with fixed doses of chlorpromazine. Acta Psychiatr Scand 58: 149–173

Woggon B (1993) Klinische Bedeutung des therapeutischen Drug Monitoring in der Psychiatrie. In: Baumann P (Hrsg) Synopsis Biologische Psychiatrie 1992/1993. Proceedings des 3. Dreiländersymposiums für Biologische Psychiatrie in Lausanne. Springer, Wien New York (im Druck)

Yesavage JA, Becker J, Werner PD, Mills MJ, Holman CA, Cohn R (1982) Serum level monitoring of thiothixene in schizophrenia: acute single-dose levels at fixed doses. Am J Psychiatry 139: 174–178

Korrespondenz: Prof. Dr. M. L. Rao, Psychiatrische Klinik und Poliklinik der Universität Bonn, Sigmund-Freud-Straße 25, D-53115 Bonn, Bundesrepublik Deutschland.

Genetischer Polymorphismus des Metabolismus von Neuroleptika: klinische Relevanz?

P. Baumann

Département Univ. de Psychiatrie Adulte, Lausanne, Switzerland

1. Einführung

Mit der Entwicklung geeigneter Meßmethoden konnten die bedeutenden interindividuellen Unterschiede in den unter klinischen Bedingungen erhaltenen Plasmaspiegel von Neuroleptika und ihrer Metabolite bei den Patienten nachgewiesen werden. Zahlreiche Labors haben inzwischen die routinemäßige Bestimmung von Neuroleptika zur Therapieüberwachung eingeführt (Dahl et al. 1986; Baldessarini et al. 1988, Axelsson 1990, Heininger und Sieberns 1992).

Im Jahre 1977 zeigten Mahgoub et al., daß der Metabolismus von Debrisoquin, einem Antihypertensivum, bei einem Teil einer untersuchten Bevölkerung genetisch defizient ist. Im Laufe der Zeit konnte nachgewiesen werden, daß der Metabolismus zahlreicher anderer Medikamente, darunter auch der von gewissen trizyklischen Antidepressiva und Neuroleptika, durch das gleiche Cytochrom P-450, welches Debrisoquin hydroxyliert, ko-reguliert wird (Baumann 1992).

Dieser Beitrag faßt kurz die heutigen Kenntnisse über die Pharmakogenetik des Metabolismus von Neuroleptika zusammen, beschreibt einige klinisch anwendbare Testmethoden zur Phänotypisierung der Patienten. Er möchte zudem zeigen, daß die heutigen Kenntnisse der enzymatischen Mechanismen viel zum Verständnis von metabolischen Interaktionen zwischen psychotropen Pharmaka beitragen, daß aber die Frage nach der klinischen Relevanz einer genetischen Defizienz des Metabolismus von Neuroleptika wegen mangelnder Studien nur teilweise beantwortet werden kann.

2. Genetischer Polymorphismus des Metabolismus: Rolle von Cytochrom P-450

Die menschliche Leber enthält ein aus zahlreichen Isoenzymen bestehendes Enzymsystem, das Cytochrom P-450. Es wird heute angenommen, daß sich vor etwa einer Milliarde und 200 Millionen Jahren die ersten Isozyme aus einem Urenzym entwickelt haben (Gonzalez und Nebert 1990). Ihre Aktivität richtet sich mit unterschiedlicher Spezifizität unter anderem auch gegen Xenobiotika. Für Substrate von zwei Enzymen, nämlich von Cytochrom P-450IID6 und Cytochrom P-450$_{meph}$ (aus der Cyt P-450IIC-Familie), die vermutlich vor etwa 400 Millionen Jahren entstanden sind, wurde ein genetischer Polymorphismus des Metabolismus festgestellt. Mutationen der Enzyme haben dazu geführt, daß die daraus entstehenden Produkte nicht mehr fähig sind, gewisse Substrate zu metabolisieren (Gaedigk et al. 1991, Gonzalez 1990, Meyer 1990, Eichelbaum und Gross 1990). Debrisoquin, Spartein und Dextromethorphan sind typische Substrate von Cytochrom P-450IID6. Nun haben Phänotypisierungsstudien an Populationen gezeigt, daß etwa 5–10% einer weißen Bevölkerung sogenannte „defiziente" Metabolisierer sind, die im Gegensatz zu den „effizienten" Metabolisierern diese Medikamente in stark vermindertem Maße abbauen. 3–5% einer weißen Bevölkerung metabolisiert S-Mephenytoin im Gegensatz zu R-Mephenytoin schlecht, als Konsequenz einer genetischen Defizienz von Cytochrom P-450$_{meph}$. Diese für die beiden Enzyme angebenen Frequenzen weisen große interethnische Unterschiede auf.

Es werden im weiteren vor allem die Befunde im Zusammenhang mit Cyt P-450IID6 dargestellt werden, unter weitgehender Ausklammerung von Cyt P-450$_{meph}$, über das noch zuwenig relevante Daten im Zusammenhang mit Neuroleptika vorliegen.

Besonders im Fall des Cytochroms P-450IID6 wurden bedeutende Fortschritte in der Aufklärung der molekulargenetischen Grundlagen erzielt, was zur Möglichkeit geführt hat, mittels RFLP- und PCR-Methoden Patienten zu genotypisieren (Heim und Meyer 1990, Gonzalez und Meyer 1991).

3. Phänotypisierungsmethoden

Andererseits stehen heute einfache Phänotypisierungsmethoden zur Verfügung, indem dem Patienten eine einmalige Dosis von Spartein, Debrisoquin oder Dextromethorphan, resp. Mephenytoin oral verabreicht wird und sodann im daraufhin während acht Stunden gesammelten Urin die Muttersubstanz und ein Metabolit bestimmt werden. Die Berechnung des sogenannten „metabolischen Quotienten" erlaubt die Zuordnung des Patienten zum „poor" (defizient) oder „extensive" (effizient) Metaboliser-Phänotyp (Baumann 1992). Sie werden auch als langsame resp. schnelle Metabolisierer bezeichnet. Es gibt bereits Studien, in denen Probanden zum Vergleich der Methoden genotypisiert und phänotypisiert wurden (Gonzalez und Mayer 1991, Daly et al. 1991, Dahl et al. 1992, Graf et al., in press).

Es muß dabei berücksichtigt werden, daß die Affinität der Testsubstanzen für das Enzym in aufsteigender Reihenfolge von Spartein, Debrisoquin zu Dextromethorphan zunimmt. Dies bedeutet, daß der Dextromethorphantest am wenigsten empfindlich auf kompetitive Hemmer reagiert.

3.1 Phänotypisierung unter Neuroleptikatherapie

Die Phänotypisierung sollte im Idealfall nur bei medikamentenfreien Patienten vorgenommen werden oder nach einer gebührenden Auswaschperiode. Mehrere Studien haben nämlich gezeigt, daß mit Neuroleptika vorbehandelte Patienten als Testergebnis verhältnismäßig hohe metabolische Quotienten aufweisen und häufiger als die Probanden einer unbehandelten Population als defiziente Metabolisierer erscheinen. Dies läßt sich durch die Tatsache erklären, daß zahlreiche Verbindungen, so auch gewisse Neuroleptika, den Abbau der Testsubstanzen Spartein, Debrisoquin und Dextromethorphan kompetitiv hemmen und somit ein „poor metaboliser"-Phänotyp als Artefakt entstehen kann. Diese „nach rechts" Verschiebung (in Richtung höherer metabolischer Quotienten) in einer Population tritt bei Vorbehandlung mit Thioridazin (Syvälahti et al. 1986, Spina et al. 1991), Laevomepromazin (Syvälahti et al. 1986) und verschiedenen Phenothiazinen (Derenne et al. 1989, Spina et al. 1991) auf.

Kontrollierte, prospektive Studien, bei denen diese Zunahme des metabolischen Quotienten bei vor und während der Behandlung getesteten Patienten beobachtet wurde, liegen für Thioridazin, Chlorpromazin, Laevomepromazin und Haloperidol vor. Diese Arbeiten zeigen, daß bereits tägliche Dosen von 50–400 mg Thioridazin „extensive" in „poor" Metabolisierer von Dextromethorphan verwandeln können (Spina et al. 1991, Baumann et al. 1992). Eine solche Veränderung kann auch in mit Debrisoquin phänotypisierten und mit Chlorpromazin (100–150 mg täglich) (Spina et al. 1992a) oder Laevomepromazin (10 mg täglich) (Kallio et al. 1990) behandelten Patienten auftreten. Hingegen haben Gram et al. (1989) keine Modifikation des Phänotypus (gemessen mit dem Sparteintest) in Patienten beobachtet, die mit 10–40 mg Haloperidol täglich behandelt wurden.

4. Metabolismus von Neuroleptika: Rolle des Cytochroms P-450IID6

4.1 Neuroleptika als Hemmer von Cytochrom P-450IID6

Die unter 3.1 dargestellten Einflüsse von Neuroleptika auf den pharmakogenetischen Test machen darauf aufmerksam, daß manche Neuroleptika als Hemmer von Cytochrom P-450IID6 möglicherweise auch Substrate sind und ihr Metabolismus bei defizienten Metabolisierern verändert sein könnte. In vitro Versuche mit menschlichen Lebermikrosomen dokumentieren die Hemmung der Biotransformation von typischen Substraten (Bufuralol, Desipramin, Imipramin) von Cytochrom P-450IID6 durch folgende Neuroleptika, in Konzentrationen, die klinischen Bedingungen entsprechen: Trifluperidol, Haloperidol, Fluphenazin (Fonne-Pfister und Meyer 1988), Laevomepromazin (Brøsen et al. 1991), Thioridazin, Chlorpromazin (von Bahr et al. 1985) und Clozapin (Fischer et al. 1992). Spiperon, Sulpirid, Benperidol, Droperidol hingegen sind keine oder nur schwache Hemmer (Fonne-Pfister und Meyer 1988). Für Neuroleptika, die Hemmer von Cytochrom P-450IID6 sind, besteht die Möglichkeit, daß sie auch Substrate sind.

Die bedeutenden Strukturunterschiede innerhalb der Neuroleptika erlauben die Annahme, daß verschiedene Enzyme für den Metabolismus von Phenothiazinen, Thioxanthenen, Butyrophenonen und Benzamiden verantwortlich sein können. Zudem werden einzelne Moleküle an verschiedenen Angriffspunkten z.B. auf oxidativem Wege metabolisiert, wofür möglicherweise auch verschiedene Enzyme in Frage kommen (Caccia und Garattini 1990). Der für ein bestimmtes Neuroleptikum erbrachte Nachweis eines genetischen Polymorphismus des Metabolismus müßte deshalb nicht unbedingt für andere Moleküle gelten, selbst wenn sie ähnliche Strukturen aufweisen. Die Tabelle 1 faßt die bisher zur Verfügung stehenden Befunde über die Pharmakokinetik von Neuroleptika bei Probanden zusammen, unter Berücksichtigung ihres Phänotypus bezüglich Cytochrom P-450IID6.

4.2 Neuroleptika als Substrate von Cytochrom P-450IID6

4.2.1 Phenothiazine

4.2.1.1 Thioridazin. Noch 1990 hat Brøsen in einer Übersichtsarbeit über die Pharmakogenetik des Metabolismus unter den Neuroleptika einzig das Thioridazin als ein Substrat von Cytochrom P-450IID6 bezeichnet. Die zitierte Untersuchung (von Bahr et al. 1989 und 1991) bezieht sich auf ein kinetische Studie an einer Gruppe von Probanden, die sich aus 6 defizienten und 13 effizienten Metabolisierern zusammensetzte. Nach einer Einzeldosis von 25 mg Thioridazin war bei den defizienten Metabolisierern die maximale Konzentration des Neuroleptikums um das 2,4fache höher und seine Plasmahalbwertszeit doppelt so lang (nämlich 10 Stunden) wie bei den schnellen Metabolisierern. Thioridazin (THD) wird durch Oxidation des Schwefels in der Seitenkette zunächst zu Mesoridazin (THD 2-Sulfoxid) und dann zu Sulforidazin THD (2-Sulfon) metabolisiert, die beide eine therapeutische Wirkung aufweisen. Oxidation des Ringschwefels führt zum Ringsulfoxid (THD 5-Sulfoxid), welches kaum eine therapeutische Wirkung hat, aber womöglich kardiotoxisch ist. Seine Bildung scheint nicht von Cytochrom P-450IID6 abzuhängen, wohl aber die von Mesoridazin (und Sulforidazin). Die Bildung von Mesoridazin ist nach den Befunden von von Bahr et al. (1991) deutlich niedriger bei den „poor" als bei den „extensive" Metabolisierern (Tabelle 1).

Meyer et al. (1990) zeigten bisher als einzige in einer prospektiven Studie die klinische Relevanz einer genetischen Defizienz von Cytochrom P-450IID6 bei einem Patienten unter Behandlung mit einem Neuroleptikum, am Beispiel des Thioridazins. In dieser Untersuchung wurden etwa 30 Patienten mit Thioridazin behandelt, zunächst für zwei Tage mit 200 mg täglich, sodann für weitere acht Tage mit 400 mg täglich, falls eine Dosiserhöhung nutzvoll erschien. Bei einem Patienten, der sowohl vom Phä-

Tabelle 1. Pharmakokinetische Parameter von Neuroleptika in Cytochrome P-450IID6 phänotypisierten Probanden

Medikament	Einzel-dosis (mg) p.os	Metabolisierer (n)	Gemessene Substanz	Cmax (nmol/L)	Halbwerts-zeit (schein-bare) (h)	Tmax (h)	Clearance (L/h/kg)	Verteilungs-volumen (L/kg)	AUC (0–12) nmol h/L	Literatur
Haloperidol	4	Effiziente (6)	Haloperidol	0,93 ± 0,34[a]	16,3 ± 6,4	2–4 h	2,49 ± 1,31	52,5 ± 16,3		Llerena et al., 1992a
	2 oder 4	Defiziente (6)		1,1 ± 0,46[a]	29,4 ± 4,2	4–8 h	1,16 ± 0,36	50,0 ± 19,3		
Perphenazin	6	Effiziente (6)	Perphenazin	0,7 ± 0,27					4,5 ± 2,5	Dahl-Puustinen et al., 1989
	6	Defiziente (6)		2,35 ± 0,64					18,5 ± 6,2	
Zuclo-penthixol	10 oder 6	Effiziente (6)	Zuclo-penthixol	11,0 ±3,9	17,6 ± 6,9		2,12 ± 0,65		145 ± 47[b]	Dahl et al.,
	10 oder 6	Defiziente (6)		12,9 ± 3,0	29,9 ± 6,6		0,78 ± 0,27		269 ± 50[b]	
Thioridazin	25	Effiziente (13)	Thioridazin	117 ± 55	4,7 ± 2,1	1,9 ± 1,0			705 ± 417[c]	von Bahr et al., 1991
		Defiziente (6)		281 ± 61	10,0 ± 1,7	2,8 ± 1,0			3070 ± 405[c]	
			Mesoridazin	340 ± 129	9,5 ± 3,2	3,5 ± 1,0			4237 ± 1697[c]	
				156 ± 35	18,6 ± 2,7	5,7 ± 3,2			3881 ± 734[c]	
			Sulphoridazin	71 ± 24	11,2 ± 4,4	5,2 ± 2,6			1102 ± 436[c]	
				17 ± 5	34,5 ± 16,5	19,9 ± 6,1			586 ± 169[c]	
			THD-5-Sulf-oxid	142 ± 53	19,4 ± 4,7	4,5 ± 1,8			3329 ± 1403[c]	
				290 ± 64	28,6 ± 4,3	7,0 ± 4,0			9189 ± 2013[c]	
Remoxipride	75	Effiziente (8)	Remoxipride	3100	4,4				19000[d]	von Bahr et al., 1990
		Defiziente (8)		4200	6,1				42000[d]	

[a] Cmax/Dosis (nmol/L/mg), [b] AUC (0–32) auf eine 10 mg Dosis umgerechnet, [c] AUC (0–48), [d] AUC (0–?)

notyp wie auch vom Genotyp her eine genetische Defizienz von Cytochrom P-450IID6 aufwies, mußte die Dosis am Tag 5 auf 200 mg täglich und an den folgenden Tagen auf 100 mg täglich reduziert werden. Der Patient hatte trotz dieser massiven Dosiserniedrigung am Tag 10 höhere Thioridazinspiegel als die 400 mg-Patienten, und die niedrigsten Mesoridazin- und Sulforidazinspiegel. Die Konzentrationen der beiden diastereoisomeren Ringsulfoxide unterschieden sich nicht von denen der übrigen Patienten. Die Dosisreduktion war bei diesem Patienten wegen starker Müdigkeit und Übersedierung notwendig. Auch traten extrapyramidale Nebenwirkungen auf, die den Einsatz von Biperiden rechtfertigten. Thioridazin erwies sich in diesem Falle als therapeutisch wirkungslos. Dieser Befund deckt sich mit tierexperimentellen (Caccia und Garattini 1990) und klinischen Beobachtungen (Osser et al. 1991), wonach Mesoridazin klinisch wirksamer als Thioridazin sein könnte.

Ergebnisse einer retrospektiven Studie haben kürzlich weitere Hinweise dafür geliefert, daß mit Thioridazin behandelte Patienten mit einer genetischen Defizienz von Cytochrom P-450IID6 ein größeres Risiko eingehen, an Nebenwirkungen vom Typ Übersedierung, Diplopie und Mundtrockenheit zu leiden (Spina et al. 1992b).

Ähnliche Beobachtungen gab es in dieser Studie bei Patienten, die mit Chlorpromazin oder Laevomepromazin behandelt wurden. Formal gesehen fehlt noch der Nachweis dafür, daß diese beiden Phenothiazine Substrate von Cytochrom P-450IID6 sind, doch ist dieses sehr wahrscheinlich. Beide Medikamente hemmen dieses Enzym (s. 4.1).

4.2.1.2 Perphenazin. Der Nachweis, das der Metabolismus von Perphenazin unter der genetischen Kontrolle von Cytochrom P-450IID6 steht, wurde an der gleichen Gruppe der Probanden erbracht, die später auch an der Zuclopenthixolstudie (s. 4.4.) teilnahmen (Dahl-Puustinen et al. 1989). Bei den defizienten Metabolisierern waren die Gipfelkonzentrationen des Neuroleptikums nach einer einmaligen Dosis von 6 mg p.os deutlich höher als bei den andern Probanden (Tabelle 1), was darauf hinweist, daß bei den ersteren der Metabolismus von Perphenazin bereits in der ersten Passage durch die Leber reduziert ist. Darin unterscheidet sich dieses Medikament vom Zuclopenthixol. Die „poor metabolisers" berichteten unter Perphenazin häufiger über Nebenwirkungen, vor allem über Müdigkeit.

Bei einer Gruppe von 66 akut psychotischen Patienten, die mit der gleichen Dosis (0,5 mg/kg Körpergewicht) behandelt wurden, sind etwa 250-fache Unterschiede in den Plasmaspiegeln von Perphenazin (0,1–30,5 ng/ml) und Desmethylperazin (0,3–71,5 ng/ml) gemessen worden (Mazure et al. 1990). Plasmaspiegel im oberen Bereich schienen vom therapeutischen Standpunkt her keine Vorteile zu bieten, aber bei diesen Patienten waren häufiger Nebenwirkungen beobachtet worden. Leider waren die Kranken nicht phänotypisiert worden, weshalb auch im Falle des Perphenazin der direkte Nachweis einer klinischen Relevanz einer genetischen Defizienz von Cytochrom P-450IID6 noch ausbleibt.

4.2.2 Clozapin und Fluperlapin

Die Hauptmetabolite von Clozapin, ein tertiäres Amin, sind N-Desmethylclozapin und Clozapin N-Oxid. Es gibt keine überzeugenden Hinweise dafür, daß die N-Demethylierung unter der Kontrolle von Cytochrom P-450IID6 steht. Clozapin und ein anderes atypisches Neuroleptikum, Fluperlapin, sind jedoch in vitro schwache Hemmer aber auch Substrate dieses Enzyms (Fischer et al. 1992). Bei Fluperlapin handelt es sich beim beobachteten Metaboliten um 7-OH-Fluperlapin. Beim Clozapin konnte die Struktur des durch einen Nebenweg gebildeten Abbauproduktes noch nicht aufgeklärt werden. Das Fehlen klinischer Untersuchungen lassen deshalb noch keine Antwort auf die Fragen zu, wie relevant diese in vitro Befunde für die in der Klinik beobachteten großen interindividuellen Unterschiede in der Kinetik von Clozapin sind, und ob zwischen ihnen und den hämatologischen Nebenwirkungen von Clozapin ein Zusammenhang besteht.

4.2.3. Haloperidol

Der Metabolismus von Haloperidol ist insofern auffallend, daß es nicht nur durch eine N-Desalkylierung und eine aromatische Hydroxylierung oxidiert, sondern auch durch eine Ketonreduktase zu reduziertem Haloperidol (RH), nämlich Hydroxyhaloperidol, umgewandelt und dieses wiederum in geringem Maße zu Haloperidol rückoxidiert werden kann (Tyndale et al. 1991, Heininger und Sieberns 1991). Aufgrund der Ergebnisse mehrerer Studien wird in einer Übersichtsarbeit von Chang (1992) das Plasmaspiegel Monitoring sowohl für Haloperidol wie auch für das reduzierte Haloperidol, dessen klinisches Wirkungsprofil aber unklar ist (Heininger und Sieberns 1991), empfohlen.

Pharmakokinetische Studien an japanischen Patienten, bei denen während einer Haloperidolbehandlung die Muttersubstanz und RH gemessen wurden, lassen die Vermutung zu, daß genetische Faktoren am Metabolismus dieser beiden Verbindungen mitbeteiligt sind (Someya et al. 1990). Untersuchungen von Jann et al. (1992) zeigen, daß während einer Haloperidolbehandlung das Verhältnis RH/Haloperidol im Plasma bei chinesischen Patienten nur etwa halb so hoch ist (etwa 0,5) wie bei den drei anderen Gruppen, die sich aus Schwarzen, Weißen („Caucasian") und „Hispanics" zusammensetzten. Ob nun der reduktive Schritt einen „genetischen" Hintergrund hat, bleibt offen, da andere, oxidative Wege mitspielen.

Für die oxidative Umwandlung von RH zu Haloperidol (Tyndale et al. 1991a) ist nach in vitro Studien mit menschlicher Leber Cytochrom P-450IID6 verantwortlich. Eine pharmakokinetische Studie an gesunden effizienten und defizienten Metabolisierern zeigt, daß sowohl Haloperidol (Llerena et al. 1991a) als auch RH (Llerena et al. 1992b) Substrate von Cytochrom P-450DIID6 sind. Beide Publikationen handeln von der gleichen Studie an Probanden, unter denen die „poor" mehr als die „extensive metabolisers" nach einer einmaligen Haloperidolgabe unter Nebenwirkungen litten. Erstere hatten höhere Haloperidol- (Tabelle 1) und RH-

Spiegel als letztere. Es bleibt aber noch zu klären, welcher Oxidationsweg von Haloperidol unter der Kontrolle von Cytochrom P-450IID6 ist: die Dealkylierung oder (wahrscheinlicher) die aromatische Hydroxylierung. Gefordert werden schließlich Studien an phänotypisierten Patiehten, um die klinische Relevanz dieser Befunde besser zu dokumentieren.

4.2.4 Zuclopenthixol

In einer Gruppe von gesunden Probanden, von denen sechs effiziente und sechs defiziente Metabolisierer waren, wurde die Kinetik von Zuclopenthixol im Plasma nach einer einmaligen Dosis von 10 oder 6 mg dieses Neuroleptikums gemessen (Tabelle 1) (Dahl et al. 1991). Es zeigten sich keine Unterschiede in den Gipfelkonzentrationen von Zuclopenthixol zwischen den beiden Gruppen, aber in der zweiten Gruppe betrug seine mittlere Halbwertszeit etwa das Doppelte (30 h) von der, die bei den Probanden ohne Enzymdefekt (18 h) gemessen wurde. Entsprechend war die Plasma Clearance des Medikamentes bei den „poor metabolisers" stark verlangsamt. Die Autoren gaben leider keine Angaben über eventuelle Unterschiede in der Verträglichkeit des Neuroleptikums in Abhängigkeit des Phänotypus. Auch wurde nicht diskutiert, welcher Abbauweg des Neuroleptikums unter der Kontrolle von Cytochrom P-450IID6 sein könnte.

4.2.5 Remoxipride

Remoxipride ist ein neues Neuroleptikum vom Typ Benzamid. Als ein Zeichen für die zunehmende Bedeutung der Pharmakogenetik darf die Tatsache interpretiert werden, daß bereits vor seiner Einführung Daten über seine Pharmakogenetik des Metabolismus vorliegen. Die in Tabelle 1 präsentierten Ergebnisse von von Bahr et al. (1990) weisen auf einen Metabolismus von Remoxipride durch das Cytochrom P-450IID6. Die Autoren schätzen, daß in Steady state Bedingungen die Plasmaspiegel von defizienten Metabolisierern etwa das Doppelte von denen von effizienten Metabolisierern betragen würden. Es wurden jedoch bisher noch keine diesbezüglichen Studien veröffentlicht.

4.2.6 Trimipramin

Trimipramin wird seit kurzem auch als Neuroleptikum eingesetzt (Eikmeyer et al. 1991; Groß et al. 1991). In seiner Struktur weist es große Ähnlichkeit mit Imipramin und anderen trizyklischen Antidepressiva auf, deren 2-resp. 10-Hydroxylierung unter der genetischen Kontrolle von Cytochrom P-450IID6 ist (Baumann 1992). Pharmakogenetische Studien wie die in Tabelle 1 dargestellten wurden bisher keine unternommen. Doch liegen die Ergebnisse einer Pilotstudie an zwei effizienten Metabolisierern vor, bei denen einmal die Pharmakokinetik einer oralen Einzeldosis von 75 Trimipramin allein und einmal mit einer Komedikation von 2 x 50 mg Chinidin untersucht wurde. Mittels Chinidin, einem der stärksten Hemmer von Cytochrom P-450IID6, kann künstlich ein „poor metaboliser" Phänotyp produziert werden. Die kombinierte Behandlung hatte eine Verdoppelung der Halbwertszeit von Trimipramin zur Folge, mit einer Abnahme seiner Clearance und seines scheinbaren Verteilungsvolumen. EEG-Messungen in diesem Versuch zeigten stärkere und länger dauernde Wirkungen unter Trimipramin + Chinidin als unter Trimipramin allein (Eap et al. 1992).

5. Ausblick

Cytochrom P-450IID6 (bei der Ratte dem Cytochrom P-450IID1 entsprechend) und somit auch die mit ihm verbundenen genetischen Aspekte haben möglicherweise auch eine Bedeutung für die Neuropsychiatrie. So wurde dieses Enzym nicht nur in der Leber sondern auch im Hirn von Säugetieren gefunden (Tyndale et al. 1991). Auffallend ist, daß seine Aktivität durch verschiedene Aufnahmehemmer von Dopamin, wie (−)-Kokain und d-Amphetamin gehemmt wird. Aufgrund verschiedener Bindungsstudien kommen Niznik et al. (1990) zur Hypothese, daß dieses Cytochrom P-450 eine Rolle im Metabolismus von Neurotransmittern nach ihrer Wiederaufnahme in die Nervenendigung spielen könnte. Interessanterweise sind MPTP, welches ein Parkinsonähnliches Syndrom auslösen kann, sowie Budipin, ein Antiparkinsonmittel, starke Hemmer von Cytochrom P-450IID6 (Fonne-Pfister und Meyer 1988). Weiterhin wurde in Phänotypisierungsstudien ein Zusammenhang zwischen diesem Enzym und Parkinsonismus gefunden (Barbeau et al. 1985, Poirier et al. 1987): In einer Gruppe von Parkinsonkranken hatten „poor metabolisers" von Debrisoquin ein größeres Risiko für ein frühes Einsetzen der Krankheit und für frühe schwere Symptome.

Es soll noch erwähnt sein, daß zur Zeit in der Literatur eine große Diskussion über die Frage stattfindet, ob gewisse Sigma-Rezeptoren nicht identisch sind mit Cytochrom P-450IID6 oder andern Isozymen von Cytochrom P-450 (Su 1991; Ferris et al. 1991). Sowohl Dextromethorphan wie auch Haloperidol und andere Neuroleptika haben nämlich eine hohe Affinität für Sigmal-Rezeptoren im Hirn (Quirion et al. 1992). Bis heute ist aber noch nicht bekannt, ob nicht nur in der Leber sondern auch im Hirn von „poor metabolisers" von Debrisoquin Cytochrom P-450IID6 defizient ist.

Arbeiten über eine mögliche Bedeutung des Mephenytoin Polymorphismus gibt es im Hinblick auf Neuroleptika noch keine. Studien mit trizyklischen Antidepressiva vom Typ tertiäre Amine, in dieser Hinsicht vergleichbar mit manchen Phenothiazinen und Clozapin, erlauben die Vermutung, daß die N-Demethylierung durch die Mephenytoin-Hydroxylase koreguliert wird.

6. Schlußfolgerungen

Die bisherigen Studien über die Pharmakogenetik des Metabolismus von Neuroleptika lehren, daß sowohl Phenothiazine, Thioxanthene, Butyrophenone, Benzamide und basische Dibenzodiazepine (Clozapin) Substrate von Cytochrom P-450IID6 sein können. Für mehrere Medikamente sind offensichtliche Unterschiede in ihrer Pharmakokinetik zwischen effizienten und defizienten Metabolisierern gefunden worden. Bisher wurde die klinische Relevanz jedoch nur durch zwei Studien dokumentiert, in einer prospektiven mit Thioridazin (Meyer et al. 1990) und einer retrospektiven epidemiologischen Studie über verschiedene Neuroleptika (Spina et al. 1992b). Weitere klinische Studien sind deshalb notwendig, wobei sowohl Einzelfallstudien wie prospektive Untersuchungen an Gruppen von Patienten, auch in epidemiologischer Hinsicht wertvolle Ergebnisse liefern können. Beim heutigen Stand der Forschung sind pharmakologische Tests nicht bei allen Patienten gerechtfertigt. Eine gezielte Anwendung dürfte sich jedoch in Kombination mit Plasmaspiegelbestimmungen von Neuroleptika bei Patienten, die bei der Behandlung Auffälligkeiten zeigen, in Anbetracht der relativ niedrigen Bestimmungskosten lohnen, zumal das Testergebnis „lebenslängliche" Gültigkeit hat.

Literatur

Axelsson R (1989) Plasma level monitoring of neuroleptic drugs – a way to improve the treatment of psychotic patients. In: Strandeberg K, Beermann B, Lönnerholm G (eds) Treatment with neuroleptics. National Board of Health and Welfare Drug Information Committee. Uppsala, pp 39–51

von Bahr C, Spina E, Birgersson C, Ericsson Ö, Göransson M, Henthorn T, Sjöqvist F (1985) Inhibition of desmethylimipramine 2-hydroxylation by drugs in human liver microsomes. Biochem Pharmacol 34: 2501–2505

von Bahr C, Movin G, Yisak WA, Jostell KG, Widman M (1990) Clinical pharmacokinetics of remoxipride. Acta Psychiatr Scand 82: 41–44

von Bahr C, Movin G, Nordin C, Lidén A, Hammarlund-Udenaes M, Hedberg A, Ring H, Sjöqvist F (1991) Pharmacokinetics and drug disposition. Plasma levels of thioridazine and metabolites are influenced by the debrisoquin hydroxylation phenotype. Clin Pharmacol Ther 49: 234–240

von Bahr C, Guengerich FP, Movin G, Nordin C (1989) The use of human liver banks in pharmacogenetic research. In: Dahl SG, Gram LF (eds) Clinical pharmacology in psychiatry. Springer, Wien New York, S 163–171

Baldessarini RJ, Cohen BM, Teicher MH (1988) Significance of neuroleptic dose and plasma level in the pharmacological treatment of psychoses. Arch Gen Psychiatry 45: 79–91

Barbeau A, Roy M, Paris S, Cloutier T, Plasse L, Poirier J (1985) Ecogenetics of Parkinson's disease: 4-hydroxylation of debrisoquine. Lancet 1213–1215

Baumann P (1992) 12.3 Pharmakogenetik. In: Riederer P, Laux G, Pöldinger W (Hrsg) 12 – Spezielle Pharmakokinetik. Springer, Wien New York, S 311–318

Baumann P, Meyer JW, Amey M, Baettig D, Bryois C, Jonzier-Perey M, Koeb L, Monney C, Woggon B (1992) Dextromethorphan and mephenytoin phenotyping of patients treated with thioridazine or amitriptyline. Ther Drug Monit 14: 1–8

Brøsen K (1990) Recent developments in hepatic drug oxidation. Implications for clinical pharmacokinetics. Clin Pharmacokinet 18: 220–239

Brøsen K, Zeugin T, Meyer UA (1991) Role of P450IID6, the target of the sparteine-debrisoquin oxidation polymorphism, in the metabolism of imipramine. Clin Pharmacol Ther 49: 609–617

Caccia S, Garattini S (1990) Formation of active metabolites of psychotropic drugs: An updated review of their significance. Clin Pharmacokinet 18: 434–459

Chang WH (1992) Reduced haloperidol: A factor in determining the therapeutic benefit of haloperidol treatment? Psychopharmacology 106: 289–296

Dahl SG (1986) Plasma level monitoring of antipsychotic drugs clinical utility. Clin Pharmacokinet 11: 36–61

Dahl ML, Ekqvist B, Widen J, Bertilsson L (1991) Disposition of the neuroleptic zuclopenthixol cosegregates with the polymorphic hydroxylation of debrisoquine in humans. Acta Psychiatr Scand 84: 99–102

Dahl ML, Johansson I, Palmertz MP, Ingelman-Sundberg M, Sjöqvist F (1992) Pharmacokinetics and drug disposition. Analysis of the CYP2D6 gene in relation to debrisoquin and desipramine hydroxylation in a Swedish population. Clin Pharmacol Ther 51: 12–17

Dahl-Puustinen ML, Lidén A, Alm C, Nordin C, Bertilsson L (1989) Disposition of perphenazine is related to polymorphic debrisoquin hydroxylation in human beings. Clin Pharmacol Ther 46: 78–81

Daly AK, Armstrong M, Monkman SC, Idle ME, Idle JR (1991) Genetic and metabolic criteria for the assignment of debrisoquine 4-hydroxylation (cytochrome P4502D6) phenotypes. Pharmacogenetics 1: 33–41

Derenne F, Joanne C, Vandel S, Bertschy G, Volmat R, Bechtel P (1989) Debrisoquine oxidative phenotyping and psychiatric drug treatment. Eur J Clin Pharmacol 36: 53–58

Eap CB, Laurian S, Souche A, Koeb L, Reymond P, Oros L, Buclin T, Baumann P (1992) Influence of quinidine on the pharmacokinetics of trimipramine and on its effect on the waking EEG of healthy volunteers. A pilot study on two subjects. Neuropsychobiology 25: 214–220

Eichelbaum M, Groß AS (1990) The genetic polymorphism of debrisoquine/sparteine metabolism-clinical aspects. Pharmacol Ther 46: 377–394

Eikmeier G, Berger M, Lodemann E, Muszynski K, Kaumeier S, Gastpar M (1991) Trimipramine – an atypical neuroleptic? Int Clin Psychopharmacol 6: 147–153

Ferris CD, Hirsch DJ, Brooks BP, Snyder SH (1991) σ Receptors: From molecule to man. J Neurochem 57: 729–737

Fischer V, Vogels B, Maurer G, Tynes RE (1992) The antipsychotic clozapine is metabolized by the polymorphic human microsomal and recombinant cytochrome P450 2D6. J Pharmacol Exp Ther 260: 1355–1360

Fonne-Pfister R, Meyer UA (1988) Xenobiotic and endobiotic inhibitors of cytochrome P-450dbl function, the target of the debrisoquine/sparteine type polymorphism. Biochem Pharmacol 37: 3829–3835

Gaedigk A, Blum M, Gaedigk R, Eichelbaum M, Meyer UA (1991) Deletion of the entire cytochrome P450 CYP2D6 gene as a cause of impaired drug metabolism in poor metabolizers of the debrisoquine/sparteine polymorphism. Am J Hum Genet 48: 943–950

Gonzalez FJ (1990) Molecular genetics of the P-450 superfamily. Pharmacol Ther 45: 1–38

Gonzalez FJ, Nebert DW (1990) Evolution of the P450 gene superfamily: Animal-plant warfare, molecular drive and human genetic differences in drug oxidation. Trends Genet 6: 182–186

Gonzalez FJ, Meyer UA (1991) Molecular genetics of the debrisoquin-sparteine polymorphism. Clin Pharmacol Ther 50: 233–238

Graf Th, Broly F, Hoffmann F, Probst M, Meyer UA, Howald H (1992) Prediction of phenotype for acetylation and for debrisoquine hydroxylation by DNA-tests in healthy human volunteers. Eur J Clin Pharmacol 43: 399–403

Gram LF, Debruyne D, Caillard V, Boulenger JP, Lacotte J, Moulin M, Zarifian E (1989) Substantial rise in sparteine metabolic ratio during haloperidol treatment. Br J Clin Pharmacol 27: 272–275

Gross G, Xin X, Gastpar M (1991) Trimipramine: Pharmacological reevaluation and comparison with clozapine. Neuropharmacology 30: 1159–1166

Heim M, Meyer UA (1990) Genotyping of poor metabolisers of debrisoquine by allele-specific PCR amplification. Lancet 336: 529–32

Heininger K, Sieberns S (1992) Pharmakokinetik. In: Riederer P, Laux G, Pöldinger W (Hrsg) Neuro-Psychopharmaka, Bd 4. Springer, Wien New York, S 17–43

Jann MW, Chang WH, Lam YWF, Hwu HG, Chen H, Chen TY, Lin SK, Chien CP, Davis CM, Lin HN, Ereshefsky L, Saklad SR, Richards AL, Schulteis M (1992) Comparison of haloperidol and reduced haloperidol plasma levels in four different ethnic populations. Prog Neuropsychopharmacol Biol Psychiatry 16: 193–202

Kallio J, Huupponen R, Seppälä M, Säkö E, Iisalo E (1990) The effects of ß-adrenoceptor antagonists and levomepromazine on the metabolic ratio of debrisoquine. Br J Clin Pharmacol 30: 638–643

Lerena A, Alm C, Dahl ML, Ekqvist B, Bertilsson L (1992a) Haloperidol disposition is dependent on debrisoquine hydroxylation phenotype. Ther Drug Monit 14: 92–97

Lerena A, Alm C, Dahl ML, Ekqvist B, Bertilsson L (1992b) Haloperidol disposition is dependent on debrisoquine hydroxylation phenotype: Increased plasma levels of the reduced metabolite in poor metabolisers. Ther Drug Monit 14: 261–264

Mahgoub A, Dring LG, Idle JR, Lancaster R, Smith RL (1977) Polymorphic hydroxylation of debrisoquine in man. Lancet ii: 584–586

Mazure CM, Nelson JC, Jatlow PI, Kincare P, Bowers MBJr (1990) The relationship between blood perphenazine levels, early resolution of psychotic symptoms, and side effects. J Clin Psychiatry 51: 330–334

Meyer JW, Woggon B, Baumann P, Meyer UA (1990) Clinical implication of slow sulphoxidation of thioridazine in a poor metabolizer of the debrisoquine type. Eur J Clin Pharmacol 39: 613–614

Meyer UA (1990) Genetic polymorphisms of drug metabolism. Fundam Clin Pharmacol 4: 595–615

Niznik HB, Tyndale RF, Sallee FR, Gonzalez FJ, Hardwick JP, Inaba T, Kalow W (1990) The dopamine transporter and cytochrome P450IID1 (debrisoquine 4-hydroxylase) in brain: Resolution and identification of two distinct [3H]GBR-12935 binding proteins. Arch Biochem Biophys 276: 424–432

Osser DN, Albert LG, Figueiredo S, O'Connor H, Barden Y, Carmichael WG (1991) Mesoridazine in neuroleptic-resistant psychoses. J Clin Psychopharmacol 11: 328–330

Quirion R, Bowen WD, Itzhak Y, Junien JL, Musacchio JM, Rothman RB, Su TP, Tam SW, Taylor DP (1992) Meeting report. A proposal for the classification of sigma binding sites. TINS 13: 85–86

Roy A, Linnoila M (1988) Suicidal behavior, impulsiveness and serotonin. Acta Psychiatr Scand

Someya T, Takahashi S, Shibasaki M, Inaba T, Cheung SW, Tang SW (1990) Reduced haloperidol/haloperidol ratios in plasma: Polymorphism in Japanese psychiatric patients. Psychiatry Res 31: 111–120

Spina E, Martines C, Caputi AP, Cobaleda J, Pinas B, Carrillo JA, Benitez J (1991) Debrisoquine oxidation phenotype during neuroleptic monotherapy. Eur J Clin Pharmacol 41: 467–470

Spina E, Ancione M, Di Rosa AE, Meduri M, Caputi AP (1992a) Polymorphic debrisoquine oxidation and acute neuroleptic-induced adverse effects. Eur J Clin Pharmacol 42: 347–348

Spina E, Campo GM, Calandra S, Caputi AP, Carrillo JA, Benitez J (1992b) Debrisoquine oxidation in an Italian population: A study in healthy subjects and in schizophrenic patients. Pharmacol Res 25: 43–50

Su TP (1991) σ-receptors. Putative links between nervous, endocrine and immune systems. Eur J Biochem 200: 633–642

Syvälathi EKG, Lindberg R, Kallio J, De Vocht M (1986) Inhibitory effects of neuroleptics on debrisoquine oxidation in man. Br J Clin Pharmacol 22: 89–92

Tyndale RF, Kalow W, Inaba T (1991a) Oxidation of reduced haloperidol to haloperidol: involvement of human P450IID6 (sparteine/debrisoquine monooxygenase). Br J Clin Pharmacol 31: 655–660

Tyndale RF, Sunahara R, Inaba T, Kalow W, Gonzalez FJ, Niznik HB (1991b) Neuronal cytochrome P450IID1 (debrisoquine/sparteine-type): potent inhibition of activity by (−)-cocaine and nucleotide sequence identity to human hepatic P450 gene CYP2D6. Mol Pharmacol 40: 63–68

Korrespondenz: PD Dr. P. Baumann, Dépt. Univ. de Psychiatrie Adulte, CH-1008 Prilly-Lausanne, Switzerland.

Der Einfluß von Rauchen und Geschlecht auf die Dosis-Plasmaspiegel-Korrelation von Clozapin

C. H. Miller, A. Saria, C. Barnas, W. W. Fleischhacker und C. Haring

Universitätsklinik für Psychiatrie, Innsbruck, Österreich

Zusammenfassung

Die vorliegende Arbeit beschreibt den Zusammenhang zwischen Dosis und Plasmaspiegel und den Einfluß von Nikotin und Geschlecht bei 148 Patienten. Die Regressionsanalyse ergab einen linearen Zusammenhang zwischen verabreichter Tagesdosis (12,5–700 mg/die) und Plasmaspiegel. Männliche Patienten erreichten bei einer bestimmten Dosis nur 69,3% der Plasmakonzentrationen weiblicher Patienten. Die durchschnittlichen Plasmaspiegel von Rauchern waren um 18,2% niedriger als die der Nichtraucher.

Einleitung

Plasmaspiegel von Antidepressiva und Neuroleptika haben bisher kaum praktische Bedeutung erlangt, obwohl unter anderem die folgenden Gesichtspunkte von großem klinischen Interesse wären: die Objektivierung von Complianceproblemen, die Möglichkeit der Dosisoptimierung, Plasmaspiegel-Wirkungs-Korrelationen im Zusammenhang mit der Rezidivprophylaxe und verschiedene forensische Fragestellungen [3]. Es zeigt sich, daß bei den in der Psychiatrie angewandten Medikamenten große interindividuelle Unterschiede zu beobachten sind. So findet man beispielsweise bei Patienten, die mit Chlorpromazin behandelt werden, Variationen um den Faktor 100 [1]. Um die Dosis-Plasmaspiegel-Korrelation und Faktoren, die darauf Einfluß nehmen könnten, zu erfassen, werden an der Universitätsklinik für Psychiatrie in Innsbruck die Plasmakonzentrationen von Clozapin routinemäßig bestimmt. Die erhobenen Daten werden im folgenden präsentiert.

Patienten und Methodik

Die Plasmaspiegel von 148 Patienten (54 weiblich, 94 männlich, durchschnittliches Alter 30,77 Jahre, SD ± 8,9) wurden bestimmt. 67 Patienten waren Nichtraucher und 81 waren Raucher (mehr als 5 Zigaretten/Tag). Clozapin (12,5–700 mg/die, Mittelwert 281,0, SD ± 141,0) (Leponex®, Sandoz, Basel, Switzerland) wurde oral verabreicht, wobei die Dosis mindestens 8 Tage vor der Blutabnahme konstant gehalten wurde. Da die verabreichten Dosen stark streuten, wurden zur statistischen Auswertung der Daten die gemessenen Plasmaspiegel durch die Dosis/kg Körpergewicht dividiert (Plasmaspiegel/Dosis/kg KG). Die Blutabnahme erfolgte 10 Stunden nach der letzten Medikamentenverabreichung. Die Bestimmung der Plasmaspiegel erfolgte mittels RP-HPLC (reversed phase high performance liquid chromatography) und UV-Detektion nach einer flüssig-flüssig-Extraktion mit n-Hexan [5].

Ergebnisse

Beim Vergleich unterschiedlicher Clozapin-Dosen (Mittelwert 281,0 mg, SD ± 141,0 mg) mit den korrespondierenden Plasmaspiegeln ergab sich ein linearer Zusammenhang zwischen der verabreichten Tagesdosis und der Plasmakonzentration ($r = 0,50266$, $p < 0,001$, Abb. 1). Die Plasmaspiegel/Dosis/kg KG männlicher Patienten erreichen nur 69,3% der Plasmaspiegel/Dosis/kg KG weiblicher Patienten (Mann-Whitney-U-Test $p < 0,005$, Abb. 2). Bei Anwendung der Varianzanalyse mit dem Plasmaspiegel/Dosis/kg KG als abhängige Variable und Geschlecht und Rauchen als unabhängige Variable zeigte sich ein hoch signifikanter Einfluß des Geschlechtes ($p < 0,0001$) auf die Varianz der Clozapin-Plasmaspiegel.

Aus der Literatur geht hervor, daß Rauchen auf die Plasmakonzentration verschiedener Medikamente Einfluß hat [4, 11, 12]. Aus diesem Grund haben wird die Plasmaspiegel von Rauchern und Nichtrauchern getrennt analysiert und miteinander verglichen. In beiden Gruppen waren die Plasmaspiegel linear abhängig von der verabreichten Tagesdosis. Der durchschnittliche Plasmaspiegel/Dosis/kg KG von Rauchern betrug nur

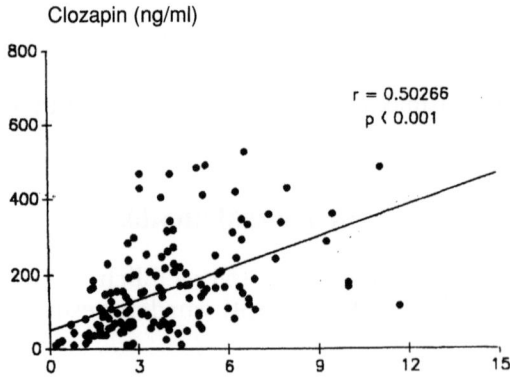

Abb. 1. Clozapin- Plasmaspiegel korreliert mit der verabreichten Tagesdosis/Körpergewicht (mg/kg)

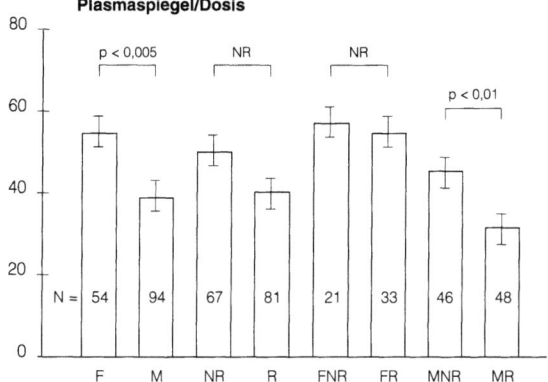

Abb. 2. Der Einfluß von Geschlecht und Rauchen auf die Plasmaspiegel/Dosis/kg Körpergewicht von Clozapin. *F* Frauen, *M* Männer, *R* Raucher, *NR* Nichtraucher, *FR* Frauen Raucher, *MR* Männer Raucher, *FNR* Frauen Nichtraucher, *MNR* Männer Nichtraucher. Statistik: Mann-Whitney U-Test. Abweichungen sind in SEM (Standart of the mean) angegeben

81,8%, verglichen mit Nichtrauchern (Mann-Whitney-U-Test $p > 0,05$, Abb. 2).

Untersucht man den Einfluß des Rauchens auf die Plasmakonzentrationen von Clozapin für beide Geschlechter getrennt, so sieht man, daß sich Rauchen auf die Plasmaspiegel weiblicher Patienten nicht auswirkt. Männliche Raucher erreichen nur 67,9% der Plasmakonzentrationen, verglichen mit männlichen Nichtrauchern (Mann-Whitney-U-Test $p < 0,01$, Abb. 2). Die Anwendung der Varianzanalyse mit dem Plasmaspiegel/Dosis/kg Kg als unabhängige Variable und Geschlecht und Rauchen als abhängige Variable zeigte, daß Rauchen einen signifikanten Einfluß ($p = 0,022$) auf die Varianz der Clozapin-Plasmaspiegel hat.

Diskussion

Die dargestellten Daten zeigen eine eindeutige Korrelation der Clozapin-Plasmakonzentrationen mit einer oral verabreichten Dosis. Unsere Ergebnisse decken sich mit jenen von Hippius at al. [7] und Heipertz at al. [6], stehen jedoch im Widerspruch mit den von Breyer et al. [2] publizierten Daten. Geschlechtsunterschiede bezüglich Halbwertszeit und Verteilungsvolumen wurden bereits für einige Benzodiazepine beschrieben [10]. Ob die höheren Clozapin-Plasmaspiegel bei weiblichen Patienten aus einer besseren Resorption oder verzögerten Elimination resultieren, muß in zukünftigen pharmakokinetischen Studien erst geklärt werden. Die Plasmaspiegel/Dosis/kg KG von Clozapin waren bei Rauchern niedriger als bei Nichtrauchern. Ähnliche Resultate sind von Ereshefsky et al. [4] für Fluphenazin publiziert und sind auch von anderen Medikamenten bekannt (Theophyllin, Phenazetin, Propranolol) [8, 11, 13]. Dies könnte ein

Resultat enzymatischer Veränderungen im Gastrointestinaltrakt und/oder der Leber sein, die durch Nikotin oder andere Rauchinhaltsstoffe induziert sind. Wie Chlorpromazin zeigt auch Clozapin eine ausgeprägte interindividuelle Varianz der Plasmaspiegel. Zukünftige Studien werden zeigen, wie groß der Einlfuß einzelner Faktoren ist und wo diese in die Kinetik dieser Substanz eingreifen.

Literatur

1. Alredsson G, Sedvall G, Wiesel F, Wode-Helgodt B (1980) The relevance of measuring chlorpromazine concentration in serum. In: Usdin E, Eckert H, Forrest IS (eds) Phenothiazines and structurally related drugs: Basic and clinical studies. Elsevier North-Holland, New York, pp 199–202
2. Breyer U, Petruch F, Gärtner HJ, Pflug B (1976) Dünnschichtchromatographische Bestimmung von Plasmaspiegeln trizyklischer Psychopharmaka. Arzneimittelforschung 26: 1153
3. Curry SH (1985) The strategy and value of neuroleptic drug monitoring. J Clin Psychopharmacol 5: 263–271
4. Ereshefsky L, Saklad StR, Davis CM, Jann MW, Richards AL Burch NR (1984) Die klinische Bedeutung der Pharmakokinetik des Fluphenazins. University of Texas, Austin, S 7
5. Haring C, Humpel C, Auer B, Saria A, Barnas C, Fleischhacker WW, Hinterhuber H (1988) Clozapine plasma levels determined by HPLC and UV-detection. J Chromatogr Biomed Appl 428: 160–166
6. Heipertz R, Pilz H, Beckers W (1977) Serum concentrations of clozapine determined by nitrogen selective gas chromatography. Arch Toxicol 37: 313–318
7. Hippius H, Ackenheil M (1976) Klinische und klinisch-biochemische Untersuchungen zum Wirkungsmechanismus von Clozapin. In: Berner P, Saletu B (Hrsg) Clozapin, zweites Symposion. Wander, Wien, S 44–62
8. Hunt SN, Jusko WJ, Yurak AM (1976) Effect of smoking on theophylline disposition. Clin Pharmacol Ther 19: 546–551
9. Jaffe JH (1985) Drug addiction and drug abuse. In: Goodman GA, Gilman LS, Rall TW, Murad F (eds) The pharmacological basis of therapeutics. Macmillan, New York, p 556
10. Leutner V (1986) Schlafstörung und Schlafmittel. Editiones Roche, Basel, S 76
11. Pantuck EJ, Hsioa K-C, Maggio A, Nakamura BS, Kuntzman R, Conney AH (1974) Effect of cigarette smoking on phenacetin metabolism. Clin Pharmacol Ther 15: 9–17
12. Sakalis G, Vurry SH, Mould GP, Lader MH (1972) Physiologic and clinical effects of chlopromazine and their relationship to plasma levels. Clin Pharmacol Ther 13: 931–946
13. Vestal RE, Wood AJJ, Brach RA, Shand DG, Wilkinson GR (1979) Effects of age and cigarette smoking on propranolol disposition. Clin Pharmacol Ther 26: 8–15

Korrespondenz: Dr. C. H. Miller, Universitätsklinik für Psychiatrie, Innsbruck, Anichstraße 35, A-6020 Innsbruck, Österreich.

Die Bedeutung der verschiedenen Neuroleptikagruppen unter dem Aspekt von Neuroleptika-Nonresponse

J. Tegeler

Psychiatrische Klinik der Heinrich-Heine-Universität, Düsseldorf,
Bundesrepublik Deutschland

Einleitung

Während die Wirksamkeit der Neuroleptika in der Akutbehandlung schizophrener Erkrankungen durch die klinische Erfahrung und durch eine große Anzahl placebo-kontrollierter Studien eindeutig belegt ist, sind die Effekte dieser Substanzen auf den weiteren Krankheitsverlauf meistens weniger positiv. Zahlreiche Patienten sprechen nicht günstig auf die Medikation an oder verschlechtern sich sogar und viele Kranke erleben auch unter unterschiedlichen soziotherapeutischen Maßnahmen nur eine geringe Besserung ihres Befindens. Die Mehrzahl dieser Patienten weist sowohl positive und negative Symptome als auch schwerwiegende funktionelle Defizite und Verhaltensauffälligkeiten auf.

Definitionen und Häufigkeiten der Neuroleptika-Nonresponse

Eine Neuroleptika-Nonresponse bzw. eine Therapieresistenz werden sehr unterschiedlich definiert vor allem hinsichtlich der Applikationsdauer und der Dosierung der Medikation. Schüssler et al. (1988) sprechen dann von einer Nonresponse, wenn nach 28 Tagen im CGI die Stufe 3 („Zustand ist viel besser") nicht erreicht wurde und der Ausgangssummenscore im AMP um weniger als 50% reduziert wurde. Nach Keefe et al. (1991) liegt eine Neuroleptika-Nonresponse vor, wenn nach 43 Tagen unter 40 mg Haloperidol/die der Gesamtscore der BPRS um weniger als 20% sowie der CGI um weniger als 2 Punkte reduziert ist.

Wenn ein Patient nach den genannten Kriterien nicht günstig auf die Behandlung mit einem einzigen Neuroleptikum reagiert hat, sollte noch nicht von einer medikamentösen Therapieresistenz gesprochen werden. Einzelne Patienten bessern sich erst unter einer längerfristigen Verabreichung der Neuroleptika, andere erst nach einer Erhöhung der Dosis und andere erst nach einer Umstellung auf ein Neuroleptikum einer anderen Substanzklasse. Kane et al. (1988) sprechen in ihrer Clozapin-Studie von einer Therapieresistenz, wenn

1. die DSM III-Kriterien für eine Schizophrenie vorliegen,
2. in den vergangenen fünf Jahren mindestens drei Behandlungsperioden mit Neuroleptika unterschiedlicher Substanzklassen in einer Dosierung von mehr als 1000 mg Chlorpromazin-Äquivalenten/die über einen Zeitraum von jeweils 6 Wochen nicht zu einer wesentlichen Besserung der Symptomatik geführt haben und
3. die Kranken in den vergangenen fünf Jahren niemals eine Periode einer Remission erreicht haben.

Noch enger wurden die Kriterien für eine Therapieresistenz von Simpson und Wilson (1989) gefaßt. Danach müssen

1. die Diagnose einer Schizophrenie mit Hilfe operationalisierter Instrumente gesichert sein,
2. persistierende psychotische Symptome ohne signifikante Besserung während der letzten 2,5 Jahre vorliegen,
3. ein Gesamtscore der BPRS von mindestens 45 vorliegen und für drei der BPRS-Items emotionaler Rückzug, Zerfall der Denkprozesse, Halluzinationen, motorische Verlangsamung und ungewöhnliche Denkinhalte ein Ausprägungsgrad von mindestens „schwer" angegeben werden,
4. innerhalb der letzten fünf Jahre mindestens drei Neuroleptika verschiedener Substanzklassen verabreicht worden sein, wobei jede Substanz in einer Dosierung von 1000 mg Chlorpromazin-Äquivalenten/Tag über mindestens 8 Wochen hinweg verabreicht worden war.

May et al. (1988) haben die besondere Bedeutung von Interaktionen zwischen medikamentösen und nichtmedikamentösen Therapieverfahren für die Entwicklung einer Therapieresistenz betont. Diese Autoren unterscheiden sechs Grade des Ansprechens bzw. des Nicht-Ansprechens auf eine Psychopharmako- und Soziotherapie. Eine Therapieresistenz liegt dann vor, wenn nach mindestens sechsmonatiger Behandlung mit verschiedenen medikamentösen und nichtmedikamentösen Therapiemethoden keine klinische und soziale Remission erreicht werden konnte. Von einer schweren Therapieresistenz wird dann gesprochen, wenn nach 6 Monaten Krankenhausbehandlung trotz neuroleptischer Hochdosierung und intensiver soziotherapeutischer Maßnahmen keine Besserung zu erkennen ist.

Je nach Definition einer Nonresponse bzw. Therapieresistenz differieren deren Häufigkeiten erheblich. Entsprechend der Übersicht von Davis et al. (1980), in der die Ergebnisse aus mehreren placebo-kontrollierten Doppelblindstudien zur Akutbehandlung schizophrener Psychosen mit Neuroleptika zusammengefaßt wurden, kommt es im Laufe einer sechswöchigen neuroleptischen Behandlung bei 22% der Patienten zu einer nur geringen Besserung, bei 5% zu keiner Änderung und bei 3% zu einer Verschlechterung des psychopathologischen Befundes (akute Neuroleptika-Nonresponse). Lieberman et al. (1991) behandelten Patienten mit einer schizophrenen Ersterkrankung sechs Wochen lang mit 20 mg Fluphenazin/die. Wenn es zu keiner wesentlichen Besserung des Befundes kam, wurde in den folgenden vier Wochen jeweils 40 mg Fluphenazin verabreicht. Diejenigen Kranken, welche bis dahin nicht respondiert hatten, erhielten in den folgenden sechs Wochen jeweils 20 mg Haloperidol/die. Führte auch diese Medikamentenumstellung nicht zu einer Kompensation der Symptomatik, wurde die Haloperidol-Dosis in den folgenden vier Wochen auf 40 mg/die verdoppelt. Bei den Kranken mit einer Nonresponse schloß sich dann ein 6wöchiger Behandlungsversuch mit Molindon bis 300 mg/die an. War auch danach eine wesentliche Besserung des Befundes ausgeblieben, wurde von einer Therapieresistenz gesprochen. Nach den genannten Kriterien waren 7 von 56 (13%) schizophrener Ersterkrankter therapieresistent.

May et al. (1988) gehen entsprechenden den obengenannten Kriterien davon aus, daß ca. 20% der chronisch Schizophrenen nicht günstig auf eine mindestens 6monatige medikamentöse und nichtmedikamentöse Therapie ansprechen. Eine schwere Therapieresistenz trotz neuroleptischer Hochdosierung und intensiver soziotherapeutischer Maßnahmen soll bei ca. 5% der Kranken vorliegen.

Ursachen einer Neuroleptika-Nonresponse

Die Entwicklung einer Neuroleptika-Nonresponse ist auf vielfältige, sich gegenseitig beeinflussende Faktoren, wie die Krankheitssymptomatik, Belastungen in der Familie und im sozialen Umfeld sowie medikamentöse und nichtmedikamentöse Behandlungsparameter zurückzuführen (Tegeler 1993). May et al. (1988) nennen folgende Faktoren:

1. Patientenfaktoren
   a) Ausprägung der positiven und/oder negativen Symptome;
   b) organische Ursachen, z.B. Hirnatrophie, neurologische „soft signs", abnorme neuropsychologische Testergebnisse und neurochemische Abnormitäten;
   c) psychologische Faktoren, z.B. Therapieverweigerung, bedingt durch den soziokulturellen Hintergrund, Krankheitsakzeptanz und Erwartungshaltung des Patienten.
2. Familiäre Faktoren
   a) genetische Belastung;
   b) situativer Stress, z.B. Aggressivität oder emotionales Überengagement;
   c) Widerstand gegen die Behandlung;
   d) Fehlen eines unterstützenden sozialen Netzes;
   e) kultureller Hintergrund und Erwartungen.

3. Umweltfaktoren
    a) fehlende Unterkunft;
    b) unzureichende Sozialhilfe;
    c) Belastung am Arbeitsplatz.
4. Nichtmedikamentöse Behandlungsfaktoren
    a) unzureichende Therapie- und Rehabilitationsmöglichkeiten;
    b) negative Effekte (zu invasiv oder zu restriktiv);
    c) dem Patienten nicht angepaßt (falsche Therapie, falsches Behandlungsziel);
    d) inadäquate Planung und Evaluation.
5. Medikamentöse Behandlungsfaktoren
    a) Therapieverweigerung;
    b) unerwünschte Nebenwirkungen;
    c) falsche Medikamentenwahl;
    d) inadäquate Planung und Evaluation;
    e) zu hohe oder zu niedrige Dosierung.

Prädiktoren für eine Neuroleptika-Nonresponse

Im einzelnen sind hier vor allem Prädiktoren einer Nonresponse einer neuroleptischen Akutbehandlung, Prädiktoren einer ungünstigen Langzeitprognose schizophrener Erkrankungen sowie Aspekte der Pharmakokinetik und der Dosierung der Neuroleptika von Bedeutung. Auf einzelne Befunde der sehr umfangreichen Prädiktorforschung kann hier nicht ausführlicher eingegangen werden. May und Goldberg (1978), Möller et al. (1983) und Woggon (1983) kommen in ihren Übersichten zu dieser Thematik zu dem Schluß, daß sich zwar in einzelnen Studien einige signifikante Differenzen zwischen Respondern und Nonrespondern hinsichtlich einzelner psychopathologischer, biochemischer bzw. psychophysiologischer Parameter nachweisen lassen, daß diese Merkmale aber nur einen sehr geringen Anteil der Gesamtvarianz erklären und für den einzelnen Patienten nur eine geringe prädiktive Bedeutung besitzen. Die Inkonsistenz der Befunde wird u.a. auf die unterschiedliche Definition des Therapieerfolges und auf eine häufig nicht durchgeführte Kreuzvalidierung der Ergebnisse zurückgeführt.

Besonders relevant erscheinen interventionsbezogene Prädiktoren. Mehrere Autoren, u.a. Woggon (1980), Nedopil und Rüther (1981), Möller et al. (1983) und Gaebel et al. (1988) stellten übereinstimmend fest, daß ein geringes Ansprechen auf eine neuroleptische Testdosis in den ersten fünf bis zehn Behandlungstagen eine Nonresponse nach 28 Tagen zuverlässig prädizierte. Für die Praxis läßt sich daraus die Empfehlung ableiten, daß mit der Umstellung auf ein anderes Neuroleptikum nicht zu lange gewartet werden sollte, wenn sich in den ersten vier Wochen gar kein Behandlungserfolg zeigt. Nach Gaebel et al. (1988) läßt sich die Responsevorhersage wesentlich optimieren, wenn mehrere Prognosemerkmale, wie der psychopathologische Ausgangsbefund, die klinische Initialresponse am dritten Tag, der Serumspiegel des Neuroleptikums und der EEG-Befund kombiniert werden.

In mehreren Katamnesen, u.a. von Strauß und Carpenter (1977), Gaebel und Pietzcker (1985), Möller und von Zerssen (1986), Schubart et al. (1987) sowie Breier et al. (1991) wurden folgende Prädiktoren eines ungünstigen Langzeitverlaufs schizophrener Psychosen gefunden: männliches Geschlecht, schlechte prämorbide Anpassung (Kontaktverhalten, berufliche Integration), früher Krankheitsbeginn, längere Krankheits- und Hospitalisierungsdauer, ausgeprägte Negativsymptomatik.

Negative Symptome und Neuroleptika-Nonresponse

Aspekte der Diagnostik, Pathogenese und Therapie schizophrener Minussymptomatik werden in den letzten Jahren intensiv diskutiert (Andreasen 1990, Möller und Pelzer 1990, Marneros et al. 1992, Müller-Spahn et al. 1992). Das Paradigma von Crow (1980), daß Patienten vom Schizophrenie-Typ II mit negativen Symptomen irreversible cerebrale Veränderungen aufweisen und nicht auf Neuroleptika ansprechen, wird aufgrund neuerer Befunde zunehmend in Frage gestellt. Folgende Überlegungen stehen im Mittelpunkt der Kritik:

1. Negative Symptome werden von einzelnen Autoren sehr unterschiedlich definiert. Es wurden zahlreiche Beurteilungsskalen entwickelt, die differente Bereiche der Negativsymptomatik abdecken.
2. Negative Symptome sind primär nosologisch unspezifisch. Korrelationsstatistisch besteht ein enger Zusammenhang zwischen negativen Symptomen einerseits und depressiven Syndromen, Anhedonie und Parkinson-Syndromen andererseits.
3. Die Negativsymptomatik stellt kein einheitliches Syndrom dar, faktorenanalytisch konnten bis zu drei Syndrome diskriminiert werden. Hinsichtlich der Pathogenese und für die Therapie ist die von Carpenter et al. (1985) vorgeschlagene Unterteilung in primäre und sekundäre Negativsymptome wichtig. Während die primären negativen Symptome den eigentlichen Defizienzsymptomen entsprechen, sind die sekundären negativen Symptome entweder als Reaktion des Patienten auf die floride Psychose, z.B. als autistischer Rückzug im Sinne eines Abwehrversuchs, als soziale Unterstimulation im Sinne des Hospitalismus, als unerwünschte Wirkungen der Neuroleptika in Form einer Akinese oder als depressiv-dysphorisches Syndrom aufzufassen. Diese differentialdiagnostischen Überlegungen implizieren unterschiedliche therapeutische Maßnahmen.
4. Negative Symptome können zu unterschiedlichen Zeitpunkten der schizophrenen Erkrankung auftreten und können auch wieder abklingen. In der präpsychotischen Phase finden sich häufig Apathie, Interesselosigkeit und sozialer Rückzug. Während des akuten Stadiums einer Psychose treten positive und negative Symptome gleichzeitig auf. Unter

der Behandlung mit Neuroleptika remittieren die positiven Symptome meistens schneller, während die negativen Symptome sich langsamer und nur zum Teil bessern. Bei chronischen Krankheitsverläufen dominieren meistens negative Symptome im Sinne einer Residualsymptomatik, häufig finden sich aber auch positive Symptome.

Mehrere Katamnesen, u.a. von Deister et al. (1990) sowie Maurer und Häfner (1991) kamen zu dem Ergebnis, daß bei der Mehrzahl der Patienten ein Syndromshift von positiver zu negativer und gemischter Symptomatik und auch umgekehrt festzustellen war. Die Stabilität der Symptomatik hing aber von der Dauer der Beobachtungszeit ab. Nach Johnstone et al. (1986), Addington und Addington (1991) sowie Maurer und Häfner (1991) ist der Verlauf negativer Symptomatik in den ersten fünf Jahren der Erkrankung relativ stabil, während später eher eine größere Variabilität der Verläufe bzw. ein Syndromshift festzustellen ist (Marneros et al. 1991). Daraus ergibt sich, daß das Auftreten von negativen Symptomen zwar nicht unbedingt eine ungünstige Langzeitprognose implizieren muß, daß aber andererseits bei vielen Kranken mit einer Neuroleptika-Nonresponse negative Symptome deutlich ausgeprägt sind.

Zur Wirksamkeit der Neuroleptika in der Therapie schizophrener Minussymptomatik

In den letzten Jahren wurde intensiv darüber diskutiert, inwieweit negative Symptome erfolgreich mit Neuroleptika behandelt werden können (Crow 1980, Meltzer 1987, Meltzer und Zureick 1989, Kane und Mayerhoff 1989, Woggon 1990, Möller 1991, Müller-Spahn et al. 1992, Möller, im Druck). Johnstone et al. (1978) stellten in einer 4wöchigen placebo-kontrollierten Studie mit 45 akut Schizophrenen keine Besserung der affektiven Verflachung und Sprachverarmung unter einer Behandlung mit Flupenthixol fest.

Meltzer (1985) kritisierte an dieser Studie die kleine Fallzahl, die kurze Untersuchungsdauer, die niedrige Dosierung sowie die geringe Ausprägung negativer Symptome zu Beginn der Studie. Angrist et al. (1980) sahen bei 10 akuten und 11 chronischen Schizophrenen unter der Behandlung mit verschiedenen Neuroleptika ebenfalls keine Besserung der affektiven Verflachung und der motorischen Verlangsamung. Goldberg (1985) analysierte die Daten von 340 akut Schizophrenen, die sechs Wochen entweder Chlorpromazin, Thioridazin, Fluphenazin oder Placebo erhalten hatten. Es zeigte sich, daß sowohl produktive Symptome als auch die Merkmale Kontaktstörungen, emotionale Indifferenz sowie Sprachverarmung deutlich remittierten. Einschränkend muß festgestellt werden, daß in diese Studie nur akut Schizophrene, überwiegend Ersterkrankte, aufgenommen wurden. In der schon genannten Studie von Lieberman et al. (1991) mit 20 bzw. 40 mg Fluphenazin und bei fehlender Wirksamkeit 20–40 mg Haloperidol/die bzw. 300 mg Molindon war vor allem in den ersten zwölf Wochen eine deutliche Remission der negativen Symptome zu konstatieren, während die Wirksamkeit der Neurolepsie danach geringer war. Bei den Kranken mit einer schnellen Response (weniger als elf Wochen) war die Rückbildung negativer Symptome besonders ausgeprägt. Dem gegenüber wiesen Kranke mit einer langsamen Response (länger als 20 Wochen) nahezu keine Änderungen der Negativsymptomatik auf. Die Ausprägung der affektiven Verflachung, der Sprachverarmung und der Aufmerksamkeitsstörungen zu Beginn der Studie war ein signifikanter Prädiktor für die Response bzw. Nonresponse.

Im Hinblick auf eine Neuroleptika-Nonresponse ist es von Bedeutung, inwieweit Neuroleptika negative Symptome bei chronisch Schizophrenen bessern können. Breier et al. (1987) führten bei 19 chronisch Schizophrenen zuerst einen Absetzversuch und dann eine Behandlung mit Fluphenazin durch. In der Absetzperiode nahmen positive sowie negative Symptome deutlich zu. Die 4wöchige Behandlung mit Fluphenazin führte danach zu einer signifikanten Besserung beider Symptombereiche. Serban et al. (1992) behandelten 20 chronisch Schizophrene drei Monate mit variablen Dosierungen von Thiothixen. Auf der SANS und BPRS konnte eine Besserung sowohl der positiven als auch der negativen Symptome festgestellt werden.

Differentielle Wirksamkeit verschiedener Neuroleptika bei negativen Symptomen bzw. Neuroleptika-Nonresponse

Befunde aus Rezeptorbindungsstudien (Richelson 1984; Delini-Stula 1986; Tegeler 1987; Gelders 1990) legen die Annahme nahe, daß einzelne Neuroleptika eine präferentielle Wirksamkeit bei negativen Symptomen und bei einer Neuroleptika-Nonresponse haben könnten. Folgende Befunde könnten dafür von Bedeutung sein:

1. Clozapin, Thioridazin und Sulpirid zeigen im Tierversuch eine präferentielle Bindung an D2-Rezeptoren in den mesolimbischen Regionen gegenüber Regionen im nigrostriären System. Damit wird u.a. erklärt, daß diese Substanzen weniger bis keine extrapyramidal-motorischen Begleitwirkungen hervorrufen.
2. Die Benzamide gelten als selektive Dopamin-D2-Antagonisten und haben auf andere Rezeptoren keinen wesentlichen Einfluß. Die fehlende Sedierung und die gute Verträglichkeit hinsichtlich extrapyramidal-motorischer Begleitwirkungen werden mit diesem selektiven Wirkungsprofil in Verbindung gebracht.
3. PET-Untersuchungen, u.a. von Wiesel et al. (1990) zeigen, daß Clozapin und in geringerem Ausmaß auch die Thioxanthene eine größere Affinität zu D1-Rezeptoren besitzen als Butyrophenone und Phenothiazine. Inwieweit ein Zusammenhang zwischen dieser differenten Affinität und dem Wirk- bzw. Begleitwirkungsprofil dieser Neuroleptika besteht, ist noch weitgehend ungeklärt.

4. Die Dihenylbutylpiperidine, wie Pimozid, haben nahezu keine Affinität zu Alpha-adrenergen Rezeptoren. Damit wird die weitgehend fehlende Sedierung und Blutdrucksenkung dieser Substanzen in Verbindung gebracht.
5. Clozapin, Pipamperon sowie einige neu entwickelte Substanzen besitzen eine besonders ausgeprägte Affinität zu Serotonin-5-HT2-Rezeptoren. Diese Substanzen sollen eine besonders gute Wirkung auf negative Symptome haben.

Aus klinischer Sicht könnten zur Behandlung von negativen Symptomen bzw. einer Nonresponse in erster Linie Neuroleptika geeignet sein, die folgendes Wirkungsprofil besitzen:

1. Geringe bis fehlende Sedierung;
2. möglichst wenige bzw. keine extrapyramidal-motorische Begleitwirkungen;
3. antidepressive Wirksamkeit;
4. „antiautistischer" Effekt.

In den letzten Jahren wird kontrovers diskutiert, inwieweit Flupenthixol, Thioridazin, Sulpirid, Pimozid und vor allem Clozapin eine besondere Wirksamkeit in der Therapie von negativen Symptomen bzw. einer Nonresponse aufweisen. Nach Sieberns (1986) zeigten Flupenthixol bzw. Flupenthixol-Decanoat im Vergleich zu Fluphenazin bzw. Fluphenazin-Decanoat in einzelnen Studien einen antidepressiven Effekt. Thioridazin soll ebenfalls auch bei chronisch Schizophrenen leicht antidepressiv wirksam sein. Inwieweit Flupenthixol bzw. Thioridazin aber tatsächlich bei negativen Symptomen bzw. einer Nonresponse besonders wirksam sind, ist bisher nicht gezielt untersucht worden.

Sulpirid zeigte in mehreren offenen Studien eine gute Wirksamkeit bei negativen Symptomen (Peselow und Stanley 1982, Berner 1984). Petit et al. (1987) verordneten 17 chronisch Schizophrenen doppelblind entweder 150 oder 1200 mg Sulpirid. Unter der niedrigen Dosis zeigte sich eine signifikante Besserung von emotionalem Rückzug und Affektverflachung (BPRS). Die Doppelblindstudien mit Sulpirid und anderen Neuroleptika führten zu inkonsistenten Befunden. Härnryd et al. (1984) behandelten 50 akut erkrankte Patienten acht Wochen mit 800 mg Sulpirid oder 400 mg Chlorpromazin täglich. Autistisches Verhalten wurde nur unter Sulpirid signifikant gebessert, wobei dieser Effekt bei niedrigen Plasmakonzentrationen des Sulpirids besonders ausgeprägt war. Im Gegensatz dazu konnten Edwards et al. (1980), Rao (1981) sowie Gerlach et al. (1985) bei chronisch Schizophrenen keinen signifikanten Unterschied des Wirkprofils zwischen Sulpirid und Trifluoperazin bzw. Haloperidol feststellen. Hinsichtlich extrapyramidal-motorischer Begleitwirkungen war Sulpirid besser verträglich als Haloperidol.

Boyer et al. (1990) behandelten 62 chronisch Schizophrene mit ausgeprägten negativen Symptomen sechs Wochen entweder mit 50 bis 300 mg

Amisulprid oder 2 bis 12 mg Fluphenazin. Unter beiden Substanzen kam es zu einer deutlichen Besserung, wobei Amisulprid die Anergie sowie ängstlich-depressives Verhalten günstiger beeinflußte. In einer placebo-kontrollierten Studie mit chronisch Schizophrenen kam es unter 100 bis 300 mg Amisulprid zu einer signifikanten Reduktion des Gesamtscores der SANS sowie der Syndrome „Sprachverarmung", „Apathie" und „Aufmerksamkeitsstörungen".

Pinder et al. (1976), De Leon und Simpson (1991) sowie Opler und Feinberg (1991) faßten die Ergebnisse der Studien mit Pimozid zusammen. Feinberg et al. (1988) sahen bei 10 chronisch Schizophrenen mit einer Neuroleptika-Nonresponse im Laufe von sechs Wochen eine signifikante Reduktion der negativen Symptome auf der PANSS, aber nicht der positiven Symptome. Die extrapyramidal-motorischen Begleitwirkungen blieben weitgehend unverändert. Die Autoren zogen daraus den Schluß, daß Pimozid negative Symptome unabhängig von positiven Symptomen und extrapyramidal-motorischen Begleitwirkungen bessern könnte. Zahlreiche weitere offene Studien berichteten über eine deutliche Besserung der Negativsymptomatik. Im Gegensatz dazu fanden Pinder et al. (1976) in ihrer Übersicht nur zwei Studien (Andersen et al. 1974 und Kolivakis et al. 1974), in denen Pimozid Trifluoperazin bzw. Chlorpromazin hinsichtlich der Wirkung auf negative Symptome überlegen war. Entsprechend dem Literaturüberblick von De Leon und Simpson (1991) war nur in einer von sechs Studien, nämlich in der Untersuchung von Abuzzahab und Zimmermann (1980) eine günstigere Wirkung auf negative Symptome unter Pimozid als unter Fluphenazin nachzuweisen. Haas und Beckmann (1982) fanden bei 30 akut Schizophrenen unter 60 mg Pimozid eine signifikant stärkere Besserung der Affektverflachung und des emotionalen Rückzugs als unter 60 mg Haloperidol/die.

Mehrere Arbeitsgruppen berichteten übereinstimmend, daß viele der bisher therapieresistenten schizophrenen Patienten von einer Behandlung mit Clozapin profitierten (Honigfeld et al. 1984, Kane et al. 1988, Lieberman et al. 1989, Meltzer 1991). In mehreren retrospektiven Katamnesen mit einer Behandlungsdauer von ein bis dreizehn Jahren zeigte sich, daß 30% bis 50% der ca. 500 chronisch Schizophrenen mit einer Therapieresistenz auf Clozapin günstig ansprachen (Juul Povlsen et al. 1985; Kuha und Miettinen 1986; Lindström 1988). Naber et al. (1989) behandelten 387 Patienten, die entweder therapieresistent waren oder schwere extrapyramidal-motorische Begleitwirkungen entwickelt hatten, 48 ± 35 Tage mit Clozapin. Bei 42% dieser Kranken kam es dann zu einer deutlichen Besserung und bei 3% zu einer vollständigen Remission der Krankheitssymptomatik. Meltzer (1991) berichtete über eine offene prospektive Studie, in der 85 Patienten mit einer Therapieresistenz entsprechend den Kriterien von Kane et al. (1988) mit Clozapin behandelt wurden. Nach zwölf Monaten hatten sich im Mittel 14% der negativen und 35,5% der positiven Symptome auf der BPRS gebessert. Auf der SANS war ebenfalls eine Rückbildung der negativen Symptome nachweisbar. Die Besserung der negativen Symptome war unabhängig von der Besserung der positiven Symptome.

Woggon (1990) führte eine Meta-Analyse von sechs verschiedenen Studien, in denen insgesamt 89 Patienten mit Clozapin, 90 mit Fluperlapin und 90 Kranke mit Haloperidol behandelt worden waren, durch. Es konnte kein wesentlicher Unterschied zwischen diesen drei Neuroleptika hinsichtlich der Beeinflussung von negativen Symptomen festgestellt werden. Einschränkend weist Woggon (1990) darauf hin, daß die verwendete Liste der negativen Symptome des AMDP-Systems noch methodologische Mängel aufweist.

In den letzten Jahren wurden vier Doppelblindstudien, in denen die Wirkung von Clozapin mit einem anderen Neuroleptikum bei chronisch Schizophrenen verglichen wurde, durchgeführt. Claghorn et al. (1987) berichteten von einer multizentrischen Studie mit Clozapin und Chlorpromazin bei 151 Schizophrenen, die unter einer vorhergehenden Behandlung mit mindestens zwei Neuroleptika schwere extrapyramidal-motorische Begleitwirkungen oder Spätdyskinesien entwickelt hatten. Mit Hilfe der BPRS und der CGI war eine schnellere und signifikant stärkere Besserung der Patienten unter Clozapin als unter Chlorpromazin festzustellen. Auch hinsichtlich der Reduktion des BPRS-Faktors „Anergie" war Clozapin dem Chlorpromazin signifikant überlegen. Klieser und Schönell (1990) behandelten 32 chronisch Schizophrene fünf Wochen doppelblind entweder mit 400 mg Clozapin oder 20 mg Haloperidol täglich. Sowohl der Summenscore der SANS als auch der Score des Apathie-Syndroms sowie des Syndroms negativer Symptome des AMDP-Systems bildeten sich unter Clozapin signifikant deutlicher zurück als unter Haloperidol.

Von besonderer Bedeutung sind die Ergebnisse der Clozapin-Studie von Kane et al. (1988), weil in dieser a-priori Kriterien der Therapieresistenz bzw. Therapieresponse festgelegt wurden. Es wurden nur Patienten, die sich unter mindestens drei verschiedenen Neuroleptika nicht gebessert hatten, in die Untersuchung aufgenommen. Diesen Patienten wurde dann sechs Wochen Haloperidol 60 mg und mehr pro Tag verordnet. Patienten, die danach auf der CGI-Skala einen Gesamtscore von < 3 oder auf der BPRS einen Gesamtscore von < 35 zeigten, wurden als Responder, jene, die höhere Werte aufwiesen, als Nonresponder definiert. Nach diesen Kriterien wurden 80% der Kranken als Nonresponder und nur 2% als Responder klassifiziert. Die Nonresponder (n = 268) wurden danach doppelblind entweder mit Clozapin bis zu 900 mg/die oder Chlorpromazin bis zu 1800 mg/die und Benztropin sechs Wochen lang behandelt. Unter Clozapin kam es zu einer signifikant stärkeren Rückbildung sowohl der positiven als auch der negativen Symptome auf der BPRS als unter Chlorpromazin. Nach den oben genannten Kriterien wurden am Ende der Doppelblindstudie 30% der mit Clozapin behandelten Patienten, aber nur 4% der mit Chlorpromazin behandelten Kranken als Responder klassifiziert.

Vor kurzem teilten Pickar et al. (1992) Ergebnisse einer Studie, in der die Wirksamkeit von Clozapin und Fluphenazin bei Therapieresistenz verglichen wurde, mit. Patienten, die ohne Erfolg mit mindestens zwei verschiedenen Neuroleptika mindestens drei Monate behandelt worden waren oder Patienten, die früher schwerwiegende extrapyramidal-motorische Begleitwirkungen bzw. Spätdyskinesien gezeigt hatten, wurden in diese Untersuchung aufgenommen. Diese Kranken erhielten dann unter blinden Bedingungen Fluphenazin-Hydrochlorid (28,9 ± 21,2 mg/die über 45,8 ± 15,8 Tage). Es schloß sich danach eine Placebophase (37,1 ± 11,3 Tage) an. Die Patienten wurden dann unter blinden Bedingungen auf eine variable Dosis von Clozapin (373,8 ± 110,8 mg/die, 51,8 ± 14,7 Tage) eingestellt. Wurde der Behandlungserfolg danach nicht als optimal eingeschätzt, wurde die Dosis des Clozapins sukzessive erhöht (542,9 ± 207,4 mg/die, 106,5 ± 35,1 Tage). Von einer besseren Response unter Clozapin wurde dann gesprochen, wenn der Gesamt-Score der BPRS am Ende der Behandlung mit Clozapin im Vergleich zu dem Befund am Ende der Behandlung mit Fluphenazin um mindestens 20% reduziert war und wenn am Ende der Clozapin-Therapie ein BPRS-Gesamt-Score von weniger als 36 oder ein Gesamt-Score der Bunney-Hamburg-Psychose-Skala von weniger als 6 Punktwerten erreicht worden war. Patienten, die nur das erste Response-Kriterium erfüllt hatten, wurden als partielle Clozapin-Responder bezeichnet und diejenigen, welche beide Kriterien erfüllt hatten, als Responder. Es wurden danach 8 von 21 Patienten (38%) als Responder und 2 Patienten (9,5%) als partielle Responder klassifiziert. Unter Clozapin wurde im Vergleich zu Fluphenazin eine signifikant stärkere Besserung sowohl des Gesamt-Scores als auch der positiven und der negativen Symptome auf der BPRS, aber nicht der negativen Symptome auf der SANS, erreicht. Prädiktoren für ein besseres Ansprechen auf Clozapin im Vergleich zu Fluphenazin waren: Höheres Ersterkrankungsalter, stärkere Reduktion der Simpson-Angus-Skala, niedrigere HVA-Plasmaspiegel und ein niedrigerer Quotient von HVA zu 5-HIAA. Aus methodologischer Sicht kann gegen diese Studie kritisch eingewandt werden, daß kein direkter Wirkungsvergleich unter Doppelblindbedingungen, sondern ein Vor-Nach-Design zu ungunsten von Fluphenazin gewählt wurde und daß die Fallzahl sehr klein war.

Schlußfolgerungen

Auch wenn es einige Hinweise dafür gibt, daß Sulpirid, Pimozid und vor allem Clozapin möglicherweise eine besondere Wirksamkeit in der Behandlung von negativen Symptomen bzw. einer Nonresponse besitzen, sind die Ergebnisse der meisten Studien nicht eindeutig. Ein Vergleich der meisten Studien ist schwierig, da keine a-priori Kriterien einer Nonresponse bzw. Therapieresistenz formuliert wurden und eine Therapieresistenz ganz unterschiedlich definiert wurde. Meistens fehlen Angaben darüber, inwieweit früher Neuroleptika in ausreichender Dosierung verabreicht worden waren. Der Einfluß nichtmedikamentöser Faktoren auf eine Therapieresistenz (May et al. 1988) wurde in den meisten Untersuchungen nicht berücksichtigt bzw. nicht kontrolliert. Häufig wurden sehr unterschiedliche Beurteilungsskalen verwendet, und in den meisten Studien ist die Fallzahl sehr klein. Die Aussagekraft vieler Studien wird auch ganz wesentlich dadurch eingeschränkt, daß im Laufe des Untersuchungszeitraums ganz variable Dosierungen verabreicht wurden. Die Frage, ob es tatsächlich keine wesentlichen Unterschiede zwischen einzelnen Neuroleptika hinsichtlich der Wirksamkeit bei einer Nonresponse gibt oder ob mögliche Unterschiede mit den bisherigen Untersuchungsmethoden gruppenstatistisch nicht nachweisbar sind, kann zum gegenwärtigen Zeitpunkt nicht beantwortet werden. Ermutigend sind die Ergebnisse der Clozapin-Studie von Kane et al. (1988), die den genannten methodischen Ansprüchen am ehesten entspricht und gezeigt hat, daß diese Substanz wahrscheinlich eine besondere Bedeutung für schizophrene Patienten mit einer Nonresponse besitzt.

Literatur

Abbuzzahab FS, Zimmermann RL (1980) Factors determining patient tenure on a 3-year double-blind investigation of pimozide versus fluphenazine HCl. Adv Biochem Psychopharmacol 24: 547–550

Addington J, Addington D (1991) Positive and negative symptoms of schizophrenia their course and relationship over time. Schizo Res 5: 51–59

Andersen K, D'Elia G, Hallberg B, Perris C, Rapp W, Roman G (1974) A controlled trial of pimozide and trifluoperazine and chronic schizophrenic syndromes. Acta Psychiatr Scand 50 [Suppl 24]: 43–64

Andreasen NC (ed) (1990) Schizophrenia: Positive and negative symptoms and syndromes. Mod Probl Pharmacopsychiatry, Vol 24. Karger, Basel

Angrist B, Rotrosen J, Gershon S (1980) Differential effects of amphetamine and neuroleptics on negative versus positive symptoms in schizophrenia. Psychopharmacology 72: 17–19

Berner P (1984) Die Schizophreniebehandlung mit Dogmatil-Erfahrungen aus 15 Jahren. In: Benkert O (Hrsg) 15 Jahre Erfahrung mit Dogmatil®. Zuckschwerdt, München

Boyer P, Lecrubier Y, Puech AJ (1990) Treatment of positive and negative symptoms: Pharmacologic approaches. In: Andreasen NC (ed) Schizophrenia: Positive and negative symptoms and syndromes. Mod Probl Pharmacopsychiatry, Vol 24. Karger, Basel, pp 152–174

Breier A, Wolkowitz OM, Doran AR, Roy A, Boronow J, Hommer DW, Pickar D (1987) Neuroleptic responsivity of negative and positive symptoms in schizophrenia. Am J Psychiatry 144: 1549–1555

Breier A, Schreiber JL, Dyer J, Pickar D (1991) National Institute of Mental Health: Longitudinal study of chronic schizophrenia. Arch Gen Psychiatry 48: 239–246

Claghorn J, Honigfeld G, Abuzzahab FS, Wang R, Steinbook R, Tuason V, Klerman G (1987) The risks and benefits of clozapine versus chlorpromazine. J Clin Psychopharmacol 7: 377–384

Crow TJ (1980) Molecular pathology of schizophrenia: more than one disease process? Br Med J 280: 66–68

Davis JM, Schaffer CB, Killian GA, Kinard C, Chan C (1980) Important issues in the drug treatment of schizophrenia. Schizophr Bull 6:70–87

Deister A, Marneros A, Rohde A (1990) Zur Stabilität negativer und positiver Syndromatik. In: Möller HJ, Pelzer E (eds) Neuere Ansätze zur Diagnostik und Therapie schizophrener Minussymptomatik. Springer, Berlin Heidelberg New York Tokyo, S 25–34

De Leon J, Simpson GM (1991) Do schizophrenic negative symptoms respond to neuroleptics? Integr Psychiatry 7: 39–47

Delini-Stula A (1986) Neuroanatomical, neuropharmacological and neurobiochemical target systems for antipsychotic activity of neuroleptics. Pharmacopsychiatria 19: 134–139

Edwards JG, Alexander JR, Alexander MS, Gordon A, Zutchi D (1980) Controlled trial of sulpirid in chronic schizophrenic patients. Br J Psychiatry 137: 522–529

Feinberg SS, Kay SR, Elijovich LR, Fiszbein A, Lewis A, Opler LA (1988) Pimozide treatment of the negative schizophrenic syndrome: an open trial. J Clin Psychiatry 49: 235–238

Gaebel W, Pietzcker A (1985) Multidimensional study of the outcome of schizophrenic patients 1 year after clinic discharge. Eur Arch Psychiatry Neurol Sci 235: 45–52

Gaebel W, Pietzcker A, Ulrich G, Schley J, Müller-Oerlinghausen B (1988) Möglichkeiten der Voraussage des Erfolges einer Akutbehandlung mit Perazin anhand der Reaktion auf eine Perazintestdosis. In: Helmchen H, Hippius H, Tölle R (Hrsg) Therapie mit Neuroleptika – Perazin. Thieme, Stuttgart, S 159–172

Gelders YG (1990) Die Bedeutung des 5-HT2-Rezeptor-Antagonismus für die Behandlung der Schizophrenie, unter spezieller Berücksichtigung der Minussymptomatik. In: Möller HJ, Pelzer E (Hrsg) Neuere Ansätze zur Diagnostik und Therapie schizophrener Minussymptomatik. Springer, Berlin Heidelberg New York Tokyo, S 223–230

Gerlach J, Behnke K, Heltberg J, Munk-Andersen E, Nielsen H (1985) Sulpiride and haloperidol in schizophrenia: a double-blind cross-over study of therapeutic effect, side effects and plasma concentrations. Br J Psychiatry 147: 283–288

Goldberg SC (1985) Negative and deficit symptoms in schizophrenia do respond to neuroleptics. Schizophr Bull 11: 453–456

Haas S, Beckmann H (1982) Pimozide versus haloperidol in acute schizophrenia. A double blind controlled study. Pharmacopsychiatria 15: 70–74

Härnryd C, Bjerkenstedt L, Björk K, Gullberg B, Oxenstierna G, Sedvall G, Wiesel FA, Wik G, Aberg-Wistedt A (1984) Clinical evaluation of sulpiride in schizophrenic patients: A double-blind comparison with chlorpromazine. Acta Psychiatr Scand [Suppl] 311: 7–30

Honigfeld G, Patin J, Singer J (1984) Clozapine: antipsychotic activity in treatment-resistant schizophrenics. Adv Therapy 1: 77–97

Johnstone EC, Crow TJ, Frith CD, Carney MWP, Price JS (1978) Mechanism of the antipsychotic effect in the treatment of acute schizophrenia. Lancet I: 848–851

Johnstone EC, Owens DGC, Frith CD, Crow TJ (1986) The relative stability of positive and negative features in chronic schizophrenia. Br J Psychiatry 150: 60–64

Juul Povlsen U, Noring U, Fog R, Gerlach J (1985) Tolerability and therapeutic effect of clozapine. Acta Psychiatr Scand 71: 176–185

Kane JM, Mayerhoff D (1989) Do negative symptoms respond to pharmacological treatment? Br J Psychiatry 155 [Suppl 7]: 115–118

Kane JM, Honigfeld G, Singer J, Meltzer H (1988) Clozapine for the treatment-resistant schizophrenic a double-blind comparison with chlorpromazine. Arch Gen Psychiatry 45: 789–796

Keefe RSE, Lobel DS, Mohs RC, Silverman JM, Harvey PD, Davidson M, Losonczy MF, Davis KL (1991) Diagnostic issues in chronic schizophrenia: Kraepelinian schizophrenia, undifferentiated schizophrenia, and state-independent negative symptoms. Schizophr Res 4: 71–79

Kolivakis T, Azim H, Kingstone E (1974) A double-blind comparison of pimozide and chlorpromazine in the mantenance care of chronic outpatients. Curr Ther Res 16: 998–1004

Kuha S, Miettinen E (1986) Long-term effect of clozapine in schizophrenia. Nord Psykiatr Tidsfkr 40: 225–230

Lieberman JA, Kane JM, Johns CA (1989) Clozapine: Guidelines for clinical management. J Clin Psychiatry 50: 329–338

Lieberman JA, Jody D, Alvir JMJ, Borenstein M, Mayerhoff DI, Geisler S, Szymanski S, Gonzales A, Bogerts B, Ashtari M (1991) Negative symptoms in schizophrenia: relationship to positive symptoms and outcome. In: Marneros A, Andreasen NC, Tsuang MT (eds) Negative versus positive schizophrenia. Springer, Berlin Heidelberg New York Tokyo, pp 109–125

Lindström LH (1988) The effect of long-term treatment with clozapine in schizophrenia. Acta Psychiatr Scand 77: 524–529

Marneros A, Andreasen NC, Tsuang MT (eds) (1991) Negative versus positive schizophrenia. Springer, Berlin Heidelberg New York Tokyo

Maurer K, Häfner H (1991) Dependence, independence or interdependence of positive and negative symptoms. In: Marneros A, Andreasen NC, Tsuang MT (eds) Negative versus positive schizophrenia. Springer, Berlin Heidelberg New York Tokyo, pp 160–182

May PRA, Goldberg SC (1978) Prediction of schizophrenia. Patients' response to pharmacotherapy. In: Lipton MA (ed) Psychopharmacology – a generation or progress. Raven, New York

May PRA, Dencker SJ, Hubbard JW, Midha KK, Libermann RP (1988) Ein systematischer Ansatz zur Therapieresistenz schizophrener Erkrankungen. In: Bender W, Dencker SJ, Kulhanek F (Hrsg) Schizophrene Erkrankungen Therapie, Therapieresistenz – eine Standortbestimmung. Vieweg, Braunschweig, S 133–150

Meltzer HY (1985) Dopamine and negative symptoms in schizophrenia: critique of the type I-type II hypothesis. In: Alpert M (ed) Controversies in schizophrenia: Changes and constancies. Guilford, New York, pp 110–136

Meltzer HY (1987) Effect of neuroleptics on the schizophrenic syndrome. In: Dahl SG, Gram LF, Potter P (eds) Clinical pharmacology in psychiatry. Springer, Berlin Heidelberg New York Tokyo, pp 255–265

Meltzer HY (1991) The effect of clozapine and other atypical antipsychotic drugs in negative symptoms. In: Marneros A, Andreasen NC, Tsuang MT (eds) Negative versus positive schizophrenia. Springer, Berlin Heidelberg New York Tokyo, pp 365–375

Meltzer HY, Zureick J (1989) Negative symptoms in schizophrenia: a target for new drug development. In: Dahl SG, Gram LF (eds) Clinical pharmacology in psychiatry. Springer, Berlin Heidelberg New York Tokyo, pp 68–77

Möller HJ (1991) Typical neuroleptics in the treatment of positive and negative symptoms. In: Marneros A, Andreasen NC, Tsuang MT (eds) Negative versus positive schizophrenia. Springer, Berlin Heidelberg New York Tokyo, pp 341–364

Möller HJ (1992) Neuroleptic treatment of negative symptoms in schizophrenic patients. Efficacy problems and methodological difficulties. Eur J Psychopharmacology

Möller HJ, Zerssen D von (1986) Der Verlauf schizophrener Psychosen unter den gegenwärtigen Behandlungsbedingungen. Springer, Berlin Heidelberg New York Tokyo

Möller HJ, Pelzer E (Hrsg) (1990) Neuere Ansätze zur Diagnostik und Therapie schizophrener Minussymptomatik. Springer, Berlin Heidelberg New York Tokyo

Möller HJ, Kissling W, Zerssen D von (1983) Die prognostische Bedeutung des frühen Ansprechens schizophrener Patienten auf Neuroleptika für den weiteren stationären Behandlungsverlauf. Pharmacopsychiatria 16: 46–49

Müller-Spahn F, Modell S, Thomma M (1992) Neue Aspekte in der Diagnostik, Pathogenese und Therapie schizophrener Minussymptomatik. Nervenarzt 63: 383–400

Naber D, Leppig M, Grohmann R, Hippius H (1989) Efficacy and adverse effects of clozapine in the treatment of schizophrenia and tardive dyskinesia – a retrospective study of 387 patients. Psychopharmacology 99: 73–76

Nedopil N, Rüther E (1981) Initial improvement as predictor of outcome of neuroleptic therapy. Pharmacopsychiatria 14: 205–207

Opler LA, Feinberg SS (1991) The role of pimozide in clinical psychiatry: a review. J Clin Psychiatry 52: 221–233

Peselow ED, Stanley M (1982) Clinical trials of benzamides in psychiatry. Adv Biochem Psychopharmacol 35: 163–194

Petit M, Zann M, Lesieur P, Colonna L (1987) The effect of sulpiride on negative symptoms of schizophrenia. Br J Psychiatry 150: 270–271

Pickar D, Owen RR, Litman RE, Konicki PE, Gutierrez R, Rapaport MH (1992) Clinical and biologic response to clozapine in patients with schizophrenia – crossover comparison with fluphenazine. Arch Gen Psychiatry 49: 345–353

Pinder RM, Brogden RN, Sawyer PR, Speight T, Spencer R, Avery GS (1976) Pimozide a review of its pharmacological properties and therapeutic uses in psychiatry. Drugs 12: 1–40

Rao VAR, Bailey J, Bishop M, Coppen A (1981) A clinical and pharmacodynamic evaluation of sulpiride. Psychopharmacology 73: 77–80

Richelson E (1984) Neuroleptic affinities for human brain receptors and their use in predicting adverse effects. J Clin Psychiatry 45: 331–336

Schubart C, Krumm B, Biehl H, Maurer K, Jung E (1987) Factors influencing the course and outcome of symptomatology and social adjustment in first-onset schizophrenics. In: Häfner H, Gattaz WF, Janzarik W (eds) Search for the causes of schizophrenia. Springer, Berlin Heidelberg New York Tokyo, pp 98–106

Schüssler G, Müller-Oerlinghausen B, Schmidt LG (1988) Vergleich einer höher dosierten Haloperidoltherapie mit einer Perazinstandardtherapie bei akut schizophrenen Patienten. In: Helmchen H, Hippius H, Tölle R (Hrsg) Therapie mit Neuroleptika-Perazin. Thieme, Stuttgart, S 40–50

Serban G, Siegel S, Gaffney M (1992) Response of negative symptoms of schizophrenia to neuroleptic treatment. J Clin Psychiatry 53: 229–234

Sieberns S (1986) Darstellung der Depotneuroleptika. In: Heinrich K, Sieberns S (Hrsg) Internationales Fluanxol-Depot-Kolloquium. pmi, Frankfurt, S 7–18

Simpson GM, Wilson WH (1989) Strategies for treating non-responding schizophrenics. In: Schulz SC, Tamminga CA (eds) Schizophrenia scientific progress. Oxford University Press, New York Oxford, pp 351–357

Strauss JS, Carpenter WT (1977) The prediction of outcome in schizophrenia III. Five-year outcome and its predictors. Arch Gen Psychiatry 34: 159–163

Tegeler J (1987) Differentielle Indikationen der neuroleptischen Akutbehandlung Schizophrener. In: Pichot P, Möller HJ (Hrsg) Neuroleptika Rückschau 1952–1986. Künftige Entwicklungen. Springer, Berlin Heidelberg New York Tokyo, S 47–62

Tegeler J (1993) Vorgehen bei Neuroleptika-Non-Respondern. In: Möller HJ (Hrsg) Therapie psychiatrischer Erkrankungen. Enke, Stuttgart, S 196–200

Wiesel F-A, Farde L, Nordström A-L, Sedvall G (1990) Die Bedeutung der D1- und D2-Dopaminrezeptor-Blockade für die antipsychotische Wirkung von Neuroleptika. Eine PET-Studie an schizophrenen Patienten. In: Müller-Oerlinghausen B, Möller HJ, Rüther E (Hrsg) Thioxanthene in der neuroleptischen Behandlung. Springer, Berlin Heidelberg New York Tokyo, S 13–20

Woggon B (1980) Veränderungen der psychopathologischen Symptomatik während 20tägiger antidepressiver oder neuroleptischer Behandlung. Psychiatr Clin (Basel) 13: 150–164

Woggon B (1983) Prognose der Psychopharmakotherapie. Enke, Stuttgart

Woggon B (1990) Wirkprofile klassischer Neuroleptika und die Beeinflussung von Minussymptomatik. In: Möller HJ, Pelzer E (Hrsg) Neuere Ansätze zur Diagnostik und Therapie schizophrener Minussymptomatik. Springer, Berlin Heidelberg New York Tokyo, S 199–205

Korrespondenz: Priv.-Doz. Dr. med. J. Tegeler, Psychiatrische Klinik der Heinrich-Heine-Universität, Rheinische Landesklinik Düsseldorf, Bergische Landstraße 2, D-40605 Düsseldorf, Bundesrepublik Deutschland.

Neue in der Entwicklung befindliche Neuroleptika bei Therapieresistenz

E. Klieser, W. Lemmer und H. Schönell

Rheinische Landes- und Hochschulklinik, Psychiatrische Klinik der
Heinrich-Heine-Universität Düsseldorf, Bundesrepublik Deutschland

Die Akut- und Langzeitbehandlung schizophrener Patienten ist auch heute noch nicht zufriedenstellend (Klieser und Lemmer 1992). Dies bezieht sich auch auf die Psychopharmakotherapie (Klieser 1991). Ca. 30% der schizophrenen Patienten spricht nicht auf eine entsprechende Pharmakotherapie an (Davis und Cole 1975). Ein größerer Anteil der Patienten, die von der Psychopharmakotherapie profitiert, wird in erheblichem Ausmaß von extrapyramidalen, vegetativen und kognitiven emotionalen Begleitwirkungen der Psychopharmaka beeinträchtigt, so daß bei einem nicht unbeträchtlichen Anteil von Patienten das Nutzen-Risiko-Verhältnis der gewählten Therapie nicht zufriedenstellend ist (Heinrich und Klieser 1992). Nicht vergessen werden darf, daß die sog. schizophrene Minussymptomatik psychopharmakotherapeutisch bisher kaum zu beeinflussen ist (Klieser und Schönell 1990). Um so erstaunlicher ist es, daß in den letzten Jahren die Psychopharmakotherapieforschung, vor allem die klinische Psychopharmakotherapieforschung wahrscheinlich nicht zuletzt wegen der oft unsachlichen destruktiven öffentlichen Meinung eher stagniert hat. Von seiten der Industrie, auch beeinflußt durch die Zulassungsverfahren, wurden vor allem neuere Neuroleptika, die eine größere Nebenwirkungsarmut versprachen, fast ausschließlich auch auf die konventionelle Therapie ansprechenden Patienten geprüft, da nur so rasch der geforderte Wirksamkeitsnachweis zu erbringen ist. Als Neuroleptikanonresponder bekannte Patienten sollen entsprechend des Sponsorwunsches nach Möglichkeit nicht in entsprechend neue Untersuchungen einbezogen werden. Psychopharmakaprüfungen bei diesen Nonrespondern wurden daher besonders in den letzten Jahren vor der Zulassung der Prüfsubstanzen sehr viel vereinzelter durchgeführt als dies noch Anfang der 80er Jahre geschah. So konnten wir (Klieser und Felgenträger 1986) an 99 bis dahin therapieresistenten Schizophrenen zeigen, daß durch Gabe von Fluperlapin, einer chemischen Variante des Clozapins, ein Großteil der Patienten therapeutisch zu beeinflussen war. Mit ebenfalls gutem Behandlungserfolg führten wir eine entsprechende Studie mit dem Neuroleptikum HR 542 durch (Klieser et al. 1986). Bei beiden Präparaten wurde die Entwicklung leider gestoppt. Obwohl es in den letzten Jahren bedauerlicherweise nicht gelang, wirklich neuartige Wirkprinzipien zur Schizophreniebehandlung zu entwickeln, bedeutet dennoch die Einführung der in den letzten Jahren in der klinischen Prüfung befindlichen neuen Neuroleptika für Arzt und Patienten eine Bereicherung. So sind die neuen substituierten Benzamide, wie das Remoxiprid, kürzlich als Roxiam eingeführt, aufgrund seines Rezeptorbesetzungsverhaltens und seiner Verteilung im Gehirn bei Anwendung von therapeutischen Dosen ein Fortschritt. Bei Fehlen von anticholinergen Begleitwirkungen sind unter seiner Anwendung ebenfalls kaum vegetative Nebenwirkungen zu beobachten. Bei seiner Verordnung sind extrapyramidal-motorische Nebenwirkungen in weitaus geringerem Ausmaß als unter klassischen Neuroleptika zu registrieren (Laux et al. 1990, Pflug et al. 1990). Dies wird durch die pharmakologischen Eigenschaften des Remoxiprids begründet. In therapeutischen Dosen werden überwiegend die Dopaminrezeptoren in mesolimbischen Hirnarealen, kaum aber im nigrostriatalen und tuberoinfundibulären System beeinflußt. Im Rahmen einer Anwendungsbeobachtung von Remoxiprid haben wir 50 Patienten, bei denen eine Kompensation ihrer Psychose mit klassischen Neuroleptika und mit Clozapin nicht möglich war, weil sie unter nicht tolerierbaren extrapyramidalen oder vegetativen Begleitwirkungen litten, für die Zeitdauer von mindestens 4 Wochen mit Remoxiprid mit einer durchschnittlichen Dosis von 350 mg behandelt (Range 150–600 mg). Bei immerhin 37 der 50 Patienten ließ sich durch die so durchgeführte Therapie eine ausreichende Besserung der Psychopathologie erreichen, so daß die Patienten entlassen werden konnten, ohne daß entsprechende extrapyramidale oder vegetative Begleitwirkungen auftraten.

- 7 Patienten konnten wegen EPMS, vor allem in Form von Akathisie, nicht längerfristig mit Remoxiprid behandelt werden.
- Bei 6 Patienten trat trotz der Remoxiprid-Behandlung keine Besserung ein.

Natürlich müssen die Ergebnisse mit großer Vorsicht betrachtet werden, da diese unter offenen Bedingungen erhoben wurden, eine Placebo-Kontrolle nicht erfolgte und daher die Auswirkungen des Spontanverlaufes der Erkrankungen der Patienten nicht abzuschätzen sind. Wie wir bereits in anderen Untersuchungen zeigen konnten (Strauß und Klieser 1990, und Klieser und Lemmer 1992), beklagten die so behandelten Patienten ebenfalls deutlich weniger kognitiv emotionale Nebenwirkungen als dies üblicherweise unter klassischen Neuroleptika der Fall ist. Auch die Medikamentenzufriedenheit dieser Patienten war ausgesprochen gut; immerhin 40 der 50 Patienten bezeichneten ihre Zufriedenheit mit der Medikation als gut bzw. sehr gut. Kontrollierte Untersuchungen müssen in Zukunft zeigen, ob sich der im Klinikalltag ersichtliche Behandlungsvorteil von Remoxiprid bei therapieresistenten Patienten absichern läßt. Im klinischen Alltag ließ sich Remoxiprid auch nutzbringend bei psychotischen gerontopsychiatrischen Patienten anwenden, die unter klassischen Neuroleptika starke EPMS entwickelten und daher keine ausreichende antipsychotisch wirksame Dosis erhalten konnten, andererseits aber unter der Anwendung von mittelpotenten und schwachpotenten Neuroleptika starke, nicht vertretbare vegetative Begleitwirkungen zeigten. Die derzeitig laufenden kontrollierten Untersuchungen sind noch nicht abgeschlossen. Auch zu den Benzamiden Amisulprid und dem Racloprid liegen bei Therapieresistenz bisher keine aussagekräftigen Untersuchungen vor. In klinischen Untersuchungen haben sich beide Substanzen bei akut schizophrenen Patienten als gut antipsychotisch wirksam erwiesen ohne gleichzeitig ausgeprägte extrapyramidale Nebenwirkungen hervorzurufen (Pichot und Boyer 1989, Klieser und Laux 1993). Auch Neuroleptika, wie das Savoxepin und das Amperozid, die sich nicht von den Benzamiden ableiten, die aber selektiv mesolimbisch wirken sollen, sind lediglich bei nicht therapieresistenten schizophrenen Patienten geprüft worden, wobei sich jedoch vor allem in bezug auf das Savoxepin die Hoffnungen auf geringe extrapyramidalmotorische Nebenwirkungen nicht erfüllt haben (Möller et al. 1989). Auch wenn die neuroleptische Wirkung unterschiedlicher Neuroleptika am besten mit der Wirkung auf den D2-Rezeptor korreliert (Seeman 1987), können möglicherweise selektive D1-Antagonisten ebenfalls neuroleptisch wirken. Möglicherweise wird auch das klinische Profil von Neuroleptika durch seine kombinierte D1-und D2-antagonistische Wirkung mitbestimmt (Wiesel et al. 1990). Selektive D1-Antagonisten wie das SCH 23 390 und das SCH 39 166 sollen künftig als Antipsychotikum getestet werden, bei Therapieresistenz wurden sie bisher nicht angewandt. Auch die partiellen D2-Agonisten, die über ihre hohe Affinität zum D2-Rezeptor bei geringer intrinsischer Aktivität eine das Dopaminrezeptorsystem modulierende Wirkung besitzen sollen, haben sich bisher in klinischen Studien als keine große therapeutische Bereicherung darstellen können. Vertreter dieser Gruppe sind das Tergurid, SDZ/HDC 911 und das SDZ/HDC 912. Bei chronisch schizophrenen Patienten wurde Tergurid von Olbrich und Schanz (1991) angewandt; sie stellten zwar eine Besserung der Negativ-Symptomatik fest, konnten aber keine wesentliche therapeutische Wirkung auf die schizophrene Positiv-Symptomatik feststellen. Bei Therapieresistenz wurden diese Präparate ebenfalls bisher nicht angewandt.

Möglicherweise könnte die Rückbesinnung auf die Serotonin-Hypothese der Schizophrenie, wie sie von Woolley 1962 formuliert wurde, zu einer Besserung unserer therapeutischen Möglichkeiten führen. Wahrscheinlich leidet eine Subgruppe der heute als schizophren klassifizierten Patienten an einer Funktionsstörung der serotonergen Transmission, woraufhin vor allem die bei einzelnen Patienten zu beobachtende und beschriebene therapeutische Wirksamkeit serotonerger Antidepressiva, wie die des Clomipramins, bei schizophrenen Psychosen hindeuten (Übersicht s. Klieser 1990). Zwar erwiesen sich Antidepressiva im Gruppenvergleich bei schizophrenen Patienten angewandt als dem Placebo bestenfalls ebenbürtig, dies könnte aber dadurch bedingt sein, daß sich bei einem größeren Anteil schizophrener Patienten die produktiv psychotische Symptomatik unter Antidepressiva-Anwendung verstärkt und nur eine kleinere Gruppe von einer entsprechenden Behandlung profitiert. So konnten wir im Rahmen einer placebokontrollierten Doppelblind-Studie zeigen, daß von 20 akut paranoid halluzinatorisch schizophrenen Patienten (ICD 9 Nr. 295.3), die mit 150 mg Amitriptylin täglich behandelt wurden, 11 eine wesentliche Verschlechterung ihrer Symptomatik erfuhren, wohingegen 9 Patienten von dieser Behandlung deutlich profitierten (Klieser et al. 1990).

Zu ähnlichen Ergebnissen kamen wir bei unserer Indikationsfindungsstudie vom Ritanserin, einem selektiven 5 HT2-Antagonisten unter dessen Anwendung bei 7 akut paranoid-halluzinatorisch Schizophrenen sich bei 4 Patienten die Symptomatik verschlechterte, so daß zusätzlich klassische Neuroleptika angewandt werden mußten, wohingegen bei 3 Patienten eine wesentliche Verbesserung ihrer produktiv psychotischen Symptomatik eintrat (Klieser und Strauß 1988). Möglicherweise sind auch hierdurch die im Gruppenvergleich ungünstigen Ergebnisse mit dem stark 5HT2-antagonistischen und nur sehr schwach D2-antagonistischen Setoperon zu erklären, unter dessen Anwendung produktiv psychotische Symptomatik kaum zu beeinflussen war, wie dies die Studie von Ceulemans et al. (1985a) bei chronischen Schizophrenen deutlich macht. Allerdings war in dieser Studie eine deutliche Reduktion schizophrener Minussymptomatik zu beobachten; außerdem waren zuvor bestehende extrapyramidal-motorische Symptome unter der Anwendung von Setoperon deutlich gemildert worden. Ceulemans et al. (1985b) und Gelders et al. (1985c) setzten das stark 5HT2-antagonistische Ritanserin bei chronisch schizophrenen Patienten im Vergleich zu Haloperidol ein. Auch sie konnten im Gruppenvergleich kaum eine Besserung der schizophrenen Plussymptomatik feststellen, dagegen zeigte sich eine deutliche Minderung schizophrener Minussymptome. Wurde allerdings Ritanserin mit klassischen Neuroleptika kombiniert, so zeigte sich bei chronisch produktiv schizophrenen Patienten, daß im Vergleich zur Kombination klassischer Neuroleptika mit Placebo die schizophrene Plussymptomatik deutlich stärker mindern ließ, die Minussymptomatik ebenfalls deutlich abnahm und extrapyramidale Nebenwirkungen kaum zu beobachten waren (Bersani et al. 1986). Dabei ist der günstige Effekt der Kombination von D2 und 5 HT2-antagonistischen Eigenschaften ja bereits vom Clozapin, das bei therapieresistenten Patienten deutlich günstiger als klassische Neuroleptika wirkt, bekannt. Dabei soll nach Meltzer et al. 1989 ein Verhältnis von > 1,12 zwischen den Ki-Werten der 5HT2 und der D2-Rezeptoren charakteristisch sein. Untersucht wurden daher auch andere 5HT2-antagonistische Neuroleptika, wie das Zotepin, das bereits seit 1990 in Deutschland eingeführt ist.

Zotepin ist ein trizyklisches Neuroleptikum aus der Gruppe der Dibenzothiepine und weist neben einem kombinierten 5HT2/D2-Antagonismus auch anticholinerge Wirkungen auf, wodurch es theoretisch eine dem Clozapin nahestehende Alternative bildet. Ausreichende Erfahrungen über die Wirkung von Zotepin bei therapieresistenten Psychosen liegen zur Zeit ebenfalls noch kaum vor. Erste Studien zeigen jedoch sowohl eine positive Wirkung bei chronisch produktiven als auch bei von Negativ-Symptomatik geprägten Schizophrenien. Harada et al. (1991) berichteten über eine 12wöchige Zotepin-Behandlung bei chronisch-produktiven Psychosen, die auf eine vorausgehende Therapie mit klassischen Neuroleptika nicht angesprochen hatten. Von den 45 untersuchten Patienten konnten 35 die Studie planmäßig beenden, wobei sich bei 26 Patienten ein leichter bis deutlich positiver Therapie-Effekt einstellte.

Müller-Spahn et al. (1991) untersuchten die Wirkung von Zotepin auf den Anergie-Score der BPRS-Skala sowie die Subscores der SANS-Skala bei 40 schizophrenen Patienten. Dabei zeigten sich bei allen Patienten eine deutliche Besserung bereits in den ersten beiden Behandlungswochen. Gegenüber einer mit Perazin behandelten Vergleichsgruppe ergab sich eine äquivalente Verträglichkeit. Zu gleichen Ergebnissen kamen auch Fleischhacker et al. (1987) sowie Barnas et al. (1991). Im Vergleich zu einer mit Haloperidol behandelten Kontrollgruppe zeigte Zotepin dabei eine vergleichbare Wirkung, jedoch deutlich weniger extrapyramidale Nebenwirkungen.

Besondere Beachtung findet auch das sich derzeitig in klinischer Entwicklung befindende Risperidon, ein stark wirksamer 5 HT2 und D2-Antagonist, ein Neuroleptikum, das sich zunächst in 19 offenen Studien bei 695 Patienten mit chronischer Schizophrenie als wirksam antipsychotisch in bezug auf die Plussymptomatik, aber ebenso wirksam in Verbesserung von Minussymptomen auswies und während dieser Studie fast vernachlässigbare extrapyramidale Nebenwirkungen hervorrief. Im Rahmen dieser offenen Risperidon-Studien wurden auch zahlreiche sog. therapierefraktäre Patienten mitbehandelt, die in erstaunlichem Ausmaß von der Risperidon-Behandlung profitierten (Klieser et al. 1993). Die Ergebnisse der offenen Studien wurden im Rahmen von 7 Doppelblind-Studien, die teilweise placebokontrolliert wurden, im Vergleich zu Haloperidol an 1.721 chronisch schizophrenen Patienten bestätigt. Dabei zeigte sich Risperidon in bezug auf die Minderung der Plussymptomatik in 6 Studien dem Haloperidol als ebenbürtig. In einer Studie war Risperidon wirksamer als Haloperidol. In allen Studien, in denen Placebo angewandt wurde, waren Prüf- und Vergleichssubstanz placeboüberlegen. Die Minussymptomatik ließ sich während dieser Studien durch Risperidon deutlicher beeinflussen als durch Placebo und durch Haloperidol. In einer von unserer Arbeitsgruppe durchgeführten Verträglichkeitsstudie, die unter Doppelblindbedingungen Clozapin mit Risperidon bei 60 akut schizophrenen Patienten verglich, erwies sich bei ebenbürtiger antipsychotischer Wirksamkeit Risperidon als verträglicher als Clozapin (Klieser et al. 1992).

Doppelblind-Studien mit dem Risperidon, ausschließlich bei therapieresistenten Patienten verwandt, werden derzeitig im Europäischen Raum multizentrisch durchgeführt. Sie sind bis zum heutigen Tage nicht abgeschlossen, lassen aber entsprechend der offenen Studien eine ähnlich günstige Wirkung von Risperidon wie bei einer Clozapin-Therapie erwarten.

Die Beeinflussung psychotischer Symptome über selektive 5HT3-Rezeptor-Antagonisten, wie das Ondasetron, das seinen therapeutischen Effekt über eine Hemmung der mesolimbischen dopaminergen Transmission wirken soll, haben in den bisher durchgeführten wenigen klinischen Studien nur eine sehr milde antipsychotische Wirkung gezeigt und dabei kaum extrapyramidale Nebenwirkungen ausgelöst.

Die in die Dopamin-Autorezeptor-Agonisten gesetzten Hoffnungen wurden bisher nicht erfüllt. Substanzen, wie das BHT 920, das SND 919 (Pramipexole) und das Roxindol EMD 49 980 sollen durch Agonisierung von Autorezeptoren die dopaminerge Transmission hemmen. Die genannten Substanzen haben sich aber bei akut schizophrenen Patienten als wenig wirksam erwiesen, auch wenn unter ihrer Anwendung keine extrapyramidal-motorischen Nebenwirkungen beobachtet wurden (Wiedemann et al. 1990, Klimke und Klieser 1990). Dabei muß allerdings berücksichtigt werden, daß keine der derzeitig zur Verfügung stehenden Substanzen wirklich selektiv nur Dopaminautorezeptoren agonisiert; BHT 920 z.B. wirkt, ebenfalls in höherer Dosierung postsynaptisch. Das Roxindol hat neben seiner dopaminautorezeptor-agonisierenden Eigenschaft ebenfalls eine agonistische Wirkung auf 5 HT1 A-Rezeptoren und hemmt auch die Serotoninwiederaufnahme. Hierdurch könnte möglicherweise auch der bei den mit Roxindol behandelten schizophrenen Patienten zu beobachtende stimungsaufhellende Effekt ausgelöst worden sein. Bei der Analyse der von uns behandelten schizophrenen Patienten schienen besonders chronisch therapieresistente Patienten von der Roxindol-Behandlung zu profitieren, die in der Vergangenheit nicht auf klassische D2 blockierende Neuroleptika angesprochen hatten (Klimke und Klieser 1991). Der eingetretene therapeutische Effekt könnte ebenfalls als Ausdruck einer möglichen zuvor bestandenen serotonergen Funktionsstörung der so behandelten Patienten gedeutet werden. Placebokontrollierte Doppelblind-Studien auch zur Beurteilung der Wirksamkeit bei Therapieresistenz werden derzeitig noch durchgeführt.

In Zukunft ist zu hoffen, daß neue Psychopharmaka auch schon in frühen Prüfphasen bei therapieresistenten Patienten angewandt werden. Möglicherweise sind hierdurch Patientensubgruppen bisher auf klassische Behandlungsverfahren nicht reagierender Patienten zu identifizieren. Die Zähflüssigkeit, mit der in den letzten Jahren klinische Studien durchgeführt wurden, zeigt auf, daß, um eine rasche Verbesserung der therapeutischen Möglichkeiten zu erzielen nicht nur Universitätskliniken sondern auch Versorgungskliniken gefordert sind, sich an der Entwicklung neuer Psychopharmaka zu beteiligen.

Literatur

Barnas C, Stuppäk CH, Miller C, Haring C, Sperner Unterweger B, Fleischhacker WW (1991) Zotepin: Die Behandlung schizophrener Patienten mit vorherrschender Minussymptomatik. Eine Doppelblindstudie vs. Haloperidol. Fortschr Neurol Psychiatr 59: 36–40.

Bersini G, Grispini A, Marini S, Pasini A, Valducci N (1986) Neuroleptic-induced extrapyramidal side effects, chemical perspectives with Ritanserin (R55667), a new selective 5-HT 2 receptor blocking agent. Curr Ther Res 40: 492–499

Ceulemans D, Doren J van, Nuyts J, de Wit P (1985a) Therapeutic efficacy of a serotonin and a dopamin antagonist on positive and negative systems of chronic schizophrenic patients. 4th World Congress of Biological Psychiatry, Philadelphia

Ceulemans D, Hoppenbrouwens ML, Gelders YG, Reyntjens AJM (1985b) The influence of ritanserin a serotonin antagonist in anxiety disorders; a double blind placebo controlled study vs lorazepam. Pharmacopsychiatry 18: 303–305

Davis JM, Cole JO (1975) Organic therapies, antipsychotic drugs. In: AM Freedman, HJ Kaplan, BJ Sadock (eds) Comprehensive textbook of psychiatry. Williams and Wilkins, Baltimore

Gelders YG, Ceulemans D, Hoppenbrouwers ML, Reyntjens AJM, Mesotten F (1985) Ritanserin a selective serotonin antagonist in chronic schizophrenia. IVth World Congress of Biological Psychiatry, Philadelphia, abstracts

Harada T, Otsulis S, Fujiwana Y (1991) Wirksamkeit von Zotepin bei therapieresistenten Psychosen. Eine offene, multizentrische Studie in acht psychiatrischen Kliniken. Fortschr Neurol Psychiatr 59: 41–44

Heinrich K, Klieser E (1992) Nutzen und Risiken der Psychopharmaka. In: Riederer P, Laux G, Pöldinger W (Hrsg) Neuropsychopharmaka. Springer, Wien New York

Klieser E (1991) Psychopharmakologische Differentialtherapie endogener Psychosen. Thieme, Stuttgart

Klieser E, Felgenträger HJ (1986) Fluperlapine: a therapeutic alternative in schizophrenic psychoses. Pharmacopsychiatry 19: 210–212

Klieser E, Koeppen D, Pahnke K, Strauß WH (1986) Entfaltet das Neuroleptikum HR 592 neben seiner antipsychotischen Wirkung einen antriebssteigernden Effekt bei defektschizophrenen Patienten. Fortschr Neurol Psychiatr 54: 29–30

Klieser E, Strauß WH (1988) Study to establish the indication for the selective 52 antagonist ritanserine. Pharmacopsychiatry 21: 391–393

Klieser E, Lehmann E, Heinrich K (1990) Klinik und Pathophysiologie der Symptomprovokation. In: Heinrich K, Bogerts B (Hrsg) Pathophysiologische und pathomorphologische Aspekte bei schizophrenen Patienten. Schattauer, Stuttgart

Klieser E, Schönell H (1990) Klinisch pharmakologische Studien zur Behandlung schizophrener Minussymptomatik. In: Möller HJ, Pelzer E (Hrsg) Neue Ansätze zur Diagnostik und Therapie schizophrener Minussymptomatik. Springer, Berlin Heidelberg New York Tokyo

Klieser E, Laux G (1993) Raclopride versus haloperidol (in Vorbereitung)

Klieser E, Lemmer W (1992) Verbesserung der Langzeitbehandlung schizophrener Patienten mit dem atypischen Neuroleptikum Remoxiprid. Krankenhauspsychiatrie 3: 539–54

Klieser E, Lemmer W, Strauß WH (1993) Risperidon ein Breitbandpsychopharmakon. In: Heinrich K, Klieser E, Strauß WH (Hrsg) Theorie und Praxis mehrdimensionaler Therapie. Schattauer, Stuttgart

Klimke A, Klieser E (1991) Antipsychotic efficacy of the dopmaninergic autoreceptor agonist EMD 49980 (Roxindol). Pharmacopsychiatry 24: 107–112

Laux G, Klieser E, Schröder HG, Unterweger B (1990) A double blind multicentre study comparing remoxipride, controlled release formulation, with haloperidol in schizophrenia. Acta Psychiatr Scand 82: 142–146

Meltzer HY, Matsubara S, Lee JC (1989) Classification of typical and atypical antipsychotic drugs on the basis of dopamine D1, D2 and serotonin 2, pK1 values. J Pharmacol Exp Ther 251: 238–246

Möller HJ, Kissling W, Dietzfelbinger T, Stoll KD, Wendt G (1989) Efficacy and tolerability of a new antipsychotic compound (savoxepine): Results of a pilot study. Pharmacopsychiatry 22: 38–41

Müller-Spahn F, Dieterle D, Ackenheil M (1991) Klinische Wirksamkeit von Zotepin in der Behandlung schizophrener Minussymptomatik. Ergebnisse einer offenen und einer doppelblindkontrollierten Studie. Fortschr Neurol Psychiatr 59: 30–35

Olbrich R, Schanz H (1991) An evaluation of the partial dopamine agonist terguride regarding positive symptoms reduction in schizophrenia. J Neural Transm 84: 233–236

Pflug B, Bartels M, Bauer H, Bunse J, Gallhofer B, Haas S, Kanzow TH, Klieser E, Küfferle B, Stein D (1990) A double blind comparative multicenter study of remoxipride. Acta Psychiatr Scand 82: 125–129

Pichot P, Boyer P (1989) A controlled double blind multicentre trial of high dose amisulpride versus haloperidol in acute psychotic states. In: Bornstein P (ed) Armisulpride expansion scientilic Francaise, Paris

Seeman P (1987) Dopamine receptors and the dopamine hypothesis of schizophrenia. Synapse 1: 133–152

Strauß WH, Klieser E (1990) Cognitive disturbances as undesired side-effects in psychopharmacological therapy. Pharmacopsychiatry 23: 242

Wiedemann K, Benkert O, Holsboer F (1990) BHT 920 a novel dopamine autoreceptor agonist in the treatment of patients with schizophrenia. Pharmacopsychiatry 23: 50–55

Wiesel FA, Farde L, Nordström AL, Sedrall G (1990) Central D1 and D2 receptors occupancy during antipsychotic drug treatment. Prog Neuropsychopharmacol Biol Psychiatry 14: 759–767

Woolley DW (1962) The biochemical bases of Psychoses or the serotonin hypotheses about mental deseases. Wiley, New York

Korrespondenz: PD Dr. E. Klieser, Psychiatrische Klinik der Heinrich-Heine-Universität, Rheinische Landes- und Hochschulklinik, Bergische Landstraße 2, D-40605 Düsseldorf, Bundesrepublik Deutschland.

Kombination von Neuroleptika mit anderen Pharmaka als Therapiestrategie bei Neuroleptika-Nonrespondern

M. Dose

BKH Taufkirchen, Bundesrepublik Deutschland

Einleitung

Die Einführung der Neuroleptika (wörtlich übersetzt: „welche das Nervensystem weich machen") in die Behandlung schizophrener Psychosen hat die Möglichkeiten der Akutbehandlung und Rezidivprophylaxe dieser Erkrankungsgruppe entscheidend verbessert. Dennoch verbleibt ein Anteil von Patienten, die trotz einer zeitlich und dosierungsmäßig sachgerecht durchgeführten Behandlung mit Neuroleptika kein zufriedenstellendes therapeutisches Ergebnis erreichen – die Gruppe der „Nonresponder". Zu ihr werden im folgenden Beitrag diejenigen Patienten gerechnet, deren psychotische Zielsymptome auf eine zeitlich angemessene (mindestens 14 Tage) neuroleptische Behandlung mit ausreichender Dosierung nicht ansprechen.

Als „ausreichende Dosierung" wird dabei nach den in-vivo Bindungsstudien am Karolinska-Institut in Schweden (Farde et al. 1989) und den klinischen Untersuchungen zur Wirksamkeit einer „Standard-Therapie" (Klieser und Lehmann 1992) eine 8–10 mg/d Haloperidol entsprechende Äquivalenzdosis eines hoch- bis mittelpotenten Neuroleptikum angesehen.

Ausgeklammert bleiben mangelnde Therapieerfolge wegen

- heimlicher Nicht-Einnahme von Neuroleptika mangels Krankheits- und Behandlungseinsicht durch die Patienten;
- Behandlung in nicht ausreichender oder zu hoher Dosierung;
- ständigen Präparate- und Dosierungswechsels statt des Einsatzes konstanter Neuroleptika-Dosen über definierte Zeiträume (z.B. mindestens 14 Tage) und Ausschöpfen der Dosierungsmöglichkeiten eines gegebenen Präparates;
- des Einsatzes hochpotenter Neuroleptika als „Beruhigungsmittel".

Tabelle 1. Gründe für sekundäre Nonresponse

- Ausgeprägte psychomotorische Unruhe und Anspannung bzw. Schlafstörungen
- Quälende Ängste
- Manische oder depressive Begleitsymptome
- Zwangssymptome
- Extrapyramidalmotorische Nebenwirkungen (Frühdyskinesien, Parkinsonoid, Akathisie oder Spätdyskinesien)

Diskutiert werden vielmehr Fälle, bei denen unter Beachtung der oben angesprochenen Ausschlußgründe tatsächlich eine primäre Nonresponse auf sachgerecht angewendete Neuroleptika besteht, sowie diejenigen, bei denen trotz möglicherweise guten Ansprechens schizophrener Kernsymptome auf die neuroleptische Behandlung zusätzliche Störungen (Tabelle 1) bestehen und zur (sekundären) Neuroleptika-Nonresponse führen.

1. Kombinationsmöglichkeiten bei primärer Nonresponse

Untersuchungen zum Zeitverlauf der antipsychotischen Wirkung hochpotenter Neuroleptika (Rüther 1986) zeigen, daß es bei 30% akut Schizophrener nach einer Behandlungsdauer von 14 Tagen zu keinem zufriedenstellenden therapeutischen Resultat mit Hinblick auf die schizophrene Kernsymptomatik (Wahn, Halluzinationen, Ich-Störungen) kommt. Patienten mit ausgesprochener Minus-Symptomatik, bzw. schleichendem Beginn der Erkrankung und nachfolgend chronisch-progredientem Verlauf zeigen in der Regel ein noch ungünstigeres Ansprechen auf insbesondere hochpotente Neuroleptika. Ihre Problematik soll in der vorliegenden Arbeit jedoch nicht weiter verfolgt werden, da sie an anderer Stelle (Dose 1990) ausführlich besprochen wurde. Daher liegt der Schwerpunkt der folgenden Empfehlungen auf der Behandlung akuter schizophrener Erkrankungen.

1.1 Wirkungsverstärkung durch Antikonvulsiva

Auf die mögliche Verstärkung der Wirkung hochpotenter Neuroleptika durch Antikonvulsiva haben 1981 erstmals finnische Autoren (Hakola und Laulumaa 1981) hingewiesen: sie behandelten wegen gewalttätiger Handlungen forensisch untergebrachte weibliche Schizophrene mit einer Kombination aus Haloperidol und Carbamazepin und stellten überraschende Befundbesserungen, besonders mit Hinblick auf aggressive Verhaltensweisen fest. Ebenso wie andere Autoren (Neppe 1983) brachten sie die therapeutischen Wirkungen der Kombination mit Carbamazepin mit möglicherweise unentdeckt gebliebenen Temporallappen-Epilepsien in Verbindung. Weitere Untersuchungen (Dose et al. 1987) zeigten jedoch, daß Carbamazepin auch bei anfallsfreien, akut-schizophrenen Patienten ohne EEG-Auffälligkeiten die Wirkung hochpotenter Neuroleptika verstärken kann, obwohl deren Plasma-Spiegel bei gleichzeitiger Carbamazepin-Gabe um durchschnittlich 50% reduziert wird. Insgesamt ergab sich, daß durch die Kombination von Haloperidol mit Carbamazepin im Vergleich zu einer mit Haloperidol und Placebo behandelten Gruppe eine raschere Besserung des psychopathologischen Befundes mit weniger Haloperidol (Einsparung 25%), sedierender (Einsparung ca. 40%) und anticholinerger Zusatzmedikation (Einsparung 69%) erreicht werden kann. Die Besserung psychopathologischer Symptome beschränkt sich dabei nicht – wie man von der Wirkung des Carbamazepin bei affektiven Störungen (Emrich 1989) erwarten könnte – auf affektive Symptome, sondern erfaßt auch Kernsymptome der Schizophrenie (Dose 1987).

1.2 Wirkungsverstärkung durch Lithiumsalze

Erregungsabschwächende Wirkungen von Lithium bei Patienten mit schizophrenen Psychosen („Dementia praecox") hatte schon Cade in seiner ersten Veröffentlichung über die Lithiumbehandlung der psychotischen Erregung (Cade 1949) beschrieben. Auch die erste placebokontrollierte Studie zur antimanischen Wirkung von Lithiumsalzen (Schou et al. 1954) zeigte günstige Wirkungen auf schizophreniforme Symptome. Später zeigten kontrollierte Doppelblind-Studien (Small et al. 1975, Growe et al. 1979; Biedermann et al. 1979) eine überlegene antipsychotische Wirkung der Kombination von Lithium mit Neuroleptika gegenüber der neuroleptischen Monotherapie. Obwohl einige dieser Befunde dafür sprechen, daß die Kombination Lithium-Neuroleptika besonders bei schizomanischen bzw. schizodepressiven Syndromen indiziert ist, postulierten einige Autoren eine Wirkung von Lithium auf schizophrene Kernsymptome wie Wahn, Halluzinationen und formale Denkstörungen (Alexander et al. 1979, Zemlan et al. 1984).

1.3 Wirkungsverstärkung durch Kombination mit atypischen Neuroleptika

Atypische Neuroleptika zeichnen sich gegenüber herkömmlichen Neuroleptika durch das deutlich geringere (Sulpirid) oder gänzlich fehlende (Clozapin) Auftreten unerwünschter Wirkungen von Seiten des extrapyramidalmotorischen Systems aus. Bei schizophrenen Patienten, die durch eine Behandlung mit herkömmlichen Neuroleptika keine Zustandsbesserung zeigen, hat sich insbesondere Clozapin als wirkungsvolle Alternative erwiesen: bei 2/3 vorher als Nonresponder klassifizierter schizophrener Patienten läßt sich durch den Einsatz von Clozapin eine deutliche Zustandsverbesserung erreichen (Kane 1992).

Dennoch bleibt ein Teil schizophrener Patienten übrig, der auch mit Clozapin keine zufriedenstellende Befundbesserung erreicht. Bei dieser Problemgruppe von Patienten kann es im Einzelfall trotz Warnung der Hersteller vor den Risiken derartiger Kombinationen gerechtfertigt sein, nicht-trizyklische herkömmliche Neuroleptika (z.B. Butyrophenone) mit atypischen Neuroleptika zu kombinieren: besonders bei solchen Patienten, die auf herkömmliche Neuroleptika nicht oder mit unerwünschten Nebenwirkungen ansprechen, unter Monotherapie mit Clozapin wegen dessen vergleichsweise geringer neuroleptischer Potenz selbst bei Anwendung gerade noch verträglicher Höchstdosierungen aber nicht ausreichend remittieren, kommt es unter deren Kombination zum Teil zu erfreulichen Besserungen. Möglicherweise tragen im Falle dieser Kombination die anticholinergen Begleitwirkungen des Clozapin dazu bei, die unter einer Monotherapie mit hochpotenten Neuroleptika aufgetretenen Nebenwirkungen abzumildern.

1.4 Kombination mit Hormonen

Die Verstärkung psychopharmakologischer Effekte durch gleichzeitige Hormongaben ist immer wieder Gegenstand kasuistischer Mitteilungen und klinischer Beobachtungen. Mit Bezug auf schizophrene Psychosen liegen bereits seit vielen Jahren Beobachtungen über die Wirkung von Schilddrüsenhormonen bei episodisch auftretenden katatonen Psychosen (Gjessing 1938) vor. Gegenwärtig verdienen Befunde Beachtung, die bei Frauen eine negative Korrelation psychopathologischer Symptome schizophrener Psychosen und Östrogenen ergaben (Gattaz et al. 1992). Allerdings liegen über die Kombination von Neuroleptika mit Schilddrüsenhormonen oder Östrogenen keine kontrollierten Studien vor, die deren klinische Anwendung rechtfertigen würden.

2. Kombinationen zur Behandlung zusätzlicher Symptome

Neben dem „Nicht-Ansprechen" schizophrener Kernsymptome auf eine neuroleptische Behandlung bei ca. 1/3 der Betroffenen stellt das Persistieren der Begleitsymptomatik schizophrener Psychosen, bzw. das Neuauftreten von Symptomen als Ausdruck unerwünschter Begleiterscheinungen der Neuroleptika in der klinischen Praxis das anteilmäßig sicherlich größere Problem dar. Im Gegensatz zu der oft schwierigen Behandlung der „primären" Nonresponse stehen jedoch – richtiges Erkennen und Einordnen der jeweiligen Symptomatik vorausgesetzt – für diese Störungen eine Vielfalt medikamentöser Behandlungsmöglichkeiten zur Verfügung, die zu einer wesentlichen Verbesserung der Resultate einer neuroleptischen Behandlung schizophrener Psychosen verhelfen können.

2.1 Psychomotorische Unruhe, Angst, Anspannung und Schlafstörungen

Untersuchungen zum Zeitverlauf der antipsychotischen Wirkung der Neuroleptika (Rüther 1986) zeigen, daß bis zum Ansprechen schizophrener Kernsymptome bis zu 14 Tage vergehen können. Im Klinikalltag erweist es sich allerdings häufig als schwierig, diesen Zeitraum geduldig abwarten zu können, weil die Betroffenen auf Grund psychomotorischer Unruhe, Angst, innerer Anspannung oder wegen ausgeprägter Schlafstörungen eine außerordentliche Belastung für Mitpatienten und Personal darstellen oder auch selbst unter diesen Symptomen leiden. Häufig wird daher versucht, die Zeitspanne bis zur Besserung dieser akzessorischen Symptome durch eine Erhöhung der Dosis hochpotenter Neuroleptika zu verkürzen. Dadurch erhöht sich jedoch das Risiko des Auftretens extrapyramidalmotorischer Nebenwirkungen, die als „Stressoren" wiederum psychotische Symptome verstärken, was dann wiederum (unter der Annahme einer weiteren Verschlechterung des psychopathologischen Befundes) eine Erhöhung der Dosis hochpotenter Neuroleptika zur Folge hat. Diese führt jedoch häufig nicht zur erwünschten Sedierung, sondern kann – z.B. durch die Entwicklung einer Akathisie-Unruhe, Angst und Anspannung eher noch verstärken. Grundsätzlich sollten hochpotente Neuroleptika nicht als sedierende Medikation eingesetzt werden – sie sind keine Tranquilizer!

Sedierende Wirkungen sind durch die Kombination mit niederpotenten Neuroleptika oder Benzodiazepinen (siehe Tabelle 2) zu erreichen, wobei subjektiv die Sedierung mit Benzodiazepinen als angenehmer erlebt wird.

Bei der Nutzen/Risiko-Abwägung bezüglich des Suchtpotentials der Benzodiazepine sollten folgende Aspekte berücksichtigt werden: in der Regel wird es sich bei akut psychotischen Patienten um den zeitlich begrenzten Einsatz sedierender Medikamente bis zum Wirkungseintritt der gegebenen hoch- und mittelpotenten Neuroleptika handeln. Aus diesem Grund können in der Regel die initial in höherer Dosierung (siehe Behandlungsvorschlag in Tabelle 3) gegebenen Benzodiazepine innerhalb von 14 Tagen problemlos bis zum vollständigen Absetzen reduziert werden. Anders als bei Patienten mit psychogenen Störungen ist bei psychotischen Patienten davon auszugehen, daß sich Getriebenheit, Angst, Un-

Tabelle 2. Niederpotente Neuroleptika und Benzodiazepinpräparate (Auswahl entsprechend eigener Erfahrung; kann für die einzelnen Substanzklassen nach eigener Erfahrung variiert werden)

Generic name	Handelsnamen	Dosisempfehlung
Niederpotente Neuroleptika		
Levomepromazin	Neurocil	bis 150 mg/d
Chlorprothixen	Truxal	bis 300 mg/d
Promethazin	Atosil	bis 300 mg/d
Thioridazin	Melleril	bis 400 mg/d
Benzodiazepine		
Diazepam	Valium	bis 40 mg/d
Lorazepam	Tavor	bis 8 mg/d
Dikaliumclorazepat	Tranxilium	bis 20 mg/d

Tabelle 3. Behandlungsvorschlag bei akuter schizophrener Psychose mit Gespanntheit, innerer Unruhe, Schlafstörungen (Auswahl der Medikamente nach eigener Erfahrung – beliebig ersetzbar durch andere Präparate der jeweiligen Substanzklasse)

Ab dem 1. Tag:	Haldol 0 - 0 - 10 mg Truxal 50 - 50 - 100 mg Tavor 1 - 1 - 2,5 mg
Bei Bedarf:	Tavor 1 mg; bei EPS 1 Ampulle Akineton langsam i.v. oder i.m.; anschließend für 3 Tage Akineton ret. 1 - 0 - 0
Etwa ab dem 3. Behandlungstag (Haldol und Truxal unverändert):	Haldol 0 - 0 - 10 mg Truxal 50 - 50 - 100 mg Tavor 1 - 0 - 2 mg
Nach 1 Behandlungswoche (Haldol und Truxal unverändert)	Tavor 0,5 - 0 - 1 mg innerhalb von 14 Tagen bis zum vollständigen Absetzen

ruhe und Schlafstörung im Rahmen der Remission der Psychose bessern und damit kein weiterer Bedarf an sedierender Medikation besteht. Dafür sprechen die im Rahmen einer Verbundstudie erhobenen Daten zur diagnosebezogenen Häufigkeit des Benzodiazepin-Abusus, die bei Patienten mit schizophrenen Psychosen 0,1% gegenüber 11% bei Patienten mit Angstneurosen beträgt (Schmidt und Grohmann 1988).

2.2 Affektive Begleitsymptome

Sowohl hypomanische wie auch subdepressive Verstimmungen können zum einen im Rahmen des Beginns einer schizophrenen Psychose (Conrad 1987), zum anderen (dann auch in voller Ausprägung) bei schizoaffektiven Psychosen auftreten. Darüberhinaus sind insbesondere depressive Verstimmungszustände nach akuter Exazerbation schizophrener Psychosen bekannt, wobei deren ätiologische Zuordnung zur Erkrankung, bzw. zur neuroleptischen Medikation im Sinne der „pharmakogenen Depression" (Müller 1982) unterschiedlich gewertet wird.

Unabhängig von Fragen der ätiologischen Zuordnung können jedoch affektive Begleitsymptome schizophrener Psychosen die medikamentöse Behandlung problematisch gestalten, da sie häufig auf die neuroleptische Medikation unzureichend ansprechen, oder diese wegen unerwünschter Nebenwirkungen schlecht toleriert wird.

2.2.1 Manisches Syndrom

Die Wirkung einer ausschließlich neuroleptischen Dämpfung manischer Erregungszustände im Rahmen schizophrener Psychosen wird von vielen

Patienten subjektiv einengend und unangenehm erlebt. Es empfiehlt sich daher, spezifisch antimanische Substanzen wie Lithium oder Carbamazepin, bzw. sedierende Medikamente mit geringen Nebenwirkungen wie die Benzodiazepine einzusetzen. Bei der Gabe von Lithium sollte in 2–3tägigen Steigerungsschritten (beginnend mit 1 Retard-Tablette eines der üblichen Präparate abends; nach 2–3 Tagen 1/2 Tablette morgens und nach weiteren 2–3 Tagen 1 Tablette früh usw.) ein Serumspiegel bis 0,8 mval/l angestrebt werden. Bis zu diesem Dosierungsbereich sind keine neurotoxischen Wechselwirkungen mit Neuroleptika, wie sie für höhere Konzentrationen beschrieben worden sind (Wardin und Müller-Oerlinghausen 1986) zu erwarten. Carbamazepin kann zur Erreichung therapeutisch wirksamer Serumspiegel initial in der Suspensionsform (10 ml = 200 mg) gegeben werden (Dose et al. 1989). Nach einer Initialdosis von 200–400 mg am ersten Behandlungstag (Cave: rasch reversible neurologische Nebenwirkungen wie Doppelbilder, verwaschende Sprache, ataktische Störungen bei zu rascher Dosissteigerung) kann ab dem 2. Tag mit einer Erhaltungsdosis von 600–800 mg fortgefahren werden. Bei gleichzeitiger Anwendung hochpotenter Neuroleptika kommt es nach längerer Einnahmezeit wegen der Enzyminduktion durch Carbamazepin zu einer Senkung der Plasmaspiegel der Neuroleptika (Theison et al. 1989), wobei in vielen Fällen durch die psychotrope Eigenwirkung des Carbamazepin keine Dosissteigerung der Neuroleptika erforderlich ist. Herstellerhinweise bezüglich der durchzuführenden Kontrolluntersuchungen, Nebenwirkungen und Kontraindikationen sind zu beachten. Darüberhinaus ist die Kombination mit Neuroleptika zur antimanischen Behandlung derzeit nur im Rahmen der ärztlichen Kurierfreiheit nach entsprechender Patientenaufklärung gedeckt. Sie gehört nicht zu den vom Bundesgesundheitsamt genannten Indikationen.

Der Einsatz von Benzodiazepinen zur Sedierung und zum Schlafen sollte im bereits diskutierten Rahmen kurzfristig erfolgen.

2.2.2 Depressives Syndrom

Depressive Syndrome im Rahmen schizophrener Psychosen sprechen, besonders wenn sie mit Antriebsmangel, Apathie und Akinese verknüpft sind (Rifkin und Siris 1990), nur selten auf eine neuroleptische Monotherapie an, z.T. werden sie dadurch sogar verstärkt (van Putten 1978). Die differentialdiagnostische Zuordnung (postremissiver Erschöpfungszustand bzw. postremissive Depression vs. pharmakogene Depression) ist häufig außerordentlich schwierig. Das rasche Ansprechen der Symptomatik auf die langsame intravenöse Gabe 1 Ampulle Biperiden kann dabei als Hinweis auf pharmakogene Verursachung gewertet werden und sollte eine Reduktion der neuroleptischen Dosis zur Konsequenz haben. Zusätzlich kann – syndromorientiert – bei allen depressiven Zuständen das jeweils gegebene Neuroleptikum mit einem Antidepressivum kombiniert werden. Die Gefahr der Provokation akut psychotischer Symptome bzw. suizidalen Verhaltens wird bei einer ausreichenden Erhaltungsdosis der Neuroleptika und (bei suizidalen Patienten) Vermeidung antriebssteigernder Antidepressiva gegenüber dem eindeutigen Nutzen einer Kombinationsbehandlung mit Antidepressiva in der Regel überschätzt. Neben den syndromspezifischen antidepressiven Wirkungen liegt der Nutzen auf Grund der anticholinergen Begleiterscheinungen insbesondere trizyklischer Antidepressiva auch noch in der möglichen Verminderung extrapyramidal-motorischer Nebenwirkungen bzw. der Möglichkeit, die Dosis anticholinerger Zusatzmedikamente entsprechend zu reduzieren. Allerdings muß bei der Gabe anticholinerg wirksamer Antidepressiva die Möglichkeit der Auslösung deliranter Zustandsbilder durch synergistische Effekte mit Anticholinergika bzw. anticholinerg wirksamen nieder- und mittelpotenten Neuroleptika bedacht werden.

Antriebssteigernde Antidepressiva und insbesondere Hemmstoffe der Mono-Amino-Oxydase (MAO-Hemmer) sollten nur unter neuroleptischer Erhaltungsmedikation und auch dann nur, wenn ausgeprägte Antriebsstörungen im Sinne einer Minus- oder Residualsymptomatik mit Hypersomnie das klinische Bild bestimmen, eingesetzt werden.

Ob spezifischere Hemmstoffe der Serotonin-Wiederaufnahme Vorteile hinsichtlich der Kombinationsbehandlung mit Neuroleptika bei depressiven Syndromen im Rahmen schizophrener Psychosen bieten muß abgewartet werden.

2.2.3 Zwangssymptome

Zwangssymptome als „pseudoneurotische" Symptome einer beginnenden schizophrenen Psychose, aber auch im weiteren Verlauf schizophrener Psychosen können subjektiv außerordentlich quälend erlebt werden. Im Unterschied zu Zwangsneurosen fehlt bei diesen Patienten und ihren Zwangssymptomen häufig die typische Psychogenese, Intensivierung und Generalisierung der Symptomatik mit Ausbildung eines Vermeidungsverhaltens. Auch ist das Angsterleben beim Nicht-Ausüben der Zwänge oft weniger intensiv und erlaubt es den Betroffenen, ohne Ritualbildungen z.B. nach einigen „Kontrollen" etc. einfach aufzuhören. Klinisch ist häufig zu beobachten, daß Zwangssymptome, die am Beginn einer schizophrenen Psychose standen, mit Entwicklung einer produktiven Symptomatik spontan sistieren und nach der Remission der akuten psychotischen Symptomatik wieder stärker in den Vordergrund treten.

Ihre medikamentöse und psychotherapeutische Behandlung entspricht der Behandlung von Zwangsstörungen, bzw. Zwangsneurosen: Clomipramin, Imipramin, MAO-Hemmer und neuerdings selektive Hemmstoffe der Serotonin-Wiederaufnahme, die (mögliche Warnungen der Hersteller vor Arzneimittel-Interaktionen beachten!) auch in Kombination zu Neuroleptika gegeben werden können (Zohar und Insel 1987).

2.3 Extrapyramidalmotorische Nebenwirkungen

Zu den unerwünschten Nebenwirkungen einer antipsychotischen Behandlung mit hochpotenten Neuroleptika zählen besonders die subjektiv von den Patienten oft als quälend empfundenen und das Vertrauen in eine medikamentöse Behandlung oft erheblich schmälernden Reaktionen des extrapyramidalmotorischen Systems. Häufig äußern sich diese – noch bevor es zum Auftreten neurologisch-motorischer Symptome kommt – in Form innerer Angst- und Spannungszustände, die als Stressoren die akute psychotische Symptomatik verstärken. Besonders akut psychotische Patienten „integrieren" die durch medikamentöse Nebenwirkungen hervorgerufenen Wahrnehmungen in ihr psychotisches Erleben, was ihre richtige Zuordnung außerordentlich erschweren kann. Hinweise auf einen derartigen Zusammenhang sind in Tabelle 4 zusammengefaßt.

Die Gabe von Anticholinergika wird häufig wegen des möglichen Risikos der Begünstigung des Auftretens von Spätdyskinesien und wegen ihres Suchtpotentials ausgesprochen restriktiv gehandhabt, den Patienten süchtiges Verhalten und Vorspiegelung extrapyramidalmotorischer Nebenwirkungen unterstellt.

Der Verdacht, Anticholinergika begünstigten das Auftreten von Spätdyskinesien, gründet sich im wesentlichen auf zwei Tatsachen:
1. Retrospektive Untersuchungen (Haag et al. 1985) zu Risikofaktoren für die Entstehung von Spätdyskinesien ergaben eine positive Korrelation zwischen der Gesamtdosis der eingesetzten Anticholinergika und der Häufigkeit des Auftretens von Spätdyskinesien. Allerdings konnte dieser Befund auch dahingehend interpretiert werden (Barnes 1990), daß Patienten, die Spätdyskinesien entwickeln, möglicherweise anlagebedingt empfindlicher auf Neuroleptika reagieren und deshalb von Beginn der neuroleptischen Behandlung hohe Dosen anticholinerger Zusatzmedikation benötigen. Sowohl tierexperimentelle, wie auch prospektive Untersuchungen an neuroleptisch mit und ohne anticholinerge Zusatzmedikation behandelten Patienten haben inzwischen zeigen können, daß letztere Interpretation wahrscheinlich zutreffend ist: Häufigkeit und Intensität von

Tabelle 4. Klinische Hinweise auf extrapyramidal-motorische Nebenwirkungen der Neuroleptika, die phänomenologisch als Verschlechterung des psychopathologischen Zustandes imponieren können

- Zeitlicher Zusammenhang mit dem Beginn oder der Dosisänderung einer neuroleptischen Behandlung
- Kurzzeitige Verschlechterung des psychopathologischen Befundes während einer neuroleptischen Therapie
- „Symptomwandel" (z.B. von paranoider Initialsymptomatik zu kataton-stuporösem Bild) innerhalb weniger Tage im Zusammenhang mit veränderter Medikation
- Massierende Bewegungen an Augen, Mund, Nacken als Ausdruck beginnender Verkrampfungen
- Klagen über „innere Unruhe", Anspannung und Angstgefühle mit starken Anklammerungstendenzen und pseudohysterischem Verhalten
- Das Ansprechen der Symptomatik (mit Ausnahme der Spätdyskinesien) auf die langsame intravenöse Gabe von Anticholinergika

Spätdyskinesien sind bei gleichzeitig mit Anticholinergika behandelten schizophrenen Patienten geringer als bei Patienten, die keine anticholinerge Zusatzmedikation erhielten (Kane 1990).

2. Bestehende Spätdyskinesien werden durch die Gabe von Anticholinergika verstärkt, larvierte, dh. unter hohen Dosen von Neuroleptika latent vorhandene „demaskiert". Pathophysiologisch wird für die Entstehung von Spätdyskinesien die Empfindlichkeits- und Dichtezunahme postsynaptischer Dopamin-Rezeptoren unter langanhaltender Blockade durch Neuroleptika und ein dadurch entstehendes Ungleichgewicht verschiedener Überträgerstoffe postuliert. Ihre Verstärkung bzw. Demaskierung durch Anticholinergika beruht wahrscheinlich darauf, daß durch die Hemmung der cholinergen Übertragung kurzfristig ein „Übergewicht" der dopaminergen Übertragung im Zusammenhang mit in vermehrter Dichte vorliegenden, überempfindlichen postsynaptischen Rezeptoren wirksam wird. Ähnliche Verstärkungs- und Demaskierungseffekte sind im übrigen bei neuroleptischer Langzeitbehandlung klinisch durch vorübergehende Dosisreduktion der Neuroleptika hervorzurufen. Sie stellen Epiphänomene des gestörten Gleichgewichts zwischen verschiedenen Transmittern und ihren Rezeptoren dar, die mit dem pathophysiologischen Entstehungsmechanismus der Spätdyskinesien mit hoher Wahrscheinlichkeit nicht zusammenhängen.

Zum Abhängigkeitspotential der Anticholinergika: Ein weiteres, gewichtiges Argument gegen den Einsatz von Anticholinergika stellt ihr in der Literatur immer wieder beschriebenes, auf seinen euphorisierenden Wirkungen beruhendes Abhängigkeitspotential dar. Genauere Durchsicht der dazu vorhandenen Literatur (Übersicht bei Dilsaver 1988) zeigt jedoch, daß über 50% der weltweit beschriebenen Fälle von mißbräuchlicher Anwendung Patienten betreffen, die aus welchen Gründen auch immer, mit hochpotenten Neuroleptika behandelt wurden und über extrapyramidal-motorische Nebenwirkungen klagten. Primärer Abusus von Anticholinergika findet sich demgegenüber nahezu ausschließlich bei Gefängnisinsassen mit Abhängigkeitsproblemen, die in Ermangelung anderer Drogen auf die besser zugänglichen Anticholinergika zurückgreifen, um sich mit extrem hohen Dosen rauschartige Zustände zu verschaffen (Schulte 1988). Selbstversuche (Degkwitz 1966 und eigene Erfahrungen) sowie der therapeutische Einsatz von Anticholinergika bei depressiven Patienten (Beckmann und Moises, 1982) zeigen außerdem nur eine geringe euphorisierende Wirkung der alleinigen Einnahme oder Applikation von Anticholinergika bei doch (insbesondere bei höheren Dosierungen) erheblich unangenehmen vegetativen Begleiterscheinungen wie Bradykardie, Blutdruckabfall, Mundtrockenheit und Akkomodationsstörungen. Es verwundert daher nicht, daß die seit mehr als 5 Jahren systematisch durchgeführte Erfassung genannter Suchtmittel von 36 Suchtberatungsstellen der Bundesrepublik (in der Regel ein Seismograph dessen, was auf dem Drogenmarkt „in" ist) lediglich in vier Fällen die Nennung eines Anticholinergikum ergeben hat.

Das „Akineton-Problem" der Psychiatrie ist in erster Linie das Problem der unter neuroleptischen Nebenwirkungen leidenden Patienten. Solange nicht erwiesen ist, daß die suchtähnliche Forderung nach Anticholinergika auch dann anhält, wenn die Patienten auf Medikamente eingestellt sind, die nachweislich keine extrapyramidal-motorischen Nebenwirkungen hervorrufen, sollte nicht von „Sucht" gesprochen werden. Ein Problem ganz anderer Art ist, daß Anticholinergika – wenn sie denn einmal eingesetzt worden sind – häufig ohne Überprüfung ihrer Indikation auch dann weitergegeben werden, wenn keine klinische Notwendigkeit mehr dafür besteht. Die folgenden Anwendungsempfehlungen folgen daher dem Grundsatz, Anticholinergika beim Auftreten extrapyramidal-motorischer Nebenwirkungen großzügig, jedoch zeitlich begrenzt und kontrolliert einzusetzen.

2.3.1 Frühe Dyskinesien und Spannungszustände

Besonders zu Beginn aber auch (z.B. bei Erhöhung oder Reduktion der Dosis) im Verlauf einer Behandlung mit hoch- aber auch mittel- und niedrigpotenten Neuroleptika (bei höherer Dosierung) kann es zu Dyskinesien und Spannungszuständen kommen, die wegen der oben geschilderten „Integration" in das psychotische Erleben der Patienten, häufig als Verschlechterung des psychopathologischen Befundes interpretiert und mit einer Erhöhung der neuroleptischen Dosis behandelt werden. Therapie der Wahl sollte – auch in Verdachtsfällen – zunächst die langsame intravenöse Applikation eines Anticholinergikum, gefolgt von ihrer (zeitlich begrenzten) oralen Gabe sein. Praktisch empfiehlt es sich, jeweils nach 3–7 Anwendungstagen anticholinerger Medikamente einen „Auslaßversuch" zu unternehmen.

2.3.2 Parkinsonoid

Die Blockade postsynaptischer Dopaminrezeptoren durch hochpotente Neuroleptika im Bereich nigrostriatärer Bahnen führt über die verminderte Dopaminaktivität zu einem relativen Überwiegen der acetylcholinergen Übertragung und einer Störung der Balance anderer Transmittersysteme wie z.B. GABA. Dadurch kommt es bei 15–30% der neuroleptisch behandelten Patienten zur Ausbildung eines Parkinsonsyndroms, das zu Antriebsminderung, Anhedonie, sprachlicher, mimischer (Verringerung der Frequenz des Lidschlages) und gestischer Verarmung sowie Hypokinese führen kann. Stärker ausgeprägte Parkinsonsyndrome sind darüberhinaus durch einen ausgeprägten Rigor der Muskulatur, Tremor der Hände, kleinschrittigen Gang in vornübergebeugter Haltung, Hypersalivation und ein pastöses Salbengesicht gekennzeichnet. Insbesondere beim beginnenden Parkinsonoid kann die Abgrenzung zu stuporösen Zuständen im Rahmen katatoner Psychosen oder depressiver Verstimmungen schwierig sein. Zur Differentialdiagnose verhelfen die Überprüfung des zeitlichen Auftretens der Symptome mit der Gabe von Neuroleptika bzw. die Besserung der

Symptomatik nach (zunächst parenteraler) Gabe von Anticholinergika bzw. Reduktion der Neuroleptikadosis oder Verlängerung des Injektionsintervalles von Depot-Neuroleptika.

2.3.3 Akathisie und Tasikinese

Im Verlauf einer längerfristigen Behandlung schizophrener Psychosen mit hochpotenten Neuroleptika können Akathisie (subjektiv quälend erlebte Unruhe in den Beinen) und Tasikinese (Drang nach ständiger Bewegung) insbesondere deshalb zum therapeutischen Problem werden, weil durch die mit ihnen auftretenden Spannungsgefühle psychotische Symptome verstärkt werden können. Symptomatisch tritt dann der Symptomkomplex aus Akathisie und Tasikinese mit den sie begleitenden Angst- und Spannungsgefühlen als psychomotorische Unruhe, Ängstlichkeit und Getriebenheit in Erscheinung. Viele Patienten neigen unter diesem Erleben zu „unsinnigen", teilweise auch selbst- oder fremdaggressiven Handlungen, weil sie das Gefühl haben, „aus der Haut" fahren und „irgendwie auf sich aufmerksam machen" zu müssen. Häufig sind sie zusätzlich durch andere extrapyramidalmotorische Nebenwirkungen überlagert, sodaß der inneren Unruhe eine äußere Bewegungsverarmung gegenüberstehen kann. Die Pathophysiologie der Entstehung dieser Zustandsbilder ist ungeklärt: eine verminderte Aktivität mesocortikaler dopaminerger Bahnen, Überempfindlichkeit postsynaptischer Dopaminrezeptoren und noradrenerger Neurone werden diskutiert.

Zur Behandlung wird zum einen eine Umstellung der Neuroleptika auf Präparate mit geringerer Affinität zu Dopaminrezeptoren bzw. atypische Neuroleptika empfohlen. Symptomatisch können niederpotente Neuroleptika, Beta-Rezeptorenblocker (z.B. 20–40 mg Propranolol/d) und – wegen des Abhängigkeitspotentials vorübergehend – Benzodiazepine in Kombination mit dem jeweiligen Neuroleptikum eingesetzt werden. Die Wirkung von Anticholinergika wird widersprüchlich geschildert. Beim gleichzeitigen Bestehen anderer extrapyramidalmotorischer Nebenwirkungen wird die probatorische Gabe eines Anticholinergikum (Fleischhacker et al. 1990) empfohlen.

2.3.4 Spätdyskinesien

Bei einer in prospektiven Studien ermittelten Prävalenz von 5% pro Jahr einer Behandlung mit hochpotenten Neuroleptika muß nach 4 Behandlungsjahren bei ca. 20% der Patienten unter einer neuroleptischen Dauerbehandlung mit dem Auftreten von Spätdyskinesien gerechnet werden (Kane 1990). Die den Betroffenen in der Regel nicht bewußten, unwillkürlichen abnormen Dyskinesien im Gesichtsbereich (Kauen, Schmatzen, Schnalzen, Vorschnellen der Zunge), aber auch an Rumpf (rotatorische Hüftbewegungen) und Extremitäten auftretenden choreiformen Bewegungen verstärken sich bei körperlicher und seelischer Belastung und können die soziale Intergration remittierter Patienten außerordentlich erschweren. Die zur Behandlung häufig empfohlene Reduktion der Neuroleptikadosierung führt initial meist zu einer Intensivierung der Spätdyskinesien, da dabei überempfindlich gewordene und in ihrer Dichte vermehrte Dopaminrezeptoren von der Blockade durch Rezeptorantagonisten „freigesetzt" werden. Vor diesem Hintergrund erklärt sich u.U. auch die eindeutig erwiesene Wirkung einer „Behandlung" der Spätdyskinesien mit hochpotenten Neuroleptika. Zur symptomatischen Behandlung der Spätdyskinesien kann das Benzamid Tiaprid (400–800 mg/d) in Kombination zu einem gegebenen Neuroleptikum im Rahmen eines Reduktions- oder Absetzversuches gegeben werden. Kommt es unter der Reduktion oder nach dem Absetzen eines hochpotenten Neuroleptikum auch nach Wochen und Monaten nicht zu einer Besserung der Spätdyskinesien, so sollte die Umstellung auf ein „atypisches" Neuroleptikum (Clozapin, Sulpirid) erwogen werden.

Ausblick

Die Kombination verschiedener Psychopharmaka erfreut sich unter Psychiatern großer Beliebtheit: anläßlich einer Fragebogenaktion, wie bei der Erstbehandlung eines Patienten mit paranoid-halluzinatorischer und suizidaler Symptomatik vorzugehen sei, schlugen 35% der befragten US-Psychiater initial eine Kombination verschiedener Psychopharmaka vor: 79% empfahlen eine Kombination zweier Neuroleptika, 17% die Kombination eines Neuroleptikum mit einem Antidepressivum und 6% gleich die Kombination dreier und mehr Neuroleptika und Antidepressiva. Bei einem chronischen Krankheitsverlauf und „Nonresponse" schlugen 51% der befragten Psychiater eine Kombinationsbehandlung vor: 59% mit zwei Neuroleptika, 23% mit drei bis sechs (!) verschiedenen Neuroleptika (Sheppard et al. 1974). Angesichts dieser hohen Bereitschaft zur Kombination verschiedener Psychopharmaka, insbesondere bei mangelndem therapeutischen Erfolg, sollten jedoch einige Grundprinzipien nicht aus den Augen verloren werden: die Kombination mehrerer Psychopharmaka kann die Wirkung einer ausreichenden Dosis einzelner Substanzen nur dann übertreffen oder sinnvoll ergänzen, wenn ihr Wirkungsmechanismus bzw. -ort unterschiedlich ist und keine unerwünschten, möglicherweise auf Interaktionen der kombinierten Medikamente beruhenden Nebenwirkungen oder Komplikationen hervorruft. Sinn- und verantwortungsvoller Einsatz von Kombinationsbehandlungen setzt die Berücksichtigung dieser Prinzipien und eine sorgfältige Einhaltung der Herstellervorschriften insbesondere mit Hinblick auf durchzuführende Kontrolluntersuchungen und mögliche Arzneimittelinteraktionen voraus.

Literatur

Alexander PE, van Kammen DP, Bunney BE jr (1979) Antipsychotic effects of lithium in schizophrenia. Am J Psychiatry 136: 283–287
Barnes TRE (1990) Comment on the WHO consensus statement. Br J Psychiatry 156: 413–414

Beckmann H, Moises HW (1982) The cholinolytic biperiden in depression. Arch Psychiatr Nervenkr 231: 213–220

Biedermann I, Lerer Y, Belmaker RH (1979) Combination of lithium carbonate and haloperidol in schizoaffective disorder. Arch Gen Psychiatry 36: 327–333

Cade JFJ (1949) Lithium salts in the treatment of psychotic excitement. Med J Aust 36: 349–352

Conrad K (1987) Die beginnende Schizophrenie. In: Scheid W, Peters UH (Hrsg) Sammlung psychiatrischer und neurologischer Einzeldarstellungen. Thieme, Stuttgart

Degkwitz R (1966) Die psychische Eigenwirkung der Psycholeptika. Hippokrates 8: 285–290

Dilsaver SC (1988) Antimuscarinic agents as substances of abuse: A review. J Clin Psychopharmacol 8:14–22

Dose M (1990) Medikamentöse Kombinationsbehandlung bei schizophrener Minussymptomatik. In: Moeller HJ, Peltzer E (Hrsg) Neuere Ansätze zur Diagnostik und Therapie schizophrener Minussymptomatik. Springer, Berlin Heidelberg New York Tokyo, S 253–260

Dose M, Apelt S, Emrich HM (1987) Carbamazepine as an adjunct of antipsychotic therapy. Psychiatry Res 22: 303–310

Dose M, Bremer DE, Raptis C, Weber M, Emrich HM (1989) Akut antimanische Wirkung von Carbamazepin-Suspension. In: Müller-Oerlinghausen B, Haas S, Stoll KD (Hrsg) Carbamazepin in der Psychiatrie. Thieme, Stuttgart, S 100–104

Emrich HM (1989) Carbamazepinbehandlung als Alternative oder Zusatzbehandlung zur Lithiumprophylaxe bei Problemfällen mit affektiven und schizoaffektiven Psychosen. In: Müller-Oerlinghausen B, Haas S, Stoll KD (Hrsg) Carbamazepin in der Psychiatrie. Thieme, Stuttgart, S 146–154

Farde L, Wiesel FA, Halldin C, Sedvall G (1988) Central D2-dopamine receptor occupancy in schizophrenic patients treated with antipsychotic drugs. Arch Gen Psychiatry 45: 71–76

Fleischhacker WW, Roth SD, Kane JM (1990) The pharmacological treatment of neuroleptic-induced akathisia. J Clin Psychopharmacol 10: 12–21

Gattaz WF, Behrens S, de Vry J, Häfner H (1992) Östradiol hemmt Dopamin-vermittelte Verhaltensweisen bei Ratten – ein Tiermodell zur Untersuchung der geschlechtsspezifischen Unterschiede bei der Schizophrenie. Fortschr Neurol Psychiatr 60: 8–16

Gjessing RR (1938) Disturbances of somatic functions in catatonia with periodic course and their compensation. J Med Sci 84: 608–621

Growe GA, Crayton JW, Klass DB, Evans H, Strizich M (1979) Lithium in chronic schizophrenia. Am J Psychiatry 136: 454–455

Haag H, Greil W, Haag M, Bender W, Rüther E (1985) Tardive dyskinesia and medication history. Pharmacopsychiatry 18: 35–36

Hakola HPA, Laulumaa VA (1982) Carbamazepine in treatment of violent schizophrenics. Lancet 1: 1358

Kane JM (1992) Clinical efficacy of clozapine in treatment-refractory schizophrenia: an overview. Br J Psychiatry 160 [Suppl 17]: 41–45

Kane JM (1990) Spätdyskinesien: Prävalenz, Inzidenz und Risikofaktoren. In: Hinterhuber H, Kulhanek F, Fleischhacker WW (Hrsg) Kombination therapeutischer Strategien bei schizophrenen Erkrankungen. Vieweg, Braunschweig, S 184–193

Klieser E, Lehmann F (1992) Zur Streitfrage der standardisierten Haloperidolbehandlung im Vergleich zur „adäquaten individuellen Dosierung" bei akut erkrankten schizophrenen Patienten. Fortschr Neurol Psychiatr 60: 126–129

Müller P (1987) Pharmakogene Depressionen und ihre Behandlung. In: Müller P (Hrsg) Zur Rezidivprohylaxe schizophrener Psychosen. Enke, Stuttgart, S 24–29

Neppe VM (1983) Carbamazepine as adjunctive treatment in nonepileptic chronic impatients with EEG temporal lobe abnormalities. J Clin Psychiatry 44: 326–331

Putten van T, May PRA (1978) „Akinetic depression" in schizophrenia. Arch Gen Psychiatry 35: 1101–1107

Rifkin A, Siris SG (1990) Die Kombination von Antidepressiva und Neuroleptika bei der Behandlung der Schizophrenie. In: Hinterhuber H, Kulhanek F, Fleischhacker WW (Hrsg) Kombination therapeutischer Strategien bei schizophrenen Erkrankungen. Vieweg, Braunschweig, S 33–39

Ruether E (1986) Wirkungsverlauf der neuroleptischen Therapie. Fischer, Stuttgart
Schmidt LG, Grohmann R (1988) Zur Häufigkeit primärer Benzodiazepin-Abhängigkeit. Dt Ärzteblatt 38: 1809–1810
Schou M, Juel-Nielsen N, Stroemgren E, Voldby H (1954) The treatment of manic psychoses by the administration of lithium salts. J Neurol Neurosurg Psychiatry 17: 250–260
Schulte RM (1988) Biperiden-Abusus als Teilfaktor einer Polytoxikomanie. Psychiatr Prax 15: 53–56
Sheppard C, Beyel V, Fracchia J, Merlis S (1974) Polypharmacy in psychiatry: A multi-state comparison of psychotropic drug combinations. Dis Nerv Syst 35: 183–189
Small JG, Jeffrey JK, Milstein V, Moore J (1975) A placebo-controlled study of lithium combined with neuroleptics in chronic schizophrenic patients. Am J Psychiatry 132: 1315–1317
Theison M, Dose M, Apelt S, Emrich HM (1989) Pharmakokinetische und pharmakodynamische Interaktionen von Haloperidol und Carbamazepin bei psychiatrischen Patienten. In: Müller-Oerlinghausen B, Haas S, Stoll KD (Hrsg) Carbamazepin in der Psychiatrie. Thieme, Stuttgart, S 38–46
Wardin B, Müller-Oerlinghausen B (1989) Neurologische, neuromuskuläre und neurotoxische Effekte der Lithiumbehandlung. In: Müller-Oerlinghausen B, Greil W (Hrsg) Die Lithiumtherapie. Springer, Berlin Heidelberg New York Tokyo, S 246–263
Zemlan FP, Hirschowitz J, Sautter FJ, Graver DL (1984) Impact of lithium therapy on core psychotic symptoms of schizophrenia. Br J Psychiatry 144: 64–69
Zohar J, Insel TR (1987) Obsessive-compulsive disorder: Psychobiological approaches to diagnosis, treatment and pathophysiology. Biol Psychiatry 22: 667–687

Korrespondenz: Dr. med. habil. M. Dose, BKH Taufkirchen/Vils, Bräuhausstraße 5, D-84416 Taufkirchen, Bundesrepublik Deutschland.

Dosissteigerung und parenterale Applikation von Antipsychotika bei therapieresistenten schizophrenen Patienten

W. W. Fleischhacker und A. B. Whitworth

Universitätsklinik für Psychiatrie, Innsbruck, Österreich

Einleitung

Ungefähr 70% aller schizophrenen Patienten, die mit Antipsychotika behandelt werden, sprechen auf diese Therapie an. Für therapierefraktäre Patienten wurden schon verschiedene Strategien angewandt. Eine der ersten war der Einsatz von höheren Antipsychotika-Dosen. Während Delay et al. (1952) ursprünglich 100–150 mg Chlorpromazin täglich vorschlugen, gaben Staehlin et al. (1953) ein Jahr später bereits 300–500 mg pro Tag. Begriffe wie „rapid-tranquilization" (Polak et al. 1971), „ultra-high-dose" (Quitkin et al. 1975), „mega-dose" (Malm et al. 1980) fanden Eingang in die psychiatrische Terminologie – ein Hinweis dafür, daß die verwendeten Dosen deutlich über den sonst üblichen Standards dieser Zeit lagen. Haase (1977) war der erste, der versuchte, das vage Konzept der Hochdosierung zu definieren. Er betrachtete das 10–30fache der neuroleptischen Schwellendosis als hoch. Wenn man berücksichtigt, daß diese Schwellendosis starken individuellen Schwankungen unterliegt (bis zu einem Faktor 1:15), so war dies immer noch eine sehr unscharfe Definition.

Die parenterale Applikation von Antipsychotika wurde aus zwei Gründen populär:

1. Frühe pharmakokinetische Studien hatten gezeigt, daß bis zu 76% der oral verabreichten Antipsychotika in der Leber zu inaktiven Metaboliten verarbeitet wurden, bevor sie das Gehirn erreichten (Adamson et al. 1973) und 2. machten es die erhältlichen Tablettenstärken für den Patienten nahezu unmöglich die Mengen zu sich zu nehmen, die in den siebziger Jahren in vielen Ländern der Welt verschrieben wurden.

Im folgenden Artikel werden wir versuchen, die Bedeutung der Antipsychotika „Hochdosierung" und/oder der parenteralen Applikation derselben in der Behandlung von Erkrankungen aus dem schizophrenen Formenkreis auf der Basis einer Literaturübersicht zu diskutieren.

Methodologische Überlegungen

Eines der größten Probleme bei der Evaluierung der Literatur zu diesem Thema sind die methodologischen Unterschiede zwischen den einzelnen Studien. Die relevanten Untersuchungen wurden Mitte der 60er und Ende der 80er Jahre durchgeführt, daher wurden unterschiedliche Klassifikationssysteme verwendet. Außerdem kamen viele verschiedene Studiendesigns zur Anwendung. Als Problem auf dem Weg zur Erstellung von genauen Therapieempfehlungen erweist sich oft auch das Fehlen einer klaren Definition der therapierefraktären Schizophrenie. Viele Studien wurden mit „chronisch" schizophrenen Patienten aus Langzeitkrankenhäusern gemacht, die wahrscheinlich die derzeitigen Kriterien für Therapieresistenz (Kane et al. 1988) erfüllen würden – dies wird jedoch kaum einmal klar definiert. Eine weitere Schwierigkeit ergibt sich aus der Definition der Hochdosierung: die Studien variieren stark zwischen unterschiedlichen Dosierungsbereichen und Substanzen, was einem aussagekräftigen Vergleich sehr hinderlich ist.

Nur wenige Arbeiten vergleichen orale und parenterale Antipsychotika und keine davon geht auf therapierefraktäre Patienten ein. Auf Grund dieser Unklarheiten wird die Übersicht nur vorsichtige Schlüsse und Empfehlungen für die Behandlung therapierefraktärer schizophrener Patienten anbieten können.

Literaturübersicht

Offene und unkontrollierte Studien

Die Tendenz zur hohen Dosierung von Antipsychotika nahm ihren Ausgang von Frankreich, wo bis zu 100fache Dosen der sonst üblichen Standarddosierung von Fluphenazin bei der Behandlung von akut und chronisch schizophrenen Patienten angewendet wurden (Lambert et al. 1968). Eine detailliertere Beschreibung dieser Studien geben Kryspin-Exner et al. (1982). Ropert (1980) z.B. bestimmte 100–300 mg Fluphenazin täglich als orale Standarddosis. Viele Autoren der 70er Jahre empfahlen die Verwendung parenteraler Antipsychotika. In der Akutbehandlung wurden kurz- und langwirksame (Depot) Präparate verwendet. Man ging davon aus, daß hohe Dosen parenteraler Antipsychotika einen schnelleren Wirkungseintritt und einen substantielleren therapeutischen Effekt hätten. Da jedoch Einzelfalldarstellungen und schlecht kontrollierte Studien mit niedrigen Fallzahlen die Literatur dominieren, ist es sehr schwierig aus diesen Studien relevante Schlüsse abzuleiten.

Kontrollierte Doppelblind-Studien

a) Studien bei akut schizophrenen Patienten

Mehrere Vergleichsstudien wurden bei akuten Erkrankungen durchgeführt – zwei dieser Arbeiten (Hinterhuber et al. 1980, Langner et al. 1982)

berichteten über einen etwas früheren Wirkungseintritt in der Gruppe mit der höheren Dosierung (250 mg Fluphenazin Decanoat wurden mit 25 mg verglichen). Sonst konnten keine Unterschiede in der Wirksamkeit beobachtet werden. Andere, frühere Studien fanden keinen signifikanten Unterschied zwischen hohen und niedrigen Dosierungsgruppen von Trifluoperazin (Wijsenbeek et al. 1974) und von Haloperidol (Anderson et al. 1976, Ericksen et al. 1978, Donlon et al. 1980). Seit 1990 wurden eine Reihe elegant geplanter Dosis-Plasmaspiegel-Vergleichsstudien publiziert (van Putten et al. 1990, McEvoy et al. 1991, Rifkin et al. 1991, Volavka et al. 1992, van Putten et al. 1992). Diese Studien betonen durchgehend, daß eine Haloperidoldosis von 5–15 mg für die Behandlung von akut Erkrankten ausreichend ist. Vergleichsgruppen erhielten bis zu 80 mg Haloperidol täglich und zeigten keine besseren Ergebnisse. Interessanterweise berichteten zwei dieser Studien (Rifkin et al. 1991, Volavka et al. 1992) auch darüber, daß die Nebenwirkungsinzidenzrate in den unterschiedlichen Gruppen annähernd gleich war. Die beiden Studien, die vor allem auf das Plasmaspiegel/Response-Verhältnis eingingen (Volavka et al. 1992, van Putten et al. 1992), fanden Plasmaspiegel von 2 bis 13 ng/ml suffizient. Diese Plasmaspiegel wurden in Volavka's Studie (1992) durch die Gabe einer durchschnittlichen Tagesdosis von 14 mg Haloperidol erzielt. van Putten et al. (1992) fanden eine curvilineare Beziehung zwischen klinischer Wirksamkeit und Haloperidolplasmaspiegel. Dieses therapeutische Fenster konnte in anderen Studien, die dieses Verhältnis betrachteten, nicht durchgehend gefunden werden.
Es ist offensichtlich, daß diese neueren Studien – mit Ausnahme derjenigen von Rifkin et al. (1991), die auch eine 80 mg Haloperidolgruppe inkludiert hatte – nicht die Wirksamkeit von höheren Dosen von Antipsychotika im engeren Sinn des Wortes evaluierten. Zu beachten ist jedoch, daß zumindest drei der Studien (Langner et al. 1982, Hinterhuber et al. 1980, McEvoy et al. 1991) einen leichten Vorteil der höheren Dosen in der Behandlung von Feindseligkeit und Aggression bei akut psychotischen Patienten aufweisen.

Nur zwei Studien (Quitkin et al. 1975, Kane et al. 1992) konzentrieren sich spezifisch auf Patienten, die nicht auf eine Standardtherapie mit Antipsychotika ansprechen. Quitkin et al. (1975) behandelten schizophrene Patienten, die innerhalb von 6 Wochen auf ein Standardtherapieschema nicht angesprochen hatten. Diese Patienten wurden entweder in eine 30 mg oder in eine 1.200 mg Fluphenazin/d Gruppe randomisiert. Die niedrige Dosis erwies sich als überlegen; Patienten, die mit der höheren Dosis behandelt wurden, entwickelten zu einem höheren Ausmaß akinetische Phänomene und eine Verschlechterung der Psychopathologie. Kane et al. (1992) teilten Patienten mit einer unbefriedigenden Wirksamkeit auf 20 mg Fluphenazin täglich einer von drei Behandlungsgruppen zu – sie erhielten entweder die gleiche Dosis für weitere 4 Wochen, 80 mg Fluphenazin für die nächsten 4 Wochen oder 20 mg Haloperidol in der dritten Gruppe. Ein Vergleich der Wirksamkeit zeigte keine Unterschiede zwischen den Gruppen, was darauf hindeutet, daß es genauso wirksam ist, Patienten mit der gleichbleibenden Standarddosierung weiterzubehandeln, wie diese Dosis zu verdoppeln bzw. eine Therapieumstellung auf ein anderes Neuroleptikum durchzuführen.

b) Studien bei chronisch kranken schizophrenen Patienten

Prien et al. (1968, 1969), Clark et al. (1970), Gardos et al. (1975) und Brotman et al. (1969) führten Dosisvergleichstudien mit Chlorpromazin, Trifluoperazin, Thiothixen und Butaperazin durch. All diese Studien berichteten eine Überlegenheit der höheren Dosierungen. Ähnliche Ergebnisse wurden auch von De Buck (1972), Itil et al. (1970) und Polvan et al. (1968) berichtet, die 30–60 mg Fluphenazin mit Dosierungen von 800–1200 mg täglich verglichen. Itils Studie ging dabei spezifisch auf die Behandlung von therapieresistenten schizophrenen Patienten ein. McClelland et al. (1976) fand keine Unterschiede zwischen zwei Gruppen, die jeweils 12,5 bzw. 250 mg Fluphenazindecanoat wöchentlich verabreicht bekamen. Es fällt in diesem Zusammenhang auf, daß deutlich weniger Dosisvergleichsstudien in dieser Gruppen von langzeithospitalisierten Patienten durchgeführt wurden, die ja eigentlich schwieriger zu behandeln sind, als akut exazerbierte Schizophrene.

Parenterale Applikation von Antipsychotika

Noch immer ist die intravenöse oder intramuskuläre Applikation von Antipsychotika vor allem in europäischen Ländern sehr verbreitet, obwohl nur sehr wenige Informationen über deren potentielle Vorteile gegenüber der oral applizierten Medikation vorliegen. Vor allem auf die Therapieresistenz – die das hauptsächliche Indikationsgebiet für parenterale Antipsychotika darstellt – wurde in diesem Zusammenhang nie genauer eingegangen. Lediglich eine Studie unternahm den Versuch, Wirksamkeit und Nebenwirkungen von oral gegen intravenös appliziertem Haloperidol zu vergleichen (Möller et al. 1982). Die Patienten erhielten 4 Tage lang die Medikation unter doppelblinden Bedingungen; der Gesamtbeobachtungszeitraum war 10 Tage. Die Autoren fanden keine Unterschiede zwischen 5 mg Haloperidol 2mal täglich intravenös und 8 mg Haloperidol 3mal täglich oral; nur beim ersten Rating ergab sich 3 Stunden nach der Behandlung ein leichter Vorteil für intravenös appliziertes Haloperidol. Eine weitere Studie (Rittmannsberger et al. in press) verwendete ein offenes Design, um relativ hohe Dosen (50 mg in der i.v. Gruppe, 35,7 mg in der oralen Gruppe) von oral und intravenös appliziertem Fluphenazin miteinander zu vergleichen. Beide Gruppen sprachen im Beobachtungszeitraum (eine Woche) gleich gut auf die Medikation an. Der einzige Unterschied fand sich im Item 2 des BPRS (Anergie), in dem die intravenös behandelten Patienten eine deutliche Verschlechterung aufwiesen.

Kommentar und Schlußfolgerungen

Der derzeitige Stand der Literatur gibt uns nur Richtlinien für die pharmakologische Behandlung von akut erkrankten schizophrenen Patienten. Ein Dosisbereich von 5–15 mg Haloperidol täglich kann für die meisten Patienten als optimal betrachtet werden. Ob eine Dosissteigerung bei Patienten, die nicht auf das initiale Behandlungsschema ansprechen, die therapeutische Effizienz verbessern kann, wird derzeit kontroversiell diskutiert, obwohl zwei Doppelblindstudien (Quitkin et al. 1975, Kane et al. 1992) eher darauf hinweisen, daß dies keine hilfreiche Strategie ist. Es bedarf auch noch weiterer Studien, um zu zeigen, ob unterschiedliche Dosierungsschemata bei Patienten, die an chronifizierter Schizophrenie mit oder ohne persistierender psychotischer Symptomatik leiden, zu besseren Ergebnissen führen. Zu klären bleibt auch, ob der klinische Eindruck, daß viele der letzteren Patienten höhere Dosen von Antipsychotika benötigen als akut exacerbierte Patienten, einer genaueren wissenschaftlichen Untersuchung standhält. Studien mit klar definierten Kriterien für Behandlungserfolg und Nichterfolg, klaren diagnostischen Zuordnungen, einer detaillierten Evaluierung der Vorbehandlung sowie des Krankheitsverlaufs werden dazu notwendig sein. Die Tatsache, daß uns die wissenschaftliche Literatur wenig Aufschlüsse zu diesem Problemkreisen gibt, ist beunruhigend und enttäuschend. Auch die parenterale Applikation von Antipsychotika bei Schizophrenen ist ein schlecht untersuchtes Gebiet – vor allem für die Behandlung akut schizophrener Patienten fehlen Hinweise für deren Überlegenheit.

Die parenterale Applikation kann jedoch in Fällen von Resorptionsstörungen und Complianceproblemen – wo trotz suffizienter oraler Verschreibung und Dosierung kein adäquater Plasmaspiegel erzielt werden kann und in Fällen, wo der Patient die orale Medikation verweigert, durchaus angebracht sein.

Den Autoren erscheint es nach Studium der derzeitigen Literatur das vernünftigste zu sein, bei akut erkrankten schizophrenen Patienten, die nicht auf eine 4–6wöchige Behandlung mit einer Standarddosierung eines typischen Neuroleptikums angesprochen haben, eine Therapieumstellung auf Clozapin vorzunehmen. Bei Patienten mit chronisch persistierender psychotischer Symptomatik kann ein Versuch mit einer hohen Dosierung eines Antipsychotikums gerechtfertigt sein, obwohl die Wirksamkeit dieser Methode nicht erwiesen ist. Es scheint auch keinen Grund zu geben, Antipsychotika parenteral zu verabreichen, wenn durch orale Applikation bereits ausreichende Plasmaspiegel erzielt werden können.

Literatur

Adamson L, Curry SH, Bridges PK, Firestone AF, Lavon NJ, Lewis DM, Watson RD, Xavier CM, Anderson JA (1973) Fluphenazine decanoate trial in chronic in-patient schizophrenics failing to absorb oral chlorpromazine. Dis Nerv Syst 34: 181–191

Anderson WH, Kuehnle JC, Catanzono DM (1976) Rapid treatment of acute psychosis. Am J Psychiatry 133:1076–1078

Brotman RK, Muzekari LN, Shanken PM (1969) Butaperazine in chronic schizophrenic patients: A double blind study. Nebr Symp Motiv 11: 5–8

Clark ML, Ramsey HR, Ragland RE, Rahhal DK, Serafetinides EA, Costiloe JP (1970) Chlorpromazine in chronic schizophrenia: Behavioral dose-response relationships. Psychopharmacologia 18: 260–270

De Buck RP (1972) Relative safety and efficacy of high and low dosage administration of fluphenazine HCL to psychotic patients. Proceedings of the 8th Congress of the Collegium Internationale Neuro-Psychopharmacologicum, Copenhagen 1972

Delay I, Deniker P (1952) Le traitement des psychoses par une methode neurolytique derivee de l'hibernotherapie (Le 4560 R.P. utilise seul en cure prolongee et continuee). Comptes Rendus du Congres des Medecins Alienistes et Neurologistes de France et de Langue francaise, Luxembourg, 21–27 Juillet 1952, pp 497–502

Donlon PT, Hopkin JT, Tupin JP, Wicks JJ, Wanba M, Meadow A (1980) Haloperidol for acute schizophrenic patients. Arch Gen Psychiatry 37: 691–695

Ericksen SE, Hurt SW, Chang S (1978) Haloperidol dose, plasma levels and clinical response: A double blind study. Psychopharmacol Bull 14: 15–16

Gardos G, Orzak MH, Finn G, Cole JO (1975) High and low dosage thiothixene treatment in chronic schizophrenia. Dis Nerv Syst 35: 55–58

Haase HI (1977) Therapie mit Psychopharmaka und anderen, seelischen Befinden beeinflussenden Medikamenten. Schattauer, Stuttgart

Hinterhuber H, Platz T, Loewit K, Schwarz S (1980) Fluphenazin und und Plasmaprolaktinspiegel. In: Kryspin-Exner K, Hinterhuber H, Schubert H (eds) Therapie akuter psychiatrischer Syndrome. Schattauer, Stuttgart

Itil T, Keskiner A, Heinemann L, Han T, Gannon P, Hsu W (1970) Treatment of resistant schizophrenics with extreme high dosage fluphenazine hydrochloride. Psychosomatics 11: 456–463

Kane JM, Honigfeld G, Singer J, Meltzer H, Clozaril Collaborative Study Group (1988) Clozapine for the treatment-resistant schizophrenic. Arch Gen Psychiatry 45: 789–796

Kane JM, Kinon B, Perovich R, Johns C (1992) Alternative treatments for non-responding patients. Schizophrenia Res 6: 108–109

Kryspin-Exner K, Fleischhacker WW, Hinterhuber H, Schubert H (1982) Neuroleptische Therapie akuter und chronischer Psychosen: Studien zum Dosisniveau. Neuropsychiatr Clin 1: 107–116

Lambert PA, Midenet J (1968) Sur quelques considerations theoriques et pratiques concernant l'utilisation des neuroleptiques a hautes doses. Encephale 3: 227

Langner E, Stössl J (1982) Analytische Wirkungsmodalitäten einer Standard- und Hochdosierung von Fluphenazindekanoat aufgrund einer Doppelblindstudie. Zitiert in: Neuropsychiatr Clin 1: 107–116

Malm V, Dencker SJ (1980) Megadosen von Fluphenazinönanthat bei schizophrenen und manischen Psychosen. In: Kryspin-Exner K, Hinterhuber H, Schubert H (eds) Therapie akuter psychiatrischer Syndrome. Schattauer, Stuttgart

Mc Clelland HA, Farguharson RG, Leyburn P, Furness JA, Schiff A (1976) Very high dose fluphenazine decanoate. Arch Gen Psychiatry 33: 1435–1439

Mc Evoy JP, Hogarty GE, Steingard S (1991) Optimal dose of neuroleptic in acute schizophrenia. Arch Gen Psychiatry 48: 739–745

Möller HJ, Kissling W, Lang C, Doerr P, Prike KM, Von Zerssen D (1982) Efficacy and side effects of haloperidol in psychotic patients: Oral vs. intravenous administration. Am J Psychiatry 139: 1571–1575

Polak P, Laycob L (1971) Rapid tranquilization. Am J Psychiatry 128: 640–643i

Polvan N, Vagcioglu V, Itil T, Fink M (1968) High and very high dose fluphenazine in the treatment of chronic psychosis. In: Proceedings of the 6th Congress of the Collegium Internationale Neuro-Psychopharmacologicum. Excerpta Medica, Amsterdam

Prien RF, Cole JO (1968) High dose chlorpromazine therapy in schizophrenia. Arch Gen Psychiatry 18: 482–495

Prien RF, Levine J, Cole JO (1969) High dose trifluoperazine therapy in chronic schizophrenia. Am J Psychiatry 126: 305–313

Quitkin F, Rifkin A, Klein DF (1975) A double blind study of very high dosage vs. standard dosage fluphenazine in nonchronic treatment refractory schizophrenia. Arch Gen Psychiatry 32: 1276–1281

Rifkin A, Doddi S, Karajgi B, Borenstein M, Wachspress M (1991) Dosage of haloperidol for schizophrenia. Arch Gen Psychiatry 48: 166–170

Rittmannsberger H, Unterluggauer H (in press) Akutbehandlung mit Neuroleptika: Intravenöse vs. orale Applikation. In: Hinterhuber H, Kulhanek F, Neumann R (Hrsg) Prädiktoren und Therapieresistenz in der Psychiatrie. Vieweg, Braunschweig

Staehlin JE, Kielholz P (1953) Largactil, ein neues vegetatives Dämpfungsmittel bei psychischen Störungen. Schweiz Med Wochenschr 25: 581

van Putten T, Marder SR, Mintz J (1990) A controlled dose comparison of haloperidol in newly admitted schizophrenic patients. Arch Gen Psychiatry 47: 754–758

van Putten T, Marder SR, Mintz J, Poland RE (1992) Haloperidol plasma levels and clinical response: a therapeutic window relationship. Am J Psychiatry 149: 500–505

Volavka J, Cooper T, Czabor P, Bitter I, Meisner M, Laska E, Gastanaga P, Krakowski M, Chou J C-Y, Crowner M, Douyon R (1992) Haloperidol blood levels and clinical effects. Arch Gen Psychiatry 49: 354–361

Wijsenbeek H, Steiner M, Goldberg SC (1974) Trifluoperazine. A comparison between regular and high doses. Psychopharmacologia 36: 147–150

Korrespondenz: Univ.-Doz. Dr. W. W. Fleischhacker, Universitätsklinik für Psychiatrie, Anichstraße 35, A-6020 Innsbruck, Österreich.

Zur Wirksamkeit der neuroelektrischen Therapie bei therapieresistenten schizophrenen Psychosen

A. Klimke, E. Klieser und M. Klimke

Rheinische Landes- und Hochschulklinik, Psychiatrische Klinik der
Heinrich-Heine-Universität Düsseldorf, Bundesrepublik Deutschland

Einleitung

Obwohl die im Jahre 1938 durch Cerletti und Bini eingeführte neuroelektrische Therapie (NET) ursprünglich zur Behandlung schizophrener Psychosen entwickelt worden war, wurde sie in den folgenden Jahren aufgrund ihrer guten antidepressiven Wirksamkeit zunehmend bei affektiven Psychosen angewendet. Mit dem Nachweis der antipsychotischen Wirksamkeit des Chlorpromazins (Delay und Deniker 1954) trat dann bei den schizophrenen Psychosen die medikamentöse neuroleptische Behandlung als Therapie erster Wahl an die Stelle der NET. Die Gabe von Neuroleptika ist hinsichtlich ihrer Applikation einfacher; Neuroleptika sind zudem im Hinblick auf mögliche Begleitwirkungen bei richtiger Dosierung (im Sinne einer nebenwirkungsgeleiteten Therapie nach Heinrich, 1988) sicherer als die NET, deren Risiken sich sowohl aus Kurznarkose und Muskelrelaxation, aber auch aus den möglichen direkten Auswirkungen des induzierten Krampfanfalles ergeben.

Zusätzliche Zweifel an der Richtigkeit des Einsatzes der NET bei schizophrenen Psychosen wurden in der Öffentlichkeit, aber auch bei vielen Psychiatern in den siebziger Jahren durch die Vertreter der sog. Antipsychiatrie geweckt, die in polemischer Weise die neuroelektrische Therapie zur Behandlung schwerwiegender psychiatrischer Krankheitsbilder mit dem „Elektroschock" als Foltermethode in totalitären Staaten gleichsetzten (Heinrich 1979). Zwar konnten sich die Thesen der antipsychiatrischen Bewegung nicht durchsetzen, denen zufolge schizophrene und andere schwere Psychosen individueller Ausdruck einer durch Repression und Unterdrückung gekennzeichneten Gesellschaftsordnung seien, deren „wahre" Ursachen durch das sog. „biologisch-organische Krankheitsmodell" der Psychiatrie verschleiert würden. Trotzdem führte diese, auch in anderen Ländern vorhandene, aber in der Bundesrepublik besonders engagiert geführte Diskussion dazu, daß seit den siebziger Jahren die Zahl der NET-Behandlungen in der Bundesrepublik stark zurückging, während sie in anderen Ländern in den letzten Jahren wieder einen deutlichen Anstieg zeigt.

Selbst von namhaften Psychiatern wird die Frage nach der klinischen Bedeutung der NET zur Behandlung schizophrener Patienten heute kontrovers beantwortet. Während etwa Sargant et al. (1972), Kalinowsky (1975) oder Fink (1990) ihre potentielle Wirksamkeit gerade auch bei schizophrenen Psychosen hervorheben, halten andere Autoren ihren Einsatz bei der Schizophrenie nicht mehr für sinnvoll (Ottoson 1985) bzw. sie befürworten eine strenge Indikationsstellung, z.B. eine Begrenzung auf katatone Erregungszustände (Redlich und Freedman 1966) bzw. auf die febrile Katatonie. Andere Autoren postulierten eine besondere Responsivität schizoaffektiver Patienten auf die NET (Ries 1981).

In einer umfangreichen Literaturübersicht zur Wirksamkeit der NET bei schizophrenen Psychosen kommt Salzman (1980) zu der Auffassung, daß die überwiegende Zahl der englischsprachigen Studien den heutigen methodischen Anforderungen nicht genügt. Die wenigen akzeptablen Untersuchungen deuteten darauf hin, daß die NET insbesondere bei Patienten mit kürzerer Krankheitsdauer und vorherrschenden affektiven bzw. katatonen Symptomen wirksam sei, während chronisch schizophrene Patienten nur selten ansprächen (Miller et al. 1953; Kendell 1981). Hervorzuheben ist in diesem Zusammenhang die Untersuchung von May et al. (1981), die 228 erstmalig hospitalisierte, akut schizophrene Patienten randomisiert einer von fünf Behandlungsbedingungen zuordneten (Psychotherapie allein, Neuroleptika allein, Psychotherapie plus Neuroleptika, NET bzw. Milieutherapie). Die besten Behandlungsergebnisse fanden sich unter der Therapie mit Neuroleptika bzw. unter der NET-Monotherapie, während die Psychotherapie als alleinig angewandtes Therapieverfahren am schlechtesten abschnitt.

Im vergangenen Jahrzehnt wurde die Frage nach der Wirksamkeit und dem heutigen Stellenwert der NET von verschiedenen Autoren erneut untersucht. Taylor und Fleminger (1980) fanden in einer kontrollierten Untersuchung bei 20 akut Schizophrenen eine signifikant ausgeprägtere Besserung unter einer Kombination von NET und Neuroleptika während der ersten Behandlungswochen gegenüber einer alleinigen medikamentösen Behandlung, die allerdings nach sechzehn Behandlungswochen nicht mehr nachweisbar war. Brandon et al. (1985) bzw. Abraham und Kulhara (1987) bestätigten diesen Befund bei 19 bzw. 22 neuroleptika-medizierten Schizophrenen, die randomisiert mit einer Serie von 8 realen bzw. simulierten NETs behandelt wurden.

Fragestellung der eigenen Untersuchung

Obwohl die medikamentöse Behandlung akuter schizophrener Psychosen seit vier Jahrzehnten in der Klinik angewendet wird, gibt es einen nicht unerheblichen Anteil sog. Nonresponder, die auf die neuroleptische Behandlung nicht ausreichend ansprechen. Unter Behandlung mit klassischen Neuroleptika sprechen etwa 60–70% der Patienten zufriedenstellend an, weitere 10% bessern sich unter einer Behandlung mit dem atypischen Neuroleptikum Clozapin (Klimke und Klieser 1990). Bei den verbleibenden Patienten persistieren die produktiven psychotischen Symptome und dies hat oft weitreichende Konsequenzen für die weitere Lebensgeschichte (sozialer Rückzug, Anhedonie, dauernde Hospitalisierung) bis hin zu einem deutlich erhöhten Suizidrisiko.

Da bei medikamentöser Nonresponse akut schizophrener Patienten überzeugende Behandlungsalternativen fehlen, sollte in der vorliegenden Untersuchung festgestellt werden, ob die neuroelektrische Therapie bei diesen Patienten eine sinnvolle Alternative darstellt. Zusätzlich sollte unter Berücksichtigung der Literatur untersucht werden, ob 1. Patienten mit der Diagnose einer schizoaffektiven Psychose auf die NET besser ansprechen, 2. die gleichzeitige Gabe von Neuroleptika das Behandlungsergebnis verbessert, bzw. 3. die Wirksamkeit der NET durch potentiell antikonvulsiv wirksame Begleitmedikationen (Benzodiazepine bzw. Kurznarkosemittel) verringert wird.

Methodik

In die Untersuchung wurden insgesamt 58 therapeutisch resistente akut schizophrene Patienten einbezogen. 28 dieser Patienten wurden retrospektiv aufgrund einer Durchsicht der Kranken- und Ambulanzakten und der Befragung des seinerzeit behandelnden Arztes ausgewertet; die Ergebnisse dieser in den Jahren 1986–1988 behandelten Patienten wurden an anderer Stelle bereits dargestellt (Klimke und Klieser 1991). Die im Zeitraum von 1989–1991 behandelten Patienten wurden direkt nach der NET-Serie beurteilt und im Falle der Entlassung ambulant nachuntersucht.

Die Diagnose wurde ohne Kenntnis des Behandlungsergebnisses nach der NET von einem unabhängigen Untersucher nach der 9. Revision der International Classification of Diseases (ICD-9) gestellt. Als Therapieresistenz wurde definiert: Behandlungsversuch der aktuellen Symptomatik mit mindestens einem hochpotenten, einem niederpotenten und dem atypischen Neuroleptikum Clozapin in ausreichender Dosierung jeweils über mindestens 3 Wochen, ohne daß eine wesentliche psychopathologische Besserung eingetreten ist.

Erfaßt wurden außerdem das Alter bei der stationären Aufnahme bzw. bei Ersterkrankung, die Dauer der Erkrankung bezogen auf den Zeitpunkt der Erstmanifestation, die Art und Dauer der stationären medikamentösen Vorbehandlung, die Indikation zur NET, die Begleitmedikation während der NET-Serie, das zur Einleitung verwendete Kurznarkotikum, die Anzahl der pro NET-Serie durchgeführten Einzelbehandlungen, Begleitwirkungen während der NET-Behandlung und die Art der medikamentösen Weiterbehandlung.

Als Therapie der Wahl wurde die unilaterale NET über der nondominanten Hemisphäre angewendet, wobei in einigen Fällen zur bilateralen

NET übergegangen wurde, wenn nach den ersten Behandlungen keine Besserung erkennbar war. Eingesetzt wurde ein Siemens-Konvulsator 2077 S mit einer initialen Einstellung von 700 mA, 5 sec. Stimulationsdauer und kontinuierlicher Stimulation ohne Verzögerung des Spannungsanstiegs. Bei älteren Patienten wurde mit 400 mA und 3 sec. Stimulationsdauer begonnen. Stromstärke und Stimulationsdauer wurden modifiziert, wenn mit der initialen Einstellung kein generalisierter Krampfanfall ausgelöst werden konnte. Die NET wurde grundsätzlich in Gegenwart eines Anästhesisten durchgeführt. Die Prämedikation erfolgte mit 0,5 mg Atropin i.m. 30 min. vor der Behandlung. Zur intravenösen Kurznarkose wurde bis zum Jahr 1988 das Etomidate (0,15 mg/kg Körpergewicht), und seit Mitte 1988 Propofol (1,3 mg/kg KG) eingesetzt. Die subtotale Muskelrelaxation mit 30–50 mg Succinylcholin i.v. nach Hyperoxigenierung über Maskenbeatmung ermöglichte ein direktes Anfallsmonitoring der an den Extremitäten zu beobachtenden tonisch-clonischen Krampferscheinungen. Bis zum Einsetzen der Spontanatmung wurde über Maske mit Sauerstoff beatmet und die Patienten verblieben bis zur vollen Erlangung des Bewußtseins und Einsetzen der Schutzreflexe im Aufwachraum. Die NET wurde zweimal wöchentlich durchgeführt. Eine unumgänglich notwendige Benzodiazepin- oder Neuroleptika-Begleitmedikation wurde am Behandlungstag bis zur Durchführung der NET um 15.00 Uhr nicht verabreicht.

Orientiert an der Methodik früherer Untersuchungen (Gaspar und Samarasinghe 1982, Karlinski und Shulman 1984) wurde die initiale Besserung nach Abschluß einer NET-Serie abhängig vom psychopathologischen Zustandsbild im Vergleich zum Zustand vor Beginn der NET beurteilt. Das Urteil sollte in fünf Stufen abgegeben werden und wurde folgendermaßen definiert:

1. Deutlich gebessert: Vollremission. Keine produktiven psychotischen Symptome und in der Exploration keine wesentliche kognitive oder affektive Beeinträchtigung mehr feststellbar;
2. Gebessert: Teilremission. Wegfall der Gründe, die zur Einleitung der NET führten. Wesentliche Besserung gegenüber dem Ausgangsbefund, jedoch weiterhin Symptome der Grunderkrankung, wie z.B. chronifizierte Wahnvorstellungen, affektive Verflachung oder andere Defektsymptome;
3. Leicht gebessert, ohne die Kriterien für 1 oder 2 zu erfüllen;
4. Unverändert;
5. Verschlechtert.

Patienten mit Voll- oder Teilremission wurden als Responder, alle übrigen Patienten als Nonresponder klassifiziert.

Zusätzlich zur initialen Besserung wurde unter Berücksichtigung des weiteren Krankheitsverlaufes als zusätzlichem Parameter das längerfristige Behandlungsergebnis in drei Stufen definiert:

1. Gut: Initiale Besserung nach der NET-Serie „deutlich gebessert" oder „gebessert"; Entlassung innerhalb von 12 Wochen nach Abschluß der

NET-Serie, und kein Rückfall innerhalb von drei Monaten nach Entlassung aus der stationären Behandlung.
2. Mäßig: Alle übrigen Patienten, die weder die Kriterien für 1. oder 3. erfüllen.
3. Nicht zufriedenstellend: Keine initiale Besserung nach der NET-Serie (Zustand „unverändert" oder „verschlechtert").

Zur statistischen Auswertung wurde zunächst die initiale Besserung und das längerfristige Behandlungsergebnis in Abhängigkeit vom diagnostischen Subtyp erfaßt. Die zusätzlich zur Beschreibung der Patientenpopulation erhobenen Parameter wurden auf einen statistisch signifikanten Unterschied in Bezug auf Diagnose (Schizoaffektive versus Schizophrene), Benzodiazepin-Komedikation, Narkosemittel (Etomidate versus Propofol) bzw. Neuroleptika-Begleitmedikation untersucht (2seitiger t-Test für unabhängige Stichproben) und hinsichtlich der initialen Besserung bzw. getrennt nach Respondern und Nonrespondern mittels Chi2-Test auf statistisch signifikante Unterschiede geprüft.

Ergebnisse

Die Charakteristika der untersuchten Patienten sind in Tabelle 1 dargestellt. 25 Patienten litten an einer depressiven Phase einer schizoaffektiven Psychose (ICD-Nr. 295.7), 23 Patienten an einer paranoid-halluzinatorischen Psychose (ICD-Nr. 295.3), bei 9 Patienten standen katatone Symptome im Vordergrund (ICD-Nr. 295.2), und ein Patient litt an einer Hebephrenie mit produktiven psychotischen Symptomen.

Die Indikation zur Einleitung der NET ergibt sich aus Tabelle 2. Bei 24 Patienten bestand über Monate eine medikamentöse Nonresponse, die die Verlegung auf eine offene Station verhinderte, während in mehr als der Hälfte der Fälle eine vitale Gefährdung Anlaß zur Einleitung der NET war.

Tabelle 3 zeigt die initiale Besserung nach Abschluß der NET-Serie. 28% (16/58) waren voll remittiert, 35% (20 Pat.) zeigten eine Teilremission, und 36% (21 Pat.) waren nur leicht gebessert oder psychopathologisch

Tabelle 1. Patientencharakteristika. n = 58 (12 m, 46 w). Diagnose: Akute Schizophrenie mit therapeutisch resistenten positiven Symptomen

	m	Sx
Aktuelles Alter (Jahre)	39,3	11,7
Ersterkrankungsalter (Jahre)	27,6	8,8
Anzahl Hospitalisierungen	5,6	4,3
Dauer der Vorbehandlung (Wochen)	14,1	16,5
Anzahl der NETs	9,0	5,1

m Mittelwert, *Sx* Standardabweichung

Tabelle 2. Indikation für die Einleitung der NET

Indikation	Anzahl Patienten
Therapieresistenz allein	24
Ernstzunehmendes Suizidrisiko	21
Psychotische Erregungszustände	8
Febrile Katatonie	4
Nahrungs- und Flüssigkeitsverweigerung	1

Tabelle 3. Initiale Besserung nach Abschluß der NET-Serie

Initiale Besserung	Diagnose (ICD-9)				Total	
	295.1	295.2	295.3	295.7		
Vollremission	–	1	8	7	16	„Responder"
Teilremission	1	7	8	4	20	
Leichte Besserung	–	–	4	9	13	„Nonresponder"
Unverändert	–	1	3	5	9	
Verschlechtert	–	–	–	–	–	
Summe	1	9	23	25	58	

unverändert. Der größte Anteil von Respondern findet sich erwartungsgemäß in der Gruppe der katatonen Patienten (8/9 Pat.= 89%), in der paranoid-halluzinatorischen Subgruppe sprachen immerhin noch 70% (16/23) gut an, während sich unter den schizoaffektiven Patienten nur 44% Responder fanden. Im Vergleich zu den schizophrenen Patienten war die Response-Rate bei den Schizoaffektiven auch statistisch signifikant niedriger (Tabelle 4).

Ein vergleichbares Ergebnis zeigt sich auch hinsichtlich des längerfristigen Behandlungsergebnisses (Tabelle 5): Etwa die Hälfte der katatonen Patienten (55%) bzw. der Patienten mit paranoid-halluzinatorischer Psychose (48%) konnten innerhalb von zwölf Wochen entlassen werden *und* befanden sich drei Monate nach der Entlassung in einem stabilen psychopathologischen Zustand, während dies nur bei 5 von 25 schizo-depressiven Patienten (20%) der Fall war.

Hinsichtlich der Begleitmedikation zeigte sich ein Trend zu einem verbesserten Ansprechen bei gleichzeitiger Gabe der zuvor allein nicht ausreichend wirksamen Neuroleptika (75% Responder mit bzw. 41% ohne Neuroleptika während der NET-Serie, Tabelle 6). Dabei erhielten 22 Patienten keine neuroleptische Begleitmedikation, 14 Pat. ein klassisches Neurolepti-

Tabelle 4. Ansprechen der Schizophrenen bzw. Schizoaffektiven auf die NET

	Schizophrene	Schizoaffektive	Total
Responder	25	11	36
Nonresponder	8	14	22
Summe	33	25	58

Chi2 (df : 1) = 6,09; p = 0,014

Tabelle 5. Längerfristiges Behandlungsergebnis

Behandlungsergebnis	Diagnose (ICD-9)				Total
	295.1	295.2	295.3	295.7	
Gut	–	5	11	5	21
Mäßig	1	3	7	15	26
Nicht zufriedenstellend	–	1	5	5	11
Summe	1	9	23	25	58

Tabelle 6. Einfluß der Neuroleptika-Komedikation

Initiale Besserung	Nein	Ja	Total
Vollremission	3	13	16
Teilremission	6	14	20
Leichte Besserung	8	5	13
Unverändert	5	4	9
Verschlechtert	–	–	–
Summe	22	36	58

Chi2 (df : 3) = 7,29; p = 0,06

kum, 19 Patienten das atypische Neuroleptikum Clozapin und 3 Patienten eine Kombination aus Clozapin und klassischem Neuroleptikum.

Patienten mit und ohne Benzodiazepin-Komedikation unterschieden sich statistisch weder hinsichtlich der Ausgangscharakteristika (Tabelle 7), noch im Hinblick auf den Anteil der Responder nach der NET-Serie (Tabelle 8). Das Ersterkrankungsalter der mit dem Kurznarkotikum Etomidate behandelten Patienten lag bei gleichem aktuellen Alter geringfügig unter dem der Propofol-Gruppe, und die durchschnittliche Zahl der Hospitalisierungen war in der Etomidate-Gruppe etwas höher (Tabelle 9). Im Hinblick auf die Responserate fand sich aber kein signifikanter Unterschied zwischen beiden Gruppen (Tabelle 10).

Tabelle 7. Charakteristika der Patienten ohne bzw. mit Benzodiazepine

	o. Benzodiazepine		m. Benzodiazepine		Signifikanz
	m	Sx	m	Sx	
Alter (Jahre)	36,8	10,3	41,2	12,5	n.s.
Ersterkrankungsalter (J.)	27,6	7,9	27,6	9,6	n.s.
Anzahl Hospitalisierungen	5,6	4,5	5,5	4,2	n.s.
Vorbehandlungsdauer (Wo.)	16,4	12,0	12,6	19,1	n.s.
Anzahl NETs	8,7	4,8	9,2	5,4	n.s.
Geschlecht	4 m, 21 w		8 m, 25 w		

Tabelle 8. Einfluß der Benzodiazepin-Komedikation auf die Responserate

	o. Benzodiazepine	m. Benzodiazepine	Total
Responder	14	22	36
Nonresponder	11	11	22
Summe	25	33	58

Chi2 (df : 1) = 0,69; p = 0,41 n.s.

Tabelle 9. Patientencharakteristika in Abhängigkeit vom Kurznarkotikum

	Etomidate		Propofol		Signifikanz
	m	Sx	m	Sx	
Alter (Jahre)	39,2	10,7	39,3	12,6	n.s.
Ersterkrankungsalter (J.)	25,0	5,8	29,6	10,3	0,051
Anzahl Hospitalisierungen	7,0	5,5	4,5	4,5	0,049
Vorbehandlungsdauer (Wo.)	12,3	10,4	15,5	20,0	n.s.
Anzahl NETs	9,0	5,9	9,0	4,5	n.s.
Geschlecht	8 m, 17 w		4 m, 29 w		

Tabelle 10. Einfluß des Kurznarkotikums auf die Responserate

	Etomidate	Propofol	Total
Responder	16	20	36
Nonresponder	9	13	22
Summe	25	33	58

Chi2 (df : 1) = 0,07; p = 0,79 n.s.

Diskussion

Die vorliegende Untersuchung zeigt in Übereinstimmung mit der Literatur (Friedel 1986, Gujavarty et al. 1987, König und Glatter-Gölz 1990, Roessly et al. 1992, Sajatovic 1992), daß die neuroelektrische Therapie ein wirksames Behandlungsverfahren bei schizophrenen Psychosen sein kann, die auf eine Behandlung mit klassischen und atypischen Neuroleptika nicht ausreichend ansprechen. Die stationäre Vorbehandlungsdauer von durchschnittlich 14 Wochen weist auf eine besonders schwierig zu behandelnde Subgruppe schizophrener Patienten hin. Bei mehr als der Hälfte der Patienten war eine vitale Gefährdung (akute Suizidalität, schwerste psychotische Erregungszustände, febrile Katatonie, Flüssigkeitsverweigerung) der aktuelle Anlaß zur Durchführung der NET. Nach Abschluß der NET-Serie waren 36 von insgesamt 58 Patienten, d.h. 63%, voll oder teilweise remittiert (sog. NET-Responder). 3 Monate nach der Entlassung waren immerhin noch 21 dieser Patienten (z.T. unter rezidivprophylaktischer Neuroleptikagabe) in einem stabilen psychopathologischen Zustand.

Der Anteil von NET-Respondern war in der vorliegenden Untersuchung unter den schizophrenen Patienten (76%) signifikant höher als bei den Schizoaffektiven (44%). Dieses Ergebnis widerspricht der Spekulation mancher Autoren, daß angesichts der guten Wirksamkeit der NET bei depressiven Erkrankungen (allerdings als Therapie erster Wahl) die in den frühen Studien berichtete antipsychotische Wirksamkeit der NET vor allem über eine Besserung affektiver Syndrome zustandegekommen sei bzw. daß Schizophrene mit Symptomen 1. Ranges n. Schneider schlechter auf die NET ansprächen (Koehler und Sauer 1983).

Hingegen weisen in Übereinstimmung mit unserem Ergebnis eine Reihe neuerer Befunde darauf hin, daß gerade spezifisch schizophrene (Akut-)Symptome gut auf die NET ansprechen.

So berichteten Taylor und Fleminger (1980) bei 20 neuroleptika-medizierten schizophrenen Patienten (reale versus simulierte NET) eine schnellere Besserung von Verfolgungs- und Beeinflussungswahn, Wahnstimmung und Denkstörungen in der NET-Gruppe ($p < 0,05$), während die Besserung depressiver Symptome erwartungsgemäß unter der NET zwar deutlich war, sich jedoch statistisch nicht signifikant von der Kontrollgruppe unterschied. Brandon et al. (1985) fanden in einem vergleichbaren, allerdings doppelblind angelegten Studiendesign bei 17 Schizophrenen lediglich in der visuellen Selbstbeurteilungsskala signifikante Besserungen der subjektiv erlebten Depressivität, während in der Fremdbeurteilung anhand vorgegebener Items in der Depressionsskala nach Hamilton (HAMD) kein signifikanter Unterschied zwischen den Gruppen bestand. Auch diese Autoren betonen die im Vordergrund stehende, statistisch signifikante Besserung schizophrener Symptome (Schizophrenieskala nach Montgomery und Asberg, MASS) durch die NET. Abraham und Kulhara (1987) bestätigten in ihrer doppelblinden Vergleichsstudie (Trifluoperazin plus reale NET versus Trifluoperazin vs. simulierte NET) die signifikant schnellere und ausgeprägtere Besserung akuter schizophrener Symptome in der Brief

Psychiatric Rating Scale (BPRS) innerhalb der ersten acht Behandlungswochen an schizophrenen Patienten, die keine besondere Ausprägung affektiver Symptome zeigten. Dodwell und Goldberg (1989) fanden in einer offenen Studie an 17 neuroleptisch behandelten schizophrenen Patienten gleichfalls keinen Zusammenhang zwischen der Diagnose einer schizoaffektiven Psychose und dem Ansprechen auf die NET. Schließlich fanden Milstein et al. (1990) in einem retrospektiven Vergleich zwischen dem Ansprechen schizophrener und schizoaffektiver Patienten den größten Anteil von Respondern (67%) in der Gruppe der Schizophrenen mit psychopathologisch vorherrschenden Wahnideen.

Ob das bessere Ansprechen unter gleichzeitiger Gabe von Neuroleptika in unserer Untersuchung auf eine synergistische Wirkung von NET und Neurolepsie zurückzuführen ist, kann aufgrund des Fehlens einer Kontrollgruppe nicht beantwortet werden. Zudem findet sich bei unseren Patienten eine hohe Korrelation zwischen der Gabe eine Neuroleptika-Begleitmedikation und der Diagnose, wobei Neuroleptika bei schizoaffektiven Patienten wesentlich seltener gleichzeitig verabreicht wurden.

Hinsichtlich der Begleitmedikamente, die während der NET-Serie gleichzeitig verabreicht werden, wird in der Literatur diskutiert, ob potentiell antikonvulsiv wirksame Substanzen über eine Erhöhung der Krampfschwelle und eine Verkürzung der Krampfdauer die therapeutische Wirksamkeit der NET verringern.

Pettinati et al. (1990) berichteten, daß ein signifikanter Teil depressiver Patienten mit Benzodiazepin-Begleitmedikation zunächst nicht auf eine unilaterale NET ansprach, dann aber auf durchschnittlich 5 bilaterale NET-Behandlungen wesentliche Besserungen zeigte. Allerdings erhielten die Patienten in dieser und einigen anderen Studien die Benzodiazepine nicht in randomisierter Weise, sondern allein aufgrund der klinischer Notwendigkeit. Es ist deshalb durchaus denkbar, daß Patienten mit Benzodiazepin-Begleitmedikation jene waren, die schwerer krank waren und deshalb nur auf die bilaterale NET ansprachen.

Wir fanden in Übereinstimmung mit der neueren Literatur (Auriacombe 1992) trotz einer relativ kurzen Krampfdauer von durchschnittlich 20–30 sec. keinen Effekt einer Benzodiazepin-Medikation auf das initiale Ansprechen bzw. auf das längerfristige Behandlungsergebnis. Es ist allerdings auch denkbar, daß unser praktisches Vorgehen, nämlich alle Benzodiazepine vom Vorabend bis zur Behandlung am Nachmittag des folgenden Tages abzusetzen, deren potentielle antikonvulsive Effekte deutlich verringert.

In ähnlicher Weise wird auch die Verwendung des relativ neuen Kurzzeitnarkotikums Propofol diskutiert (Seymour 1988, Adams 1989, Simpson und Halsall 1989) das gegenüber anderen Anästhetika zu einem geringeren Blutdruckanstieg während der NET führt (Dwyer et al. 1988), aber auch eine Verkürzung der Krampfdauer bewirkt (Boey und Lai 1990).

Wir fanden im Vergleich zwischen Etomidate, das unter bestimmten Bedingungen (Epilepsie, hirnorgan. Erkrankungen) sogar epileptogene Aktivitäten auslösen bzw. fördern kann, und Propofol keinen signifikanten

Unterschied hinsichtlich des Ansprechens auf die NET. Dies entspricht dem aktuellen Befund von Martenson et al. (1992), die in einer doppelblinden, kontrollierten Studie an 53 depressiven Patienten, trotz verkürzter Anfallsdauer, keinen Wirkungsverlust der NET bei Verwendung von Propofol gegenüber dem Methohexital feststellen konnten.

Zusammenfassung

Die vorliegende Untersuchung zeigt, daß die neuroelektrische Therapie bei schizophrenen Psychosen eine sinnvolle therapeutische Alternative bietet, wenn eine therapieresistente produktive Erkrankungsphase mit Medikamenten nicht ausreichend gebessert werden kann. Die Auffassung, daß die NET bei schizophrenen Psychosen vor allem über eine Besserung affektiver Symptome ihre antipsychotische Wirkung entfaltet, kann aufgrund unserer Befunde, in Übereinstimmung mit der neueren Literatur, nicht bestätigt werden. Im Gegenteil wurden therapieresistente schizophrene Patienten signifikant mehr gebessert als therapieresistente Schizoaffektive. Auch eine potentiell antikonvulsiv wirksame Begleitmedikation (Benzodiazepine bzw. das Kurznarkotikum Propofol) hatte keinen signifikanten Einfluß auf die Besserung nach der NET. Die Frage, ob die Kombination von NET und Neuroleptika zu einer Verbesserung der antipsychotischen Wirkung führt, sollte durch kontrollierte Studien weiter untersucht werden.

Literatur

Abraham KR, Kulhara P (1987) The efficacy of electroconvulsive therapy in the treatment of schizophrenia. A comparative study. Br J Psychiatry 151: 152–155
Adams C (1989) Propofol for electroconvulsive therapy [letter]. Anaesthesia 44: 168
Auriacombe M, Tignol J, Grabot D (1992) Benzodiazepines and ECT: Review of the literature and a recent study [abstract]. Convulsive Therapy 8: 66–67
Boey WK, Lai FO (1990) Comparison of propofol and thiopentone as anaesthetic agents for electroconvulsive therapy. Anaesthesia 45: 623–628
Brandon S, Cowley P, McDonald C, Neville P, Palmer R, Wellstood-Eason S (1985) Leicester ECT trial: results in schizophrenia. Br J Psychiatry 146: 177–183
Cerletti E, Bini B (1938) L'ettroshock. Arch Gen Neurol Psychiatry 19: 266
Delay J, Deniker P (1952) 38 cas de psychoses traités par la cure prolongée et continué de 4568 RP. Ann Med Psychol 110: 364
Dodwell D, Goldberg D (1989) A study of factors associated with response to electroconvulsive therapy in patients with schizophrenic symptoms. Br J Psychiatry 154: 635–639
Dwyer R, McCaughey W, Lavery J, McCarthy G, Dundee JW (1988) Comparison of propofol and methohexitone as anaesthetic agents for electroconvulsive therapy. Anaesthesia 43: 459–462
Fink M (1990) Clozapine and electroconvulsive therapy [letter]. Arch Gen Psychiatry 47: 290–291
Friedel RO (1986) The combined use of neuroleptics and ECT in drug resistant schizophrenic patients. Psychopharmacol Bull 22: 928–930
Gaspar D, Samarasinghe LA (1982) ECT in psychogeriatric practice – a study of risk factors, indications and outcome. Compr Psychiatry 23: 170–175
Gujavarty K, Greenberg LB, Fink M (1987) Electroconvulsive therapy and neuroleptic medication therapy-resistant positive-symptoms psychosis. Convulsive Ther 3: 185–195

Heinrich K (1979) Zum Problem der elektrischen Heilkrampfbehandlung in der Psychiatrie. Dtsch Med Wschr 104: 303–305

Heinrich K (1988) Nebenwirkungsgeleitete Pharmakotherapie in der Psychiatrie. Münch Med Wochenschr 130: 699–700

Kalinowski LB (1975) The convulsive therapies. In: Freedman AN, Kaplan HI, Sadock BJ (eds) Comprehensive text book of psychiatry. Williams and Wilkins, Baltimore

Karlinski H, Shulman KI (1984) The clinical use of ECT in old age. J Am Geriat Soc 32: 183–186

Kendell RE (1981) The present status of electroconvulsive therapy. Br J Psychiatry 139: 265–283

Klimke A, Klieser E (1990) Das atypische Neuroleptikum Clozapin. Fundamenta Psychiatrica 4: 190–202

Klimke A, Klieser E (1991) Zur Wirksamkeit der neuroelektrischen Therapie (NET) bei pharmakotherapeutisch resistenten endogenen Psychosen. Fortschr Neurol Psychiatr 59: 53–59

Koehler K, Sauer H (1983) First rank symptoms as predictors of ECT response in schizophrenia. Br J Psychiatry 142: 280–283

König P, Glatter-Götz U (1990) Combined electroconvulsive and neuroleptic therapy in schizophrenia refractory to neuroleptics. Schizophr Res 3: 351–354

Mártenson B, Bartfai A, Hallèn B (1992) A comparison of the effects of propofol and methohexital on seizure duration and therapeutic outcome in ECT [abstract]. Convulsive Therapy 8: 67

May PRA, Tuma AH, Dixon WJ (1981) Schizophrenia. A follow-up study of the results of five forms of treatment. Arch Gen Psychiatry 38: 776–84

Miller DH, Clancy J, Cumming E (1953) A comparison between unidirectional current non convulsive electrical stimulation given with Reiter's machine, standard alternating current electroshock (Cerletti method) and pentothal in chronic schizophrenia. Am J Psychiatry 109: 617–621

Milstein V, Small JG, Miller MJ (1990) Mechanisms of action of ECT: Schizophrenia and schizoaffective disorder. Biol Psychiatry 27: 1282–1292

Ottoson J-O (1985) Academic Address: Use and misuse of ECT. Biol Psychiatry 20

Redlich FC, Freedman DX (1966) The theory and praxis of psychiatry. Basic Books, New York

Ries RK, Wilson L, Bokan JA, Chiles JA (1981) ECT in medication resistant schizoaffective disorder. Compr Psychiatry 22: 167–73

Roessly W, Heinrich T, Rether H, Reimer F (1992) Electroconvulsive therapy in drug-resistant schizophrenic patients: A prospective study comparing different rating scales [abstract]. Convulsive Therapy 8: 61

Sajatovic M (1992) The effect of electroconvulsive treatment plus neuroleptics in treatment-resistant schizophrenia and schizoaffective disorder [abstract]. Convulsive Therapy 8: 74

Salzman C (1980) The use of ECT in the treatment of schizophrenia. Am J Psychiatry 137: 1032–1041

Sargant W, Slater E, Kelly D (1972) An introduction to physical treatment in psychiatry. Churchill Livingstone, Edinburgh

Seymour J (1988) Seizure duration and propofol [letter]. Anaesthesia 43: 990

Simpson KH, Halsall PJ (1988) The use of propofol for anaesthesia for electroconvulsive therapy. Anaesthesia 43: 812-813

Taylor P, Fleminger JJ (1980) ECT for schizophrenia. Lancet 1: 1380–1421

Korrespondenz: Dr. A. Klimke, Rheinische Landes- und Hochschulklinik, Psychiatrische Klinik der Heinrich-Heine-Universität, Bergische Landstraße 2, D-40605 Düsseldorf, Bundesrepublik Deutschland.

Die Bedeutung psychosozialer Ansätze in der Behandlung therapieresistenter schizophrener Patienten

A. Deister

Psychiatrische Klinik und Poliklinik der Universität Bonn, Bundesrepublik Deutschland

Einleitung

Aus einer multifaktoriellen Genese schizophrener Psychosen ergibt sich auch die Bedeutung eines mehrdimensionalen therapeutischen Ansatzes, der damit neben den mehr biologisch orientierten Möglichkeiten auch psychosoziale Behandlungsansätze umfaßt. Allgemeine Maßnahmen psychosozialer Therapie (wie Milieugestaltung, supportives ärztliches Gespräch, Information und Beratung zu sozialen Fragen, Einbeziehung der familiären und beruflichen Umgebung) verbinden sich dabei mit speziellen Ansätzen der sozialen und beruflichen Rehabilitation. Durch einen zunehmenden Einsatz solcher Maßnahmen gerade für Patienten, die als therapieresistent gegenüber pharmakologischen Maßnahmen gelten müssen, hat sich der Schwerpunkt der Therapie im letzten Jahrzehnt von einer Langzeit-Hospitalisisierung mehr in den Bereich komplementärer teilstationärer bzw. ambulanter Einrichtungen verlagert (Häfner und an der Heiden 1989).

Grundsätzlich verfolgen psychosoziale Ansätze unterschiedliche Ziele, was für die Behandlung therapieresistenter Patienten in besonderer Weise gilt. Einflußnahme auf direkte krankheitsbedingte Einschränkungen („primäre soziale Behinderung") gehört ebenso dazu wie die Vermeidung von Folgen eines evtl. jahre- oder jahrzehntelangen Krankseins („sekundäre Behinderung") (Deister 1993a, b). Insofern soll hier unter psychosozialer Therapie jede Behandlungsmaßnahme verstanden werden, die sich in erster Linie um die zwischenmenschlichen Beziehungen und um die Umgebung eines psychisch Kranken bemüht (Peters 1990) und damit sozialer Behinderung vorbeugt oder diese zu beseitigen sucht.

Bei schizophrenen Patienten gilt insbesondere der Negativ-Symptomatik, deren Ansprechen auf psychopharmakologische Maßnahmen bisher nicht zufriedenstellen kann, die therapeutische Aufmerksamkeit (Uchtenhagen 1990, Übersicht in Möller und Pelzer 1990).

Es konnte schon früh gezeigt werden, daß unter erlebnis- und anregungsarmer Kliniksatmosphäre bei langfristig stationär behandelten schizophrenen Patienten das Auftreten von negativen schizophrenen Symptomen gefördert wird (Wing und Brown 1970), ein Effekt, der aber ebenso auch in sozial deprivierter familiärer Umgebung auftritt (Brown und Birley 1970, Möller 1983). In den letzten Jahren wurde verstärkt auch die soziale Entwicklung schizophrener Patienten untersucht. In einer Langzeit-Katamnese von 148 eng definierten schizophrenen Patienten (Köln-Studie; Marneros et al. 1991) konnte gezeigt werden, daß nach einem durchschnittlichen Krankheitsverlauf von 23 Jahren etwa zwei Drittel der Patienten deutliche Störungen der sozialen Anpassung aufwiesen, 24,3% der Patienten wurden sogar über mehr als drei Jahre in einer psychiatrischen Klinik dauerhospitalisiert. Ganz ähnliche Ergebnisse ergaben sich in der Studie von Möller und von Zerssen (1986), in der nur bei 35% der schizophrenen Patienten nach 4–6jährigem Krankheitsverlauf die sozialen Kontakte als gut oder befriedigend eingestuft wurden.

Über eine Beeinflussung ungünstiger personaler Reaktionsweisen mittels psychosozialer Maßnahmen, einschließlich Information und Aufklärung von Patient, Angehörigen und engen sozialen Bezugspersonen, besteht auch die Chance auf eine Verbesserung der Compliance bezüglich der biologisch orientierten Therapiemaßnahmen, was dann wiederum deren Erfolgsaussichten beträchtlich steigern kann. Damit zeigen sich auch die Wechselwirkungen zwischen psychopharmakologischer Therapie und psychosozialer Behandlung.

Allgemeines zu psychosozialen Ansätzen in der Therapie schizophrener Patienten

Die psychosoziale Therapie schizophrener Patienten gleicht einer Gradwanderung, bei der auf beiden Seiten die Gefahr der Dekompensation besteht (Wing 1982). Gerade bei schizophrenen Patienten kann therapeutisch bedingte Überstimulation schädigend wirken und u.U. zu einem erneuten Rezidiv mit akuter Symptomatik führen (Brown und Birley 1972). Der Maßstab für Art und Intensität der eingesetzten psychosozialen Maßnahmen ist somit in den Erfordernissen des jeweiligen Patienten zu sehen, starre Therapieschemata sind grundsätzlich zu vermeiden. Voraussetzung für alle psychosozialen Maßnahmen ist also eine detaillierte Analyse der Situation des einzelnen „therapieresistenten" Patienten, die neben dem prämorbiden Leistungsniveau auch den bisherigen Krankheitsverlauf und daraus resultierende Einschränkungen berücksichtigen muß. Von den so festgestellten Therapiezielen ausgehend müssen – einem Prinzip der kleinen Schritte folgend – die einzelnen Maßnahmen inhaltlich und zeitlich aufeinander abgestimmt sein. Im Idealfall entsteht dadurch eine Behandlungskette, die Maßnahmen im Rahmen der stationären Behandlung, evtl.

teilstationäre, ambulante und gleichzeitig auch präventive Maßnahmen miteinander verbindet. Zu Beginn stehen dabei supportive Maßnahmen im Vordergrund, nicht nur im Sinne einer eher passiven Unterstützung, sondern auch im Sinne von Beratung, Übung, Förderung und Stärkung.

Methodische Probleme

Ein einheitliches und allgemein akzeptiertes methodisches Vorgehen bei der Evaluation psychosozialer Therapiemaßnahmen existiert bisher nicht, Forschungsansätze dazu stehen im deutschsprachigen Raum noch am Anfang. Eine Vielzahl von Faktoren (erkrankungs- und patientenbezogene Faktoren, spezifische und unspezifische therapeutische Faktoren, unkontrollierte Außeneinflüsse etc.) sind zu berücksichtigen, deren Gewichtung und Interaktion untereinander noch weitgehend unbekannt sind (Möller und Benkert 1980, Möller 1986). Das gleiche gilt auch für die Erstellung einer Kosten-Effizienz-Analyse (Häfner und an der Heiden 1989), die als Grundlage für die Planung sozialer Maßnahmen unverzichtbar ist.

Voraussetzung für eine wissenschaftlichen Kriterien genügende Evaluationsforschung sind zum einen die reliable Definition und Erfassung von Verlaufs- und Ausgangsparametern psychischer Erkrankungen, zum anderen ein komplexes methodisches und statistisches Vorgehen, das eine Vielzahl von Variablen gleichzeitig berücksichtigt. Als Kriterien für die Beurteilung der Effizienz kommen u.a. in Frage:

– Rezidivrate (bzw. Rate erneuter Hospitalisierungen),
– Dauer der Hospitalisierungen,
– Art, Intensität und Veränderung psychopathologischer Parameter,
– Ausmaß sozialer Kompetenz (Autonomie, Autarkiestatus),
– Art und Umfang sozialer Interaktionen,
– Fähigkeit zur Bewältigung alltäglicher Aufgaben und Anforderungen.

Diese verschiedenen Aspekte müssen parallel untersucht werden, von einer engen Korrelation zwischen psychopathologischen Parametern und sozialer Anpassung kann nicht von vornehrein ausgegangen werden (Strauß und Carpenter 1977, Marneros et al. 1991). Eine standardisierte Beschreibung mit Hilfe von Selbst- und Fremdbeurteilungsskalen kann zusätzlich die Vergleichbarkeit der Daten verbessern.

Die Ergebnisse bezüglich der Wirksamkeit extramuraler Versorgung sind international sehr uneinheitlich.

Bei einem Vergleich von 23 Studien durch an der Heiden, Krumm und Häfner (1989) zeigte es sich, daß lediglich in 13 Studien ein positiver Effekt im Sinne einer verminderten Wiederaufnahmewahrscheinlichkeit in stationäre Behandlung gezeigt werden konnte, in 3 Studien wurde kein Vorteil nachversorgter Patienten belegt und 4 dieser Untersuchungen kamen gar zu dem Schluß, daß die Inanspruchnahme von Nachsorgeeinrichtungen überzufällig häufig mit einer erhöhten Wiederaufnahmewahrscheinlichkeit in Beziehung steht. Anhand einer eigenen Studie aus Mannheim zeigten die gleichen Autoren, daß mit der Zunahme extramuraler ärztlicher Versorgung die Nachfrage nach stationärer Behandlung abnahm. Die Wirkung hing dabei direkt von der Häufigkeit (absolut und relativ) ambulanter Kontakte ab, ohne daß sich Richtung und Stärke des Zusammenhangs auch durch andere Unterschiede (Erkrankungsdauer, Lebenssituation, psychopathologische Parameter) erklären ließen.

Insgesamt führt der Ausbau ambulanter Einrichtungen zu teilweise dramatischen Veränderungen des Inanspruchnahmeverhaltens und zu Verschiebungen der Angebote untereinander (Häfner und an der Heiden 1982).

Bedeutung einzelner therapeutischer Ansätze

Im folgenden sollen einzelne wichtige Bereiche psychosozialer Therapieansätze kurz vorgestellt werden. Die Literatur zur Wirksamkeit dieser einzelnen Ansätze ist zwar inzwischen relativ zahlreich, jedoch sind die einzelnen Arbeiten kaum vergleichbar. Aus diesem Grund sollen nur exemplarisch einige Arbeiten erwähnt werden.

Eine den Erfordernissen und Besonderheiten therapieresistenter schizophrener Patienten Rechnung tragende *Milieugestaltung* stellt die Grundlage der meisten psychosozialen Therapieansätze dar. Das Ziel der Milieugestaltung ist eine Annäherung an die gewohnten Lebensbedingungen, wobei Initiative gefördert und Inaktivität vermieden werden soll. Neben äußeren Faktoren ist ein klar strukturierter Tagesablauf hilfreich, der den Patienten jedoch ausreichend Zeit für eigene Aktivitäten und Freizeitgestalung einräumt. Die Bedeutung der Milieugestaltung für die Behandlung therapieresistenter schizophrener Patienten kann weniger in einer direkten therapeutischen Wirksamkeit bestehen, als vielmehr darin, daß ein solcher therapeutischer Rahmen auch für den Erfolg psychopharmakologischer Behandlung förderlich ist (Pietzcker 1985, Kanowski 1985).

Insbesondere im stationären und teilstationären Bereich kommt *ergotherapeutischen* Behandlungsansätzen eine besondere Bedeutung zu. Die *Beschäftigungstherapie* stellt wenig spezielle Voraussetzungen an die Leistungsfähigkeit des Patienten und kann deshalb bereits in der Akutphase eingesetzt werden. Mit speziellen beschäftigungstherapeutischen Ansätzen kann aber auch gerade schizophrene Minussymptomatik gezielt angegangen werden (Linden et al. 1989). Diese Maßnahmen sollen kognitive Fähigkeiten einüben, die Kommunikationsfähigkeit verbessern, den Antrieb fördern, das Selbstvertrauen stärken sowie Ausdauer und Durchhaltevermögen trainieren. Die verschiedenen Stufen der *Arbeitstherapie* (einschließlich Arbeitstraining und Belastungserprobung) reichen aus dem stationären bzw. teilstationären Bereich bereits in den Bereich der beruflichen Wiedereingliederung hinein. Bei schizophrenen Patienten konnte gezeigt werden, daß eine klar strukturierte, dem normalen Arbeitsleben angepaßte, evtl. industriell gestaltete und entlohnte Arbeitstherapie langfristig die besten Erfolge zeigt (Dilling 1979, Häfner 1989).

Die teilweise Verlagerung psychiatrischer Therapie aus dem stationären in den ambulanten Bereich bringt u.a. auch eine Zunahme der alltäglichen Belastung der Angehörigen durch die psychische Erkrankung mit sich. *Angehörigenarbeit* ist daher ein wesentlicher Bestandteil psychosozialer Therapiemaßnahmen bei therapieresistenten schizophrenen Patienten und in ihrer Wirksamkeit gut belegt (Schulze-Mönking et al. 1989). Dabei sind auch die Zusammenhänge zwischen emotionalem Kontaktverhalten von Angehörigen („expressed emotions") und erhöhter Rezidivquote zu berücksichtigen.

Die *Tagklinik* stellt das wichtigste Bindeglied zwischen dem vollstationären und dem ambulanten Therapieangebot dar. Für einen Zeitraum, der meistens etwa 3 Monate beträgt, kann in einer solchen Einrichtung eine strukturierte Behandlung verbunden werden mit Maßnahmen, die die Wiedereingliederung in die alltäglichen Lebensbedingungen einüben. Längere Behandlungszeiten mit einem Therapieschwerpunkt im ergotherapeutischen Bereich scheinen dabei die besten Ergebnisse zu bringen (Linn et al. 1979) und Anzahl und Dauer späterer vollstationärer Wiederaufnahmen zu verringern. Zu beachten ist, daß die Tagklinik mit ihrem umfassenden Therapieangebot besonders bei vorher langjährig hospitalisierten Patienten auch eine Überforderung darstellen kann. Die Tagklinik kann organisatorisch auch mit einer zusätzlichen *Nachtklinik* verbunden sein.

Vaitl und Mitarbeiter (1989) verglichen retrospektiv 80 in einem vollstationären Bereich soziotherapeutisch behandelte Patienten mit jeweils 80 Patienten einer Tagklinik und einer Nachtklinik. Dabei ergaben sich tendenziell bessere Ergebnisse bezüglich Anzahl und Dauer weiterer Aufnahmen nach Therapieende für die Tag- und Nachtklinik als für die vollstationäre Behandlung unter Einsatz soziotherapeutischer Verfahren.

In der *ambulanten Langzeitbetreuung* besteht neben der medikamentösen Prophylaxe die Notwendigkeit zu einer den Patienten langfristig begleitenden psychosozialen Betreuung und Beratung. Diese sollte regelmäßig erfolgen, eine weitgehende Konstanz der Bezugspersonen bieten und auf konkrete Bewältigung der im Alltag auftretenden Probleme fokusiert sein. Das Ziel besteht in einer Stützung der intakten Persönlichkeitsanteile und der gemeinsam mit dem Patienten unternommene Versuch, krankheitsbedingte Einschränkungen zu kompensieren (Deister 1993a). Durch regelmäßigen Kontakt mit dem Patienten können drohende psychotische Exazerbationen frühzeitig erkannt und entsprechend behandelt werden.

Bei weniger krankheitsbedingt beeinträchtigten Patienten sind *ambulante Dienste mit Kontaktstellenfunktion* diejenigen Angebote mit der niedrigsten Zugangsschwelle. Darunter fallen Begegnungsstätten, sozialpsychiatrische oder gemeindepsychiatrische Zentren, Patientenclubs und ähnliche Einrichtungen. Schwerer gestörte Patienten profitieren in der Regel mehr von dem strukturierteren Therapieangebot in *Tagesstätten*.

Gerade therapieresistente schizophrene Patienten benötigen im Verlauf ihrer Erkrankung häufig betreute und evtl. beschützte Angebote im

Bereich von Wohnen und Arbeiten. Das *Wohnangebot* kann je nach dem Grad der erhaltenen und der notwendigen sozialen Kompetenz das betreute Wohnen in Einzelwohnungen oder in Wohngruppen umfassen, aber auch die Aufnahme in ein Übergangswohnheim bzw. in ein Langzeit-Wohnheim. Auch über Wohnheime kann eine Rückführung in den ambulanten Bereich gelingen, daran anschließend wird jedoch meist noch ein umfangreiches und intensives Angebot komplementärer Einrichtungen benötigt. Anhand einer Querschnittsuntersuchung in einem psychiatrischen Wohnheim konnte gezeigt werden, daß nach durchschnittlich 6jährigem Aufenthalt noch 86% der vorwiegend schizophrenen Patienten außerhalb einer psychiatrischen Klinik lebten. Bei 31% der psychiatrischen Patienten gelang dies allerdings nur durch intensive Unterstützung im Rahmen sozialpsychiatrischer Maßnahmen.

Die *berufliche Rehabilitation* schizophrener Patienten sollte einerseits schon frühzeitig in die Therapieplanung mit einbezogen werden, andererseits können spezielle Maßnahmen meistens erst dann erfolgversprechend eingesetzt werden, wenn abzusehen ist, ob nach einem evtl. Abklingen der akuten Symptomatik eine Behinderung zurückbleibt bzw. wie diese beschaffen ist. Dieses Dilemma macht gerade bei therapieresistenten schizophrenen Patienten die berufliche Wiedereingliederung besonders schwierig. Dabei sollte nicht übersehen werden, daß Patienten mit Krankheitsverläufen, die auf längere Zeit relevante Einbußen erwarten lassen, evtl. auch dahingehend beraten werden müssen, daß der bisherige Beruf sinnvollerweise nicht mehr in Betracht kommt oder das angestrebte Berufsziel nicht erreicht werden kann (Huhn 1975). Die vollständige Reintegration auf dem freien Arbeitsmarkt kann daher bei therapieresistenten schizophrenen Patienten nicht das alleinige Erfolgskriterium sein. Durch ein geeignetes und gestuftes Vorgehen können selbst langfristig hospitalisierte Patienten mit ausgeprägter Negativsymptomatik in etwa der Hälfte mindestens auf die Stufe geschützter Arbeitssituationen rehabilitiert werden (Häfner 1976). Als prognostisch relevantem Faktor kommt dabei der „prämorbiden" beruflichen Integration eine besonders große Bedeutung zu (Weis 1990).

Schlußfolgerung

Der Verlauf schizophrener Psychosen wird durch eine Vielzahl sozialer Faktoren in ganz unterschiedlicher Weise beeinflußt. Dies gilt auch für diejenigen schizophrenen Patienten, die unter der Behandlung mit Neuroleptika einen unbefriedigenden Therapieerfolg zeigen. Bei diesen Patienten kommt daher psychosozialen Therapieansätzen eine besondere Bedeutung zu. Es kann inzwischen als ausreichend belegt gelten, daß insbesondere strukturierende soziotherapeutische Maßnahmen sowohl im stationären als auch im ambulanten Bereich einen sinnvollen therapeutischen Ansatz darstellen können. Voraussetzung ist allerdings, daß auch die psychosozialen Therapieansätze detailliert geplant und gezielt eingesetzt werden. Unter diesen Bedingungen ist eine wechselseitige positive Beeinflussung zwischen psychosozialen und psychopharmakologischen Therapieansätzen zu erwarten.

Literatur

Brown GW, Birley JU (1970) Social precipitants of severe psychiatric disorders. In: Hare EH, Wing JK (eds) Psychiatric epidemiology. Oxford University Press, London
Deister A (1993a) Allgemeines zu soziotherapeutischen Verfahren. In: Möller HJ (Hrsg) Handbuch der psychiatrischen Therapie. Enke, Stuttgart
Deister A (1993b) Supportive Stützung, psychosoziale und rehabilitative Maßnahmen bei schizophrenen Erkrankungen. In: Möller HJ (Hrsg) Handbuch der psychiatrischen Therapie. Enke, Stuttgart
Dilling H (1979) Leistungsbeurteilung und Bezahlung in der Arbeitstherapie. In: Reimer H (Hrsg) Arbeitstherapie – Praxis und Probleme in der Psychiatrie. Thieme, Stuttgart
Häfner H (1989) Rehabilitation zwischen Anspruch und Wirklichkeit. In: Hippius H, Lauter D, Ploog D, Bieber H, van Hout L (Hrsg) Rehabilitation in der Psychiatrie. Springer, Berlin Heidelberg New York Tokyo
Häfner H, an der Heiden W (1982) Evaluation gemeindenaher Versorgung psychisch Kranker. Arch Psychiat Nervenkr 232: 71–95
Häfner H, an der Heiden W (1989) Evaluation of care for the disabled mentally ill: Theoretical issues. Eur Arch Psychiatr Neurol Sci 238: 179–184
an der Heiden W, Krumm B, Häfner H (1989) Die Wirksamkeit ambulanter psychiatrischer Versorgung. Springer, Berlin Heidelberg New York Tokyo
Huhn A (1975) Rehabilitation von Psychosekranken. In: Jochheim KA, Scholz JF (Hrsg) Rehabilitation, Bd 3. Thieme, Stuttgart
Kanowski S (1985) Der Einfluß psychologisch-sozialer Faktoren auf den Erfolg einer Psychopharmakotherapie – Einfluß des Behandlungsmilieus. Psychiatr Prax 12: 1–4
Linden M, Saupe R, Etter J (1989) Psychopathologie-orientierte Ergotherapie. Psychiatr Prax 16: 141–147
Linn MW, Klett CJ, Hogarty GE, Lamb HR (1979) Day treatment and psychotropic drugs in the aftercare of schizophrenic patients. Arch Gen Psychiatry 36: 1055–1066
Marneros A, Deister A, Rohde A (1991) Affektive, schizoaffektive und schizophrene Psychosen. Eine vergleichende Langzeitstudie. Springer, Berlin Heidelberg New York Tokyo
Möller HJ (1983) Psychologische und soziale Aspekte in der klinisch-psychiatrischen Forschung. In: Häfner H (Hrsg) Forschung für die seelische Gesundheit. Springer, Berlin Heidelberg New York Tokyo
Möller HJ (1986) Zur Methodik der Evaluation psychotherapeutischer Verfahren. In: Heimann H, Gärtner HJ (Hrsg) Das Verhältnis der Psychiatrie zu ihren Nachbardisziplinen. Springer, Berlin Heidelberg New York Tokyo
Möller HJ, Benkert O (1980) Methoden und Probleme der Beurteilung der Effektivität psychopharmakologischer und psychologischer Therapieverfahren. In: Biefang S (Hrsg) Evaluationsforschung in der Psychiatrie: Fragestellungen und Methoden. Enke, Stuttgart
Möller HJ, von Zerssen D (1986) Der Verlauf schizophrener Psychosen unter den gegenwärtigen Behandlungsbedingungen. Springer, Berlin Heidelberg New York Tokyo
Möller HJ, Pelzer E (Hrsg) (1990) Neuere Ansätze zur Diagnostik und Therapie schizophrener Minussymptomatik. Springer, Berlin Heidelberg New York Tokyo
Peters UH (1990) Wörterbuch der Psychiatrie und medizinischen Psychologie. Urban Schwarzenberg, München
Pietzcker A (1985) Der Einfluß sozialer Faktoren auf den Erfolg einer Psychopharmakotherapie. Psychiatr Prax 12: 19–22
Schulze-Mönking H, Stricker K, Rook A, Buchkremer G (1989) Angehörigengruppen und Angehörigen-Selbsthilfegruppen bei schizophrenen Patienten. Psychiatr Prax 160: 28–35
Strauss JS, Carpenter WT (1977) The prediction of outcome in schizophrenia. 1. Characteristics of outcome. Arch Gen Psychiatry 27: 739–746

Uchtenhagen A (1990) Zur Bedeutung psychosozialer Maßnahmen bei Apathiesyndromen und Minussymptomatik. In: Möller HJ, Pelzer E (Hrsg) Neuere Ansätze zur Diagnostik und Therapie schizophrener Minussymptomatik. Springer, Berlin Heidelberg New York Tokyo

Vaitl P, Bender W, Hubmann W, Hummel C, Kröner A, Kröner M (1989) Vollstationäre versus halbstationäre psychiatrische Anschlußbehandlung. Eine vergleichende retrospektive Studie. Psychiatr Prax 16: 214–217

Weis J (1990) Die berufliche Wiedereingliederung psychisch Kranker – ein Literaturüberblick zur Erfoschung und Evaluation der beruflichen Rehabilitation. Psychiatr Prax 17: 59–65

Wing JK (1982) Sozialpsychiatrie (übersetzt, bearbeitet und ergänzt von P. Hartwich). Springer, Berlin Heidelberg New York

Wing JK, Brown GW (1970) Institutionalism and schizophrenia. Cambridge University Press, London

Korrespondenz: Dr. A. Deister, Psychiatrische Klinik und Poliklinik der Universität Bonn, Sigmund-Freud-Straße 25, D-53115 Bonn, Bundesrepublik Deutschland.

Peter Riederer, Gerd Laux, Walter Pöldinger (Hrsg.)

Neuro-Psychopharmaka
Ein Therapie-Handbuch

Band 1: **Allgemeine Grundlagen der Pharmakopsychiatrie**
1992. 70 Abb. XV, 524 Seiten.
Geb., öS 826,–, DM 118,–. ISBN 3-211-82209-7

Band 3: **Antidepressiva und Phasenprophylaktika**
1993. Mit zahlreichen Abb. Etwa 320 Seiten.
Geb., öS 1106,–, DM 158,–. ISBN 3-211-82211-9

Band 4: **Neuroleptika**
1992. 44 Abb. IX, 224 Seiten.
Geb., öS 546,–, DM 78,–. ISBN 3-211-82212-7

Band 5: **Parkinsonmittel und Nootropika**
1992. 54 Abb. XII, 352 Seiten.
Geb., öS 644,–, DM 92,–. ISBN 3-211-82213-5

Band 6: **Notfalltherapie, Antiepileptika, Beta-Rezeptorenblocker und sonstige Psychopharmaka**
1992. 65 Abb. X, 257 Seiten.
Geb., öS 598,–, DM 86,–. 3-211-82326-3

Preisänderungen vorbehalten

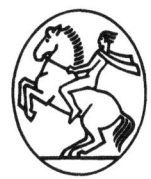

Springer-Verlag Wien New York

Sachsenplatz 4-6, P.O.Box 89, A-1201 Wien · Heidelberger Platz 3, D-14197 Berlin
175 Fifth Avenue, New York, NY 10010, USA · 37-3, Hongo 3-chome, Bunkyo-ku, Tokyo 113, Japan

If you have any concerns about our products,
you can contact us on
ProductSafety@springernature.com

In case Publisher is established outside the EU,
the EU authorized representative is:
**Springer Nature Customer Service Center GmbH
Europaplatz 3, 69115 Heidelberg, Germany**

Printed by Libri Plureos GmbH
in Hamburg, Germany